"十二五"职业教育国家规划教材

经全国职业教育教材审定委员会审定

 全国中等医药卫生职业教育"十二五"规划教材

药品检验技术

（供药剂、制药技术和药品食品检验专业用）

主　编　牛彦辉（甘肃省中医学校）

主　审　毛春燕（甘肃省中医学校）

副主编　戴君武（四川省成都卫生学校）

　　　　袁海玲（国营长风机器厂职工医院）

编　委　郝海鸥（河南省南阳医学高等专科学校）

　　　　丁海军（甘肃省中医学校）

　　　　江志萍（青岛卫生学校）

　　　　吴炳南（广东省湛江卫生学校）

U0335635

中国中医药出版社

·北京·

图书在版编目（CIP）数据

药品检验技术/牛彦辉主编．—北京：中国中医药出版社，2013.8（2023.3重印）

全国中等医药卫生职业教育"十二五"规划教材

ISBN 978 - 7 - 5132 - 1489 - 6

Ⅰ.①药…　Ⅱ.①牛…　Ⅲ.①药品检定 - 中等专业学校 - 教材　Ⅳ.①R927.1

中国版本图书馆 CIP 数据核字（2013）第 129125 号

中国中医药出版社出版

北京经济技术开发区科创十三街 31 号院二区 8 号楼
邮政编码　100176
传真　010 - 64405721
山东华立印务有限公司印刷
各地新华书店经销

开本 787×1092　1/16　印张 15.75　字数 352 千字
2013 年 8 月第 1 版　2023 年 3 月第 8 次印刷
书号　ISBN 978 - 7 - 5132 - 1489 - 6

定价　45.00 元
网址　www.cptcm.com

服 务 热 线　010 - 64405510
购 书 热 线　010 - 89535836
维 权 打 假　010 - 64405753

微信服务号　zgzyycbs
微商城网址　https://kdt.im/LIdUGr
官 方 微 博　http://e.weibo.com/cptcm
天猫旗舰店网址　https://zgzyycbs.tmall.com

如有印装质量问题请与本社出版部联系（010 - 64405510）

全国中等医药卫生职业教育"十二五"规划教材
专家指导委员会

前　言

　　"全国中等医药卫生职业教育'十二五'规划教材"由中国职业技术教育学会教材工作委员会中等医药卫生职业教育教材建设研究会组织，全国120余所高等和中等医药卫生院校及相关医院、医药企业联合编写，中国中医药出版社出版。主要供全国中等医药卫生职业学校护理、助产、药剂、医学检验技术、口腔修复工艺专业使用。

　　《国家中长期教育改革和发展规划纲要（2010－2020年）》中明确提出，要大力发展职业教育，并将职业教育纳入经济社会发展和产业发展规划，使之成为推动经济发展、促进就业、改善民生、解决"三农"问题的重要途径。中等职业教育旨在满足社会对高素质劳动者和技能型人才的需求，其教材是教学的依据，在人才培养上具有举足轻重的作用。为了更好地适应我国医药卫生体制改革，适应中等医药卫生职业教育的教学发展和需求，体现国家对中等职业教育的最新教学要求，突出中等医药卫生职业教育的特色，中国职业技术教育学会教材工作委员会中等医药卫生职业教育教材建设研究会精心组织并完成了系列教材的建设工作。

　　本系列教材采用了"政府指导、学会主办、院校联办、出版社协办"的建设机制。2011年，在教育部宏观指导下，成立了中国职业技术教育学会教材工作委员会中等医药卫生职业教育教材建设研究会，将办公室设在中国中医药出版社，于同年即开展了系列规划教材的规划、组织工作。通过广泛调研、全国范围内主编遴选，历时近2年的时间，经过主编会议、全体编委会议、定稿会议，在700多位编者的共同努力下，完成了5个专业61本规划教材的编写工作。

　　本系列教材具有以下特点：

　　1. 以学生为中心，强调以就业为导向、以能力为本位、以岗位需求为标准的原则，按照技能型、服务型高素质劳动者的培养目标进行编写，体现"工学结合"的人才培养模式。

　　2. 教材内容充分体现中等医药卫生职业教育的特色，以教育部新的教学指导意见为纲领，注重针对性、适用性以及实用性，贴近学生、贴近岗位、贴近社会，符合中职教学实际。

　　3. 强化质量意识、精品意识，从教材内容结构、知识点、规范化、标准化、编写技巧、语言文字等方面加以改革，具备"精品教材"特质。

　　4. 教材内容与教学大纲一致，教材内容涵盖资格考试全部内容及所有考试要求的知识点，注重满足学生获得"双证书"及相关工作岗位需求，以利于学生就业，突出中等医药卫生职业教育的要求。

　　5. 创新教材呈现形式，图文并茂，版式设计新颖、活泼，符合中职学生认知规律及特点，以利于增强学习兴趣。

　　6. 配有相应的教学大纲，指导教与学，相关内容可在中国中医药出版社网站

（www. cptcm. com）上进行下载。本系列教材在编写过程中得到了教育部、中国职业技术教育学会教材工作委员会有关领导以及各院校的大力支持和高度关注，我们衷心希望本系列规划教材能在相关课程的教学中发挥积极的作用，通过教学实践的检验不断改进和完善。敬请各教学单位、教学人员以及广大学生多提宝贵意见，以便再版时予以修正，使教材质量不断提升。

中等医药卫生职业教育教材建设研究会
中国中医药出版社
2013 年 7 月

编写说明

　　药品检验技术是中等医药卫生职业教育药剂、制药技术和药品食品检验专业的一门专业核心课程。本课程的主要功能是培养学生树立药品质量第一的观念，围绕药品质量问题，按照国家的药品质量标准，对药品进行质量检验，作出真伪与优劣的判断，提供是否能供药用的依据，以确保用药安全与有效；对药品生产过程进行质量监控，以提高药品质量的科学管理水平；对药品贮存过程的质量进行观察、检测与养护，以确保药物的疗效与安全。因此，本教材的编写，打破了长期以来理论教学内容与实践内容二元分离的格局，坚持"贴近实际、关注需求、注重实践、突出特色"的基本原则，以学生认知规律为导向，以培养目标为依据，以现行的教学计划和教学大纲为纲领，体现"实用为本，够用为度"的特点，形成了"教－学－做"一体化的中等医药卫生职业教育的教材体系。

　　本教材在编写过程中，贯穿了"一条主线"（以基本知识和基本技能的实际应用为主线），实现了"两个对接"（教材内容与医药卫生岗位工作对接、与国家职业技能鉴定"药物检验工"的考核标准和卫生职称药士考试大纲对接），建构了"三个模块"（知识要点、理论与实践、同步训练）。

　　教材中"知识要点"是根据教学大纲，在每一章前，依据医药卫生行业的实际工作任务有针对性地提炼出本章的知识点、技能点和素质要素，充分发挥"导学"的作用。"理论与实践"是由"基本知识"和"实训与操作"两部分组成。"基本知识"紧紧围绕"知识要点"，结合学生认知前提，依据完成实际工作任务的需要，精选理论教学内容，循序渐进，突出重点，化解难点。并穿插"案例分析"、"知识链接"和"课堂互动"。"实训与操作"以实际工作任务为中心，以某一药品整体的、综合的质量检验为实训内容，通过"工作任务"、"质量标准"、"试药及仪器"、"操作规范"、"注意事项"、"结果与讨论"等开展实践教学活动。"同步训练"紧密结合教学过程与评价、实际工作任务与国家职业资格考试，全面覆盖知识点、技能点、考点和素质要素，编制模拟测试试题进行同步训练，将焦点放在通过完成实际工作任务所获得的成果，激发学生的成就动机，通过完成实际工作任务来提升职业能力，实现"教－学－做"一体化。

　　本教材共七章，第一章绪论由牛彦辉编写；第二章药品的鉴别技术由丁海军编写；第三章药品的检查技术、第四章药物定量分析技术和第六章药品制剂的检验技术由戴君武编写；第五章化学原料药物检验技术由郝海鸥、袁海玲编写；第七章中药制剂检验简介由江志萍、吴炳南编写。本教材注重学生职业能力的培养和提高，理论联系实际，深入浅出，力求简明，重在导学，兼顾应试，对提高学生分析问题和解决问题的能力有所裨益，既是中等医药卫生职业教育药剂、制药技术和药品食品检验专业学生使用的教材，也可作为基层药品检验人员的培训教材。

　　本教材在编写过程中参考了部分教材和有关著作，从中借鉴了许多有益的内容，在此向有关的作者和出版社一并致谢。同时也得到了甘肃省中医学校、四川省成都卫生学校、国营长风机器厂职工医院、河南省南阳医学高等专科学校、青岛卫生学校、广东省湛江卫生学校等参编学校、医院领导的大力支持，在此表示诚挚的感谢。

　　为了探寻中等医药卫生职业教育的教材特色，我们在编写思路和形式上做了大胆改进和尝试。但由于编者水平有限、编写时间仓促，难免会有疏漏之处，敬请各位专家、同行及使用者提出宝贵意见，以便再版时修订提高。

《药品检验技术》编委会

2013 年 6 月

目　录

第一章 绪 论

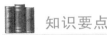 知识要点

药品质量检验的主要任务是常规的药品质量控制、药品生产过程的质量控制和药品贮存过程的质量监督与控制。药品检验的对象包括原辅料、包装材料、中间产品、成品及制药用水等；检验的依据是药品质量标准。

药品质量标准包括国家药品质量标准和其他药品质量标准。我国现行的国家药品质量标准主要有《中华人民共和国药典》(以下简称《中国药典》)和国家食品药品监督管理局国家药品标准。药品质量标准的主要内容有名称、性状、鉴别、检查、含量测定、类别和贮藏等。

《中国药典》由凡例、品名目次、正文、附录和索引五个部分组成。其中凡例是解释和使用《中国药典》正确进行质量检定的基本原则；品名目次分为"正文品种 第一部分"和"正文品种 第二部分"；正文是根据药物自身的理化与生物特性，按照批准的处方来源、生产工艺、贮藏运输条件等制定，用以检测药品质量是否达到用药要求并衡量其质量是否稳定均一的技术规定；附录主要包括制剂通则、通用检测方法和指导原则等；索引包括中文索引和英文索引两种索引。

药品质量检验工作的基本程序一般为检品审查、取样、检验、记录和报告、结果判定与复检。

在药品质量检验工作中，由于检验方法、使用的仪器、环境条件、所用试剂及检验人员主观因素等的限制，使检验结果不可能与真实值完全一致，存在一定的误差。根据误差的性质和产生的原因，将误差可分为系统误差和偶然误差。系统误差影响着检验结果的准确度；偶然误差影响着检验结果的精密度。只有通过选择适当的检验方法、减少测量误差、检查并消除测定过程中的系统误差、增加平行测定次数等，才能提高药品质量检验结果的准确度。

在药品质量检验工作中，实际能测量到的数字称为有效数字。在计算一组有效数字位数不同的数据前，应按照有效数字修约规则进行数字修约。然后根据误差传递规律，按照有效数字运算规则，合理取舍，才能正确表达检验结果的准确度。

药剂、制药技术和药品食品检验专业的学生，只有学习和掌握了相关的药品检验知识和技能，并且具有良好的职业道德，才能较好地完成药品检验的工作任务。

第一节　药品质量检验的基本知识

一、药品质量检验的概念与基本职能

（一）药品

药品是指用于预防、治疗、诊断人的疾病，有目的地调节人的生理功能并规定有适应证或功能主治、用法和用量的物质。药品是关系人民生命健康的特殊商品。其特殊性不仅在于其在治病救人方面的巨大作用，也体现在药物对用药者产生的危害性方面，其质量的优劣不仅影响药品的疗效，而且与用药安全有直接关系。所以，药品只有符合法定的质量标准才能保证人民用药安全、有效，药品只有合格与不合格之分。

（二）质量检验

质量是指产品、过程或服务能满足规定的或潜在要求（需求）的特征及特征总和。质量检验是指对产品、过程或服务的一种或多种质量特性进行测量、检查、试验、计量，并将这些特征与规定的要求进行比较的一类活动。质量检验是质量管理的一个重要组成部分。

（三）药品质量检验

药品质量检验是指根据有关的药品质量标准，对药物的组成、理化性质、真伪、纯度、安全性及有效成分的含量等进行测定，并判断该药品的质量是否符合规定的技术活动。药品质量检验的对象包括原辅料、包装材料、中间产品、成品及制药用水等。药品质量检验的基本职能主要有：

1. 保证职能　是药品质量检验最基本、最重要的职能。通过对原辅料、中间产品以及成品的检验和判定，保证不合格的原辅料不投入生产使用，不合格的中间产品不流入下道工序，不合格的产品不出厂。

2. 预防职能　是通过检验获得大量的数据和信息，经过分析整理，及时发现质量变化的规律，为质量控制和质量的改善提供依据，防止可能出现的质量问题，消除质量隐患。

3. 报告职能　为使企业管理者和有关职能部门及时而正确地掌握药品生产过程、贮藏保管过程、流通使用过程的质量状态，评价和分析质量的绩效，质量检验部门必须将检验结果和数据经过整理和分析，形成质量信息并向管理者和职能部门报告，以便采取改进和监控措施，从而提高药品质量。

二、药品质量检验的任务及工作要求

(一) 药品质量检验的任务

1. 常规的药品质量控制 《中华人民共和国药品管理法》规定："药品必须符合国家药品质量标准。"为确保药品的质量，必须严格按照国家药品质量标准，对药品进行严格的质量检验，作出真伪与优劣的判断，提供能否供药用的依据，以确保用药安全与有效。

2. 药品生产过程的质量控制 为了全面控制药品质量，必须对药品的生产过程进行质量控制。因此，开展药品从原料、半成品到成品生产全过程的质量检验工作，不断优化生产工艺，提高药品的质量，提高药品质量的科学管理水平，为临床提供优质的药品。

3. 药品贮存过程的质量监督与控制 对药品贮存过程的质量进行观察、检测与科学养护，以便采取科学合理的贮藏条件和管理方法，以确保药品的疗效和用药安全。

(二) 药品质量检验的工作要求

1. 公正性 即原则性，是对药品质量检验工作最基本的要求，也是药品质量检验人员最基本的职业道德。药品质量检验人员必须严格执行药品质量法规和技术标准，严格执行药品质量检验制度，客观地、实事求是地判定检验结果，不能感情用事，不能被外界的干扰因素左右检验结果。

 课堂互动

一名合格的药品质量检验人员应具备的基本条件是什么？

2. 准确性 即科学性，要通过科学的检验方法、精密的检测仪器和较高的检测水平，保证药品检验结果的准确性。药品质量检验人员必须确保提供的检验数据真实可靠，即在同一条件下能重复，在一定条件下能再现。药品质量检验工作的准确性取决于药品质量检验人员的高度责任心、严谨的科学态度和对药品检验技术的精益求精。

3. 权威性 药品质量检验部门的权威性是其职能决定的。药品质量检验工作必须在坚持原则性和准确性的前提下，体现其权威性。药品质量检验人员要以认真负责的工作态度、科学严谨的工作作风和准确无误的工作结果，树立起药品质量检验工作的权威性。

三、药品检验技术的学习要求和方法

(一) 学习要求

药品检验技术是药剂、制药技术和药品食品检验专业的一门专业课程。通过学习药品检验技术，应牢固树立药品质量第一的观念，始终围绕药品质量问题，按照国家药品质量标准，对药物及其制剂进行质量分析，做出真伪与优劣的判断，提供能否供药用的依据；对药品生产过程进行质量监控，以提高药品质量的科学管理水平；对药品贮存过程的质量进行检测与养护，以保证药品的疗效与安全。

（二）学习方法

1. 领会知识，加深理解，奠定基础　学习药品检验技术的基本概念、基本知识和基本技能，必须从知识的领会开始。知识领会是从感知开始，而感知主要在于熟悉具体药物及其制剂的鉴别、检查和含量测定的基本方法，从而为进一步理解鉴别、检查和含量测定的方法与药物理化性质之间的关系，为理解基础知识和基本理论奠定基础。通过理解，独立思考药物及其制剂的鉴别、检查和含量测定的基本规律，才能真正掌握药品检验的基本概念、基本知识和基本技能，使之由感性认识上升为理性认识。

2. 分析归纳、寻找规律、强化记忆　在学习药品检验技术的过程中，要善于分析药物及其制剂的鉴别、检查和含量测定的原理、条件和影响因素，寻找一般规律，及时归纳总结，加深记忆。总结的过程实际上就是将知识系统化的过程。个体的学习是新知识与头脑中已有的知识结构相互作用的过程。要使新知识纳入原知识结构之中，必须对新知识信息进行加工整理，使之成为有序结构，以便于新知识信息的编码存储，并使原认知结构改组和升级。杂乱无章的知识是无法在头脑中建立起有序联系的。因此，只有及时进行知识的归纳总结，才能在药品检验技术学习的整个过程中理出头绪来，才能真正学好药品检验技术。

3. 注重实践、提高能力、解决问题　药品检验技术是一门应用性很强的课程，所有的学习都归结于实际应用。因此，在学习药品检验技术的过程中，要立足于对药物及其制剂的鉴别、检查和含量测定一般规律的学习，注重对基础知识、基本概念和基本理论的应用。知识的应用是指将获得的新知识用来解决练习性的习题或实际问题。应用知识是知识掌握和能力提高过程的重要环节之一。通过知识的应用不仅可以促进对知识的理解和巩固，而且使知识的理解和巩固得到检验。在学习药物分析的过程中，知识的应用和能力的提高有两个途径：一是通过完成各类测试试题来实现对所学知识的应用。这就要求学生善于独立思考，勤于动手，在教师指导下，完成各类测试试题。二是通过实践教学，强化药品检验技术实践操作技能的训练。实践前做好预习，实践中注意观察各类化学反应的现象，并掌握基本操作，实践后做好分析和总结，完成实验报告。

第二节　药品质量标准

一、药品质量和药品质量标准

（一）药品质量

药品质量是指药品能够满足规定要求和需求的特征总和。药品质量的特征集中表现在有效性和安全性两个方面。药品的有效性是指药物发挥治疗的效果，如疗效不确切或无效，该物质即丧失了作为药品的资格；安全性是保证药品在发挥其对机体作用的同时，使用安全和不产生不良影响。评价药品质量的基本内容有：

1. 药物的疗效和毒副作用　合格的药品是疗效好，毒性及副作用小。一般疗效好的药物，应在治疗剂量范围内不产生严重的毒性反应，副作用较小，不影响疗效。

2. 药物的纯度　是指药物的纯净程度，又称药用纯度或药用规格。由于药物的纯度会影响药物的疗效和毒副作用，故药物必须达到一定的纯度标准，才能安全有效地供药用。药物的纯度通过药物的性状、物理常数、杂质限量、有效成分的含量、生物活性、毒性试验等方面来体现。

(二)药品质量标准

药品质量标准是国家对药品的品种、规格、技术要求、检验方法和贮存等方面所作的统一规定，是药品生产、经营、使用、检验和监督管理部门共同遵循的法定依据，也是药品生产和临床用药水平的重要标志。为控制药品的质量，在药品质量标准中，规定有检验的项目、检验的方法，以及限度和要求，检验时应按照规定的项目、方法和要求进行检验，符合药品质量标准的药品才是合格的药品。

二、药品质量标准的分类

(一)国家药品质量标准

1. 《中华人民共和国药典》　药典是国家监督管理药品质量的法定技术标准。《中华人民共和国药典》为我国药典的全称，简称《中国药典》，其英文名为 Chinese Pharmacopoeia(缩写为 Ch. P)。不同版本的《中国药典》以其后注明年份来表示，如现行版药典可以表示为《中国药典》2010 年版。《中国药典》由国家药典委员会编纂，经国务院批准后，由国家食品药品监督管理局颁布执行，是我国记载药品质量标准的国家法典，是对药品质量要求的准则，具有全国性的法律约束力。《中国药典》中收载的是防病治病必需、疗效确切、副作用小、被广泛应用、能批量生产、质量水平较高、并有合理的质量控制手段的药品。

2. 国家食品药品监督管理局国家药品标准　由国家药典委员会审定，国家食品药品监督管理局颁布执行，简称局颁标准或局标准。列入局颁标准的品种是：①疗效较好、在国内广泛应用、准备今后过渡到药典品种的药品；②虽不准备过渡到药典品种，但因国内有多个生产厂家生产，有必要制定统一的质量标准的药品；③上版《中国药典》收载而新版药典未列入的、疗效肯定的药品。

 课堂互动

列表说明我国现行药品质量标准的类型、性质和作用。

国家药品质量标准是保障人民健康和人身安全的标准，属于强制性标准。药品的生产、经营和使用领域必须遵守国家药品质量标准的规定。

（二）其他药品质量标准

1. 临床研究用药品质量标准　《中华人民共和国药品管理法》规定："已在研制的新药，在进行临床试验或使用之前应先得到国家药品监督管理部门的批准。"为了保证临床用药的安全和使临床的结论可靠，还需由新药研制单位根据药品临床前的研究结果制订一个临时性的质量标准，该标准经药品监督管理部门批准后，即为临床研究用药品质量标准。临床研究用药品质量标准仅在临床试验期间有效，并且仅供研制单位与临床试验单位使用。

2. 暂行或试行药品质量标准　新药经临床试验或使用后，报试生产时所制订的药品质量标准称"暂行药品标准"。该标准执行两年后，如果药品质量稳定，则药品转为正式生产，此时的药品标准称为"试行药品标准"。若该标准执行两年后，药品的质量仍很稳定，则"试行药品标准"将经国家食品药品监督管理局批准列入局颁标准。

3. 企业药品质量标准　由药品生产企业自己制订并用于控制相应药品质量的标准，称为企业标准或企业内部标准。企业标准仅在本厂或本系统的管理中有约束力，属于非法定标准。企业标准一般有两种情况：一种是因为分析检验方法尚不够成熟，但能达到某种程度的质量控制；另一种是高于法定标准的要求，主要是增加了检验项目或提高了限度标准。企业标准在企业创优、企业竞争，特别是对保护优质产品、严防假冒等方面均起到了十分重要的作用。

三、药品质量标准的主要内容

药品质量标准的主要内容有名称、性状、鉴别、检查、含量测定、类别和贮藏等。

（一）名称

药品质量标准中药品的名称包括中文名称、英文名称和化学名称。

1. 中文名称　包括中文名和汉语拼音名。是按照"中国药品通用名称"（Chinese Approved Drug Names，CADN）收载的名称以及命名原则命名的。药品名称经国家食品药品监督管理部门批准，即为药品的法定名称。

2. 英文名称　主要采用世界卫生组织编订的国际非专利药名（International Nonproprie-tary Names for Pharmaceutical Substances，INN）。

3. 化学名称　根据中国化学学会编写的、科学出版社出版的《化学命名原则》（1984年），并参考国际纯粹与应用化学联合会（International Union of Pure and Applied Chemistry，IUPAC）公布的有机化学命名原则《Nomenclature of Organic Chemistry》命名。

（二）性状

药品的性状是药品质量的重要表征之一，主要包括药品的外观、臭、味、溶解性、一般稳定性及物理常数等。

1. 外观与臭味　药品的外观是对药品的色泽和外表的感观规定，即药品存在状态、颜色；臭味是药品本身固有的气、味，不包括混入残留有机溶剂而带入的异臭和异味。

2. 溶解性　药品的溶解性是指药品的溶解度，是药品的物理性质之一。各药品项下选用的部分溶剂及其在该溶剂中的溶解性能，可供精制或配制溶液时参考。

3. 一般稳定性　药品的一般稳定性是指药物是否具有引湿、风化、遇光变质等与贮藏有关的性质。

4. 物理常数　药物的物理常数主要包括相对密度、馏程、熔点、凝点、比旋度、折光率、黏度、吸收系数、碘值、皂化值和酸值等。

（三）鉴别

鉴别是指用规定的试验方法来辨别药物的真伪。即用可靠的试验方法来证明已知药物的真伪，而不是对未知药物进行定性分析。所用鉴别方法具有一定的专属性、再现性和灵敏度，操作简便、快速。

（四）检查

药品质量标准的检查项下，主要包括反映药品的安全性与有效性的试验方法和限度、均一性与纯度等制备工艺要求等内容。即药品检查的主要内容包括安全性、有效性、均一性和纯度要求等四个方面

（五）含量测定

含量测定是指用规定的方法测定药物中的有效成分的含量。常用的方法有化学分析法、仪器分析法、生物学法等。其中用化学分析法和仪器分析法的测定称"含量测定"，用生物学法测定的含量因其结果与药物的活性强度相关性好，所以称为"效价测定"。药品的含量是评价药品质量、保证药品疗效的重要方面。含量测定必须在鉴别无误、杂质检查合格的基础上进行。

（六）类别

药品的类别是指按药品的主要作用、主要用途或学科划分的类型，如地西泮的类别为"抗焦虑药、抗惊厥药"，安乃近片的类别为"解热镇痛药"，复方氢氧化铝片的类别为"抗酸药"等。

（七）贮藏

贮藏主要是规定了药品的贮藏条件，是根据药物的稳定性，对药品包装和贮藏的基

本要求，以避免或减缓药品在正常贮藏期内的变质。

（八）《中国药典》2010 年版二部药品示例

阿司匹林

Asipilin

Aspirin

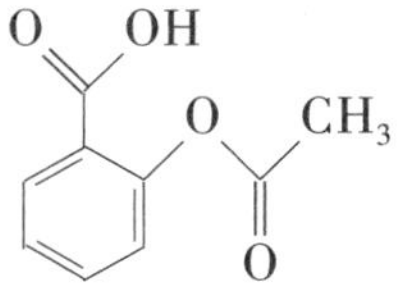

$C_9H_8O_4$　　　180.16

本品为 2 -（乙酰氧基）苯甲酸。按干燥品计算，含 $C_9H_8O_4$ 不得少于 99.5% 。

【性状】本品为白色结晶或结晶性粉末；无臭或微带醋酸臭，味微酸；遇湿气即缓缓水解。

本品在乙醇中易溶，在三氯甲烷或乙醚中溶解，在水或无水乙醚中微溶；在氢氧化钠溶液或碳酸钠溶液中溶解，但同时分解。

【鉴别】

（1）取本品约 0.1g，加水 10ml，煮沸，放冷，加三氯化铁试液 1 滴，即显紫堇色。

（2）取本品约 0.5g，加碳酸钠试液 10ml，煮沸 2 分钟后，放冷，加过量的稀硫酸，即析出白色沉淀，并产生醋酸的臭气。

（3）本品的红外光吸收图谱应与对照的图谱（光谱集 5 图）一致。

【检查】

溶液的澄清度　取本品 0.50g，加温热至约 45℃的碳酸钠试液 10ml 溶液后，溶液应澄清。

游离水杨酸　取本品约 0.1g，精密称定，置 10ml 量瓶中，加 1% 冰醋酸甲醇溶液适量使溶解并稀释至刻度，摇匀，作为供试品溶液（临用新制）；取水杨酸对照品约 10mg，精密称定，置 100ml 量瓶中，加 1% 冰醋酸甲醇溶液适量，振摇使溶解，并稀释至刻度，摇匀，精密量取 5ml，置 50ml 量瓶中，用 1% 冰醋酸甲醇溶液稀释至刻度，摇匀，作为对照品溶液。照高效液相色谱法（附录ⅤD）试验。用十八烷基硅烷键合硅胶为填充剂；以乙腈 - 四氢呋喃 - 冰醋酸 - 水（20：5：5：70）为流动相；检测波长为 303nm。理论板数按水杨酸峰计算不低于 5000，阿司匹林峰与水杨酸峰的分离度应符合要求。立即精密量取供试品溶液、对照品溶液各 10μl，分别注入液相色谱仪，记录色谱图。供试品溶液色谱图中如有与水杨酸峰保留时间一致的色谱峰，按外标法以峰面积计算，不得过 0.1% 。

易炭化物　取本品 0.5g，依法检查（附录Ⅷ O），与对照液（取比色用氯化钴液 0.25ml、比色用重铬酸钾液 0.25ml、比色用硫酸铜液 0.40ml，加水使成 5ml）比较，不得更深。

有关物质　取本品约 0.1g，置 10ml 量瓶中，加 1% 冰醋酸甲醇溶液适量，振摇使溶解并稀释至刻度，摇匀，作为供试品溶液；精密量取 1ml，置 200ml 量瓶中，用 1% 冰醋酸甲醇溶液稀释至刻度，摇匀，作为对照溶液；精密量取对照溶液 1ml，置 10ml 量瓶中，用 1% 冰醋酸甲醇溶液稀释至刻度，摇匀，作为灵敏度试验溶液。照高效液相色谱法(附录ⅤD)试验。用十八烷基硅烷键合硅胶为填充剂；以乙腈 - 四氢呋喃 - 冰醋酸 - 水(20∶5∶5∶70)为流动相 A，乙腈为流动相 B，按下表进行梯度洗脱；检测波长为 276nm。阿司匹林峰的保留时间约为 8 分钟，理论板数按阿司匹林峰计算不低于 5000，阿司匹林峰与水杨酸峰的分离度应符合要求。分别精密量取供试品溶液、对照溶液、灵敏度试验溶液及水杨酸检查项下的水杨酸对照品溶液各 10μl，注入液相色谱仪，记录色谱图。供试品溶液色谱图中如有杂质峰，除水杨酸峰外，其他各杂质峰面积的和不得大于对照溶液主峰面积(0.5%)。供试品溶液色谱图中任何小于灵敏度试验溶液主峰面积的峰可忽略不计。

时间(分钟)	流动相 A(%)	流动相 B(%)
0	100	0
60	20	80

干燥失重 取本品，置五氧化二磷为干燥剂的干燥器中，在 60℃减压干燥至恒重，减失重量不得过 0.5%(附录ⅧL)。

炽灼残渣 不得过 0.1%(附录ⅧN)。

重金属 取本品 1.0g，加乙醇 23ml 溶解后，加醋酸盐缓冲液(pH3.5)2ml，依法检查(附录ⅧH 第一法)，含重金属不得过百万分之十。

【含量测定】取本品约 0.4g，精密称定，加中性乙醇(对酚酞指示液显中性)20ml 溶解后，加酚酞指示液 3 滴，用氢氧化钠滴定液(0.1mol/L)滴定。每 1ml 氢氧化钠滴定液(0.1mol/L)相当于 18.02mg 的 $C_9H_8O_4$。

【类别】解热镇痛非甾体抗炎药，抗血小板聚集药。

【贮藏】密封，在干燥处保存。

【制剂】①阿司匹林片；②阿司匹林肠溶片；③阿司匹林肠溶胶囊；④阿司匹林泡腾片；⑤阿司匹林片栓。

四、药典

(一)《中国药典》的基本知识

1. 沿革 我国最早的药典是公元 659 年(唐高宗显庆四年)由朝廷颁布的《新修本草》，系苏敬等 22 人编撰，共 54 卷，收载药物 844 种。新中国成立以来，先后出版了 9 版《中国药典》(1953 年版、1963 年版、1977 年版、1985 年版、1990 年版、1995 年版、2000 年版、2005 年版和 2010 年版)。现行的药典为《中国药典》2010 年版，共分为三部。一部收载中药材及饮片、植物油脂和提取物、成方和单味制剂等，共 1146 个品种，与《中国药典》2005 年版相比，新增了 154 种、修订了 453 种；二部收载化学药品、抗生素、生化药品、放射性药品以及药用辅料，共 1970 个品种，与《中国药典》2005 年版相比，新增了 327 种、修订了 522 种；三部收载生物制品，共 101 个品种，与《中国药典》2005 年版相比，新增了 44 种、修订了 57 种。《中国药典》2010 年版具有覆盖面宽，国际性、时代感、适用性强的特点，在一定程度上反映了我国药品生产、医疗和科技水平，又符合我国实际国情，对保证药品质量、增进药品疗效和用药安全、促进药品质量的不断提高和药品生产的发展等均起着重要的作用。为了适应医学事业和人民保健事业迅速发展，反映医药方面的新成果、药品质量和临床用药的情况与发展，在一定时期内，必须对药典进行修订和完善。

2. 基本结构和内容　《中国药典》的基本组成包括凡例、品名目次、正文、附录和索引五个部分，其配套资料有《中药材显微鉴别彩色图鉴》、《中药材薄层色谱彩色图集》、《临床用药须知》、《中国药品通用名称》、《药品红外光谱集》以及英文版《中国药典》。现以《中国药典》2010 年版二部为例说明。

（1）凡例　凡例是药典的总说明，是解释和使用《中国药典》正确进行质量检定的基本原则，并对正文品种、附录及质量分析有关的共性问题加以规定，避免在全书中重复说明。"凡例"中的有关规定具有法定的约束力。

（2）品名目次　品名目次分为"正文品种　第一部分"和"正文品种　第二部分"。第一部分主要包括化学药品、抗生素、生化药品、放射性药品等；第二部分主要包括药用辅料等。药品品种按中文笔画顺序编排。

（3）正文　正文是药典的主要内容，系根据药物自身的理化与生物特性，按照批准的处方来源、生产工艺、贮藏运输条件等所制定、用以检测药品质量是否达到用药要求并衡量其质量是否稳定均一的技术规定。正文品种按中文药品名称的笔画顺序排列，同笔画数的字按起笔笔形"一丨丿丶㇏"的顺序排列；单方制剂排在其原料药后面；药用辅料集中编排。每一正文品种项下根据品种和剂型的不同，按顺序可分别列有品名（包括中文名、汉语拼音名与英文名）、有机药物的结构式、分子式与分子量、来源或有机药物的化学名称、含量或效价规定、处方、制法、性状、鉴别、检查、含量或效价测定、类别、规格、贮藏、制剂等。

（4）附录　附录的主要内容有制剂通则、通用检测方法和指导原则等，按分类编码。其中指导原则是为执行药典、考察药品质量所制定的指导性规定，不作为法定要求。

（5）索引　索引包括"中文索引"（按汉语拼音顺序排列）和英文索引（按英文字母顺序排列，为英文名和中文名对照索引排列）两种索引。这些索引可供方便、快速地查阅正文中的有关内容。

知识链接

溶解度的试验方法

　　除另有规定外，称取研成细粉的供试品或量取液体供试品，于 25℃ ±2℃ 一定容量的溶剂中，每隔 5 分钟强力振摇 30 秒钟；观察 30 分钟内的溶解情况，如无目视可见的溶质颗粒或液滴时，即视为完全溶解。

3. 常用术语及有关规定

（1）*溶解度的规定*　药品的近似溶解度以下列名词术语表示：

极易溶解：系指溶质 1g（ml）能在溶剂不到 1ml 中溶解；

易溶：系指溶质 1g（ml）能在溶剂 1 ~ 不到 10ml 中溶解；

溶解：系指溶质 1g（ml）能在溶剂 10 ~ 不到 30ml 中溶解；

略溶：系指溶质 1g（ml）能在溶剂 30 ~ 不到 100ml 中溶解；

微溶：系指溶质 1g（ml）能在溶剂 100 ~ 不到 1000ml 中溶解；

极微溶解：系指溶质 1g（ml）能在溶剂 1000 ~ 不到 10000ml 中溶解；

几乎不溶或不溶：系指溶质 1g（ml）在溶剂 10000ml 中不能完全溶解。

（2）*标准的规定*

1）检查项下包括反映药品的安全性与有效性的试验方法和限度、均一性与纯度等制备工艺要求等内容。

2）制剂的规格，系指每一支、片或其他每一个单位制剂中含有主药的重量（或效价）或含量（%）或装量。注射液项下，如为"1ml：10mg"，系指 1ml 中含有主药 10mg。

（3）*限度的规定*

1）药典中规定的各种纯度和限度数值以及制剂的重（装）量差异，系包括上限和下限两个数值本身及中间数值。规定的这些数值不论是百分数还是绝对数字，其最后一位数字都是有效位。

2）原料药的含量（%），除另有注明者外，均按重量计。如规定上限为 100% 以上时，系指用药典规定的分析方法测定时可能达到的数值，它为药典规定的限度或允许偏差，并非真实含有量；如未规定上限时，系指不超过 101.0%。

（4）*标准品、对照品的规定*　标准品、对照品系指用于鉴别、检查、含量测定的标准物质。标准品与对照品（不包括色谱用的内标物质）均由国务院药品监督管理部门指定的单位制备、标定和供应。标准品系指用于生物检定、抗生素或生化药品中含量或效价测定的标准物质，按效价单位（或 μg）计，以国际标准品进行标定；对照品除另有规定外，均按干燥品（或无水物）进行计算后使用。

（5）*计量的规定*

1）试验用的计量仪器均应符合国务院质量技术监督部门的规定。

2）药典使用的滴定液和试液的浓度，以 mol/L（摩尔/升）表示者，其浓度要求精密标定的滴定液用"XXX 滴定液（YYYmol/L）"表示；作其他用途不需精密标定其浓度时，用"YYYmol/L XXX 溶液"表示，以示区别。

3）有关的温度描述，一般以下列名词术语表示：

水浴温度　　　　　除另有规定外，均指 98℃ ~ 100℃；

热水　　　　　　　系指 70℃ ~ 80℃；

微温或温水　　　　系指 40℃ ~ 50℃；

室温（常温）　　　系指 10℃ ~ 30℃；

冷水	系指 2℃ ~10℃ ;
冰浴	系指约 0℃ ;
放冷	系指放冷至室温。

4）用符号"%"表示百分比，系指重量的比例；但溶液的百分比，除另有规定外，系指溶液 100ml 中含有溶质若干克；乙醇的百分比，系指在 20℃时容量的比例。此外，根据需要可采用下列符号：

%（g/g）	表示溶液 100g 中含有溶质若干克；
%（ml/ml）	表示溶液 100ml 中含有溶质若干毫升；
%（ml/g）	表示溶液 100g 中含有溶质若干毫升；
%（g/ml）	表示溶液 100ml 中含有溶质若干克。

5）液体的滴，系在 20℃时，以 1.0ml 水为 20 滴进行换算。

6）溶液后标示的"（1→10）"符号，系指固体溶质 1.0g 或液体溶质 1.0ml 加溶剂使成 10ml 的溶液；未指明用何种溶剂时，均系指水溶液；两种或两种以上液体的混合物，名称间用半字线"－"隔开，其后括号内所示的"："符号，系指各液体混合时的体积（重量）比例。

7）乙醇未指明浓度时，均系指 95%（ml/ml）的乙醇。

（6）精确度的规定

1）试验中供试品与试药等"称重"或"量取"的量，均以阿拉伯数码表示，其精确度可根据数值的有效数位来确定，如称取"0.1g"，系指称取重量可为 0.06 ~ 0.14g；称取"2g"，系指称取重量可为 1.5 ~ 2.5g；称取"2.0g"，系指称取重量可为 1.95 ~ 2.05g；称取"2.00g"，系指称取重量可为 1.995 ~ 2.005g。

2）"精密称定"系指称取重量应准确至所取重量的千分之一；"称定"系指称取重量应准确至所取重量的百分之一；"精密量取"系指量取体积的准确度应符合国家标准中对该体积移液管的精密度要求；"量取"系指可用量筒或按照量取体积的有效数位选用量具。取用量为"约"若干时，系指取用量不得超过规定量的 ±10%。

实例分析

供试品称取：

称取供试品约 0.4g，精密称定。

称取范围：0.4±0.4×10%，即称取供试品重量应在 0.36g ~ 0.44g 的范围内。

所允许的误差为 0.4×1/1000 = 0.0004g = 0.4mg

应该使用分析天平称取供试品。

3）恒重，除另有规定外，系指供试品连续两次干燥或炽灼后称重的差异在 0.3mg 以下的重量；干燥至恒重的第二次及以后各次称重均应在规定条件下继续干燥 1 小时后进行；炽灼至恒重的第二次称重应在继续炽灼 30 分钟后进行。

4）试验中规定"按干燥品（或无水物，或无溶剂）计算"时，除另有规定外，应取未经干燥（或未去水，或未去溶剂）的供试品进行试验，并将计算中的取用量按检查项下的干燥失重（或水分，或溶剂）扣除。

5）试验中的"空白试验"，系指在不加供试品或以等量溶剂替代供试液的情况下，按同法操作所得的结果；含量测定中的"并将滴定的结果用空白试验校正"，系指按供试品所消耗滴定液的量（ml）与空白试验中所消耗滴定液的量（ml）之差进行计算。

6）试验时的温度，未注明者，系指在室温下进行；温度高低对试验结果有显著影响者，除另有规定外，应以25℃±2℃为准。

（7）试药、试液、指示剂的规定

1）试验用的试药，除另有规定外，均应根据药典附录试药项下的规定，选用不同等级并符合国家标准或国务院有关行政主管部门规定的试剂标准。试液、缓冲液、指示剂与指示液、滴定液等，均应符合药典附录的规定或按照药典附录的规定制备。

2）试验用水，除另有规定外，均系指纯化水。酸碱度检查所用的水，均系指新沸并放冷至室温的水。

3）酸碱性试验时，如未指明用何种指示剂，均系指石蕊试纸。

（二）主要的国外药典简介

1. 美国药典　《美国药典》（The Pharmacopoeia of the United States of American，英文缩写为 USP）由美国药典委员会编辑出版，由凡例、正文、附录、索引等内容组成。最新版本是第31版，简称为 USP（31），与美国国家处方集（National Formulation，英文缩写为 NF）第26版合并出版[USP（31）–NF（26）]。对于在美国制造和销售的药物和相关产品，USP–NF 是惟一由美国食品及药品管理局（FDA）强制执行的法定标准。

2. 英国药典　《英国药典》（British Pharmacopoeia，英文缩写为 BP）由英国药典委员会编制，该委员会也是欧洲药典委员会的主要成员。最新版本为《英国药典》（2008年版），由五卷组成，包括3100个专论、测试方法、红外光谱参考、补充资料及欧洲药典内容。《英国药典》收载的部分品种是从《欧洲药典》转载而来，这些品种都有十分明显的区分。一般是在这些品种的标题旁标志五角星围成的圆圈，并在定义前加以斜体说明；质量标准的起始和结尾采用"下划线"和"Ph. Eur."（《欧洲药典》）注明。

3. 日本药局方　日本药典的名称为《日本药局方》，英文缩写为 JP。最新版本为《日本药局方15改正版》，由一部和二部组成，共一册。一部收载有凡例、制剂总则（即制剂通则）、一般试验方法、医药品各论（主要为化学药品、抗生素、放射性药品及制剂等）；二部收载通则、生药总则、制剂总则、一般试验方法、医药品各论（主要为生药、生物制品、调剂用附加剂等）。

4. 欧洲药典　《欧洲药典》（European Pharmacopoeia，英文缩写为 Ph. Eur.）是欧洲药品质量控制标准，由欧洲药典委员会编制。2007年7月出版的《欧洲药典》（第6版）分为两部。此外，欧洲药典委员会根据例会决议进行非累积性增补，一年3次。《欧洲药典》的基本组成有凡例、通用分析方法、常用含量测定方法、正文等。

第三节 药品质量检验工作的基本程序

药品质量检验工作的基本程序一般为检品审查、取样、检验、记录和报告、结果判定与复检。

一、检品审查

在收到送检样品后,应对样品进行全面审查,如样品数量、包装情况、检验目的等,并确定检验的依据,即药品质量标准。常规检验以国家药品质量标准为检验依据;进口药品按注册标准检验;出口药品、新药、仿制药品、医院制剂按合同或所附资料进行检验。药品质量检验的目的是保证人民用药安全、有效。因此,必须正确理解药品质量标准规定的检验内容和方法,掌握技术标准和有关规定,明确检验的项目和指标要求,熟悉合格药品的判定原则。

二、取样

(一)取样原则

取样是从大量的样品中取出能代表试样整体质量的小量样品进行分析检验。取样时应注意取样的科学性、真实性和代表性。因此,取样必须遵循随机、客观、均匀、合理的原则。取样时必须填写取样记录,其内容主要包括品名、日期、规格、批号、数量、来源、编号、必要的取样说明、取样人签字等。取样由专人负责。

(二)取样数与取样量

取样应根据被取样品的特性按批进行。若按每批包装总件数(原料:袋;中间体:桶、锅;产品:箱、袋、盒、桶等)来计算,设总件数为 x,当 $x \leqslant 3$ 时,每件取样;当 $3 < x \leqslant 300$ 时,按 $\sqrt{x} + 1$ 件数随机取样;当 $x > 300$ 时,按 $\frac{\sqrt{x}}{2} + 1$ 件数随机取样。一次取样量最少可供三次检验用量,同时还应保证留样观察的用量。样品取出后,混合均匀,进行分析检验。

(三)取样方法

1. 原辅料取样时,应将被取物料外包装清洁干净后移至与配料室洁净级别相当的取样室或其他场所进行取样,以免被取物料被污染。

2. 固体样品用取样器或其他适宜的工具从袋(桶、箱)口一边斜插至对边袋(桶、箱)深约 $\frac{3}{4}$ 处抽取均匀样品。取样数较少时,应选取中心点和周边四个抽样点,自上往下垂直抽取样品。

3. 液体样品用两端开口、长度和粗细适宜的玻璃管，慢慢插入液体中，使管内外液面保持同一水平，插至底部时，封闭上端开口，提出抽样管，抽取全液位样品。

4. 所取样品经混合或振摇均匀后（必要时进行粉碎）用"四分法"缩分样品，直至缩分到所需样品量为止。

5. 将所取样品按规定的数量分装两瓶，贴上标签或留样证，一瓶供检验用，另一瓶作为留样保存。

6. 取样后应及时将打开的包装容器重新扎口或封口，同时在包装容器上贴上取样证，并填写取样记录。

三、检验

检验是依照药品质量标准的规定和操作规范对取出的样品进行质量分析，并对结果做出正确的判断。药品质量检验的主要内容包括性状观测、鉴别、检查和含量测定。

（一）性状观测

性状观测是根据药品质量标准中有关规定，仔细观察、记录供试品外观、色、臭、味，并测定有关物理常数。药品的性状是药品内在质量的重要反映，通过对性状的观测，可以直接判断药品的真伪、内在质量的优劣，或者判断药品是否失效。只有性状观测符合规定的供试品，方可继续进行检验，性状观测不合格的药品则不必进行后续检验工作。因此，对药品进行性状观测，是药品质量检验工作的重要步骤之一。

（二）鉴别

鉴别是依据药品的化学结构和理化性质进行某些化学反应，测定某些理化常数或光谱特征，以判别药品的真伪。通常情况下，某一项鉴别试验，如官能团反应，只能表示药品的某一特征，而不能将其作为判断药品真伪的惟一依据。因此，药品的鉴别不是由一项试验就能完成，而是采用一组（两个或两个以上）试验项目综合评价一个药品，从而使得出的结论准确无误。

（三）检查

检查包括有效性、均一性、纯度要求和安全性四个方面的检查。通常主要是杂质检查，检查的目的主要是检查药品中的杂质，按药品质量标准规定的项目进行"限度检查"，以判断药品的纯度是否符合限度规定要求，所以又称为纯度检查。

（四）含量测定

药品的含量测定就是测定药品中主要有效成分的含量。一般采用化学分析和仪器分析等方法测定，以确定药品的含量是否符合药品质量标准的规定要求。

药品质量检验过程中，鉴别是用来判断药品的真伪，检查和含量测定则是用来判定药品的优劣。所以，判断一个药品的质量是否符合要求，要根据性状观测、鉴别、检查和含量测定的各项结果综合判断。只有各项结果都合格，才能认定该药品质量合格；任何一项不合格，则该药品质量不合格。

四、记录和报告

（一）检验记录

药品检验记录是记载药品检验分析过程中的各项试验的方法、操作、条件、数据和结果等的原始资料，也是判断药品质量优劣的原始依据。检验记录的内容包括被检验分析药品的信息（品名、来源、规格、批号、数量），检验的项目、依据、方法，检验结果（分析数据、计算公式和计算结果），结论，检验人员和复核人员签名等。记录的内容必须真实、完整、清晰、具体、准确，便于事后需要时对试验进行回顾和分析。整个记录不得随意涂改（若需纠正，则注明并签名或盖章），记录本不得撕页、缺角，所有记录必须留档备查。

（二）检验报告

药品检验报告是对某一药品检验结果的正式凭证，是对药品质量作出的技术裁定书。药品检验报告的内容包括药品信息、检验依据及结果、结论、检验者与复核者签字、有关负责人签字等。具体内容见"药品检验报告书示例"（表1-1）。

药品检验报告书的结论应包括检验依据和检验结论。如全检合格，结论写"本品按×××检验，结果符合规定"；如全检中只要有一项不符合规定，即判为不符合规定，结论写"本品按×××检验，结果不符合规定"。如非全项检验，合格的写"本品按×××检验上述项目，结果符合规定"；如有一项不合格时，则写"本品按×××检验上述项目，结果不符合规定"。

表1-1　药品检验报告书示例

×××药品检验所药品检验报告书

地址：××市××路××号

电话：×××××××

E - mail：××××××@×××.×××

报告书编号：20130317　　　　　　　　检品编号：20130322

检品名称	维生素C注射液	规　　格	2ml：0.25g
批　　号	201301113	包　　装	安瓿
生产单位	（略）	效　　期	有效期至2015年1月
供样单位	（略）	检品数量	10支/盒×60盒
检验目的	抽检	取样日期	2013年3月17日
检验项目	全检	报告日期	2013年3月20日
检验依据	《中国药典》2010年版二部		

检验项目	标准规定	检验结果
【性状】	应为无色至微黄色的澄明液体	为微黄色的澄明液体
【鉴别】		
化学反应	应呈正反应	呈正反应
【检查】		
pH 值	应为 5.0 ~ 7.0	6.1
颜色	应符合规定	符合规定
草酸	应符合规定	符合规定
细菌内毒素	应符合规定	符合规定
装量	应符合规定	符合规定
无菌	应符合规定	符合规定
【含量测定】	含维生素 C($C_6H_8O_6$)应为标示量的 93.0% ~ 107.0%	标示量的 97.23%
结论	本品按《中国药典》2010 年版二部检验，结果符合规定。	
检验人	×××　　　复核人　　×××　　　审核人	×××
日　期	××年×月×日　　日　期　　××年×月×日	××年×月×日

五、结果判定与复检

（一）结果判定

结果判定是将检验结果与药品质量标准相比较，判定是否符合质量标准的要求，进而对整批产品质量做出结论。

1. 检验原始记录和检验报告，除检验人自查外，还必须经第二人进行复核。检验报告须经检验室负责人或由其委托的人员进行审核。

2. 复核人主要复核原始记录和检验报告的结果是否一致，双平行试验结果是否在允许误差范围。压限和不合格指标是否已经复验、指标是否有漏检、有否异常数据、判断结果是否准确等。

3. 复核、审核后，复核人、审核人均应在原始记录或检验报告上签字，并对复核和审核结果负全部责任。凡属计算错误的，应由复核者负责；凡属判断错误的，应由审核人负责；凡属原始数据错误的，应由检验者本人负责。

4. 对原始记录和检验报告上查出的差错，由复核人、审核人提出，告知检验者本人，并由更正人签章。

5. 检验报告经检验人、复核人、审核人三级签章，并由审核人加盖质量管理部门印章后，方可外报。

（二）复检

凡符合以下情况之一者，必须由检验人进行复检：

1. 平行试验结果误差超过规定的允许范围。平行试验结果的误差允许范围：①酸碱滴定法、碘量法、配位滴定法、非水溶液滴定法，相对偏差不得超过 0.3%。②直接重量法的相对偏差不得超过 0.5%。③比色法、分光光度法、高效液相色谱法，相对偏差不得超过 1.5%。

2. 检验结果指标压限或不合格。

3. 复核人或审核人提出有必要对某项指标进行复验。

4. 技术标准中有复验要求。

5. 原辅料超过贮存期限。

第四节　检验误差和有效数字

在药品质量检验工作中，错误的检验结果会直接影响药品质量的判断和用药效果，甚至影响人民的健康和生命安全。但由于检验方法、使用的仪器、环境条件、所用试剂及检验人员主观因素等的限制，使检验结果不可能与真实值完全一致，即使技术精湛的检验人员，用最精密的仪器和最精确的方法，对同一份试样进行多次测定，也不可能得到完全一致的检验结果。这就充分说明，检验过程中的误差是客观存在的。因此，检验工作者在进行药品质量检验过程中，不仅要准确测定样品，而且还要对检验结果进行正确的评价，判断检验结果的准确性和可靠性，熟悉检验过程中产生误差的原因及其规律性，以便采取有效措施，减少误差，提高检验结果的准确度。

一、误差

在检验过程中，测量值与真实值之间的差称为误差。测量值大于真实值时为正误差；测量值小于真实值时为负误差。真实值是可以接近但不可达到的理论值。实际工作中常常将纯化学试剂的理论含量作为真实值，但实际上并无绝对纯的化学试剂，所谓纯化学试剂的理论含量也只能是接近真实值的理论值。在检验过程中，根据误差的性质和产生的原因，将误差分为系统误差和偶然误差。

（一）系统误差

系统误差是由于检验过程中某些固定因素所引起的误差。系统误差对检验结果的影响比较固定，在重复测定时会重复出现，且具有单向性，即正负、大小都有一定的规律性。因此，系统误差若能找出原因并设法加以测定，是可以减小或加以校正的，故又称为可测误差。在检验工作中，产生系统误差的原因通常有以下几个方面：

1. **方法误差**　是由于检验方法固有的特性所致，由分析过程的化学或物理化学性所决定的。如滴定测定中，滴定终点与化学计量点不相等，以及化学反应不能定量反应完全或者有副反应等原因都会产生系统误差。为了测得某一检验方法的误差，可用标准品作对照试验。对于误差较大的检验方法，应寻找新的方法予以替代。

2. 仪器误差　是由于测定时所用仪器本身不准确而引起的误差。如精密称定所用的分析天平两臂不等长、砝码重量不准确，精密量取所有的滴定管、移液管等的刻度不够准确而引起的误差。因此，测定时所用的仪器应进行校正，测得其校正值以克服相应误差。

3. 试剂误差　是由于试剂或水中含有微量杂质或干扰物质而引起的误差。可用更换试剂的方法来克服，也可以用空白试验予以校正。

4. 操作误差　在正常操作条件下，由于检验人员操作不当而引起的误差。如对滴定终点颜色变化的判断力不够高，总是偏深或偏浅，滴定管读数偏高或偏低等而引入的误差。可通过对照试验或经过有经验的检验人员校正而减少操作误差。

（二）偶然误差

偶然误差是由某些难以预料、无法避免的偶然因素引起的误差。如操作过程中的温度、湿度、灰尘、气压的微小变化，仪器性能的微小波动等，都会引起测量数据的波动，使测定结果偏高或偏低。偶然误差是非单向的，又称为随机误差、不可测误差。偶然误差不能通过校正而减小或消除，但可以通过增加平行测定的次数以减免测定结果中的偶然误差；也可通过统计学方法估计偶然误差，并在测定结果中予以正确表达。

（三）误差的表示方法

1. 准确度与误差　准确度是指测定值与真实值符合的程度。误差是指测定值与真实值之间的差值。准确度的高低用误差的大小来衡量，误差越小，准确度越高；误差越大，准确度越低。如一份样品的真实重量是 0.5003g，某人称重为 0.5008g，另一人称重为 0.5005g，前者的误差为 0.0005g，后者的误差为 0.0002g，所以，后者称重较前者更准确，或者说后者的结果较前者的结果准确度高。误差常用绝对误差和相对误差来表示。

（1）绝对误差（E）　是指测定值（X）与真实值（T）之差。即

$$E = X - T$$

当测定值大于真实值时，误差为正值，反之，误差为负值。

在表达某些仪器的准确度时，常用绝对误差来表示。如万分之一分析天平的称量误差是 ±0.0001g，50ml 滴定管的读数误差是 ±0.01ml，都是用绝对误差来表示的。

绝对误差不能表达误差在分析结果中所占的比例。如称取某一药品的质量为 5.3234g，真实值为 5.3232g，其绝对误差为：

$$E = 5.3234g - 5.3232g = +0.0002g$$

若称取另一药品的质量为 0.5324g，真实值为 0.5322g，其绝对误差为：

$$E = 0.5324g - 0.5322g = +0.0002g$$

两次测定的误差相同，但误差在测定结果中所占的比例没有表明。

（2）相对误差（RE） 是指绝对误差占真实值的百分率。即

$$RE = \frac{E}{T} \times 100\%$$

分析结果的准确度常用相对误差来表示。上述两次称量的相对误差分别为：

$$RE_1 = \frac{+0.0002g}{5.3232g} \times 100\% = +0.0038\%$$

$$RE_2 = \frac{+0.0002g}{0.5322g} \times 100\% = +0.038\%$$

由此可知，测定的绝对误差虽然相同，但由于称取被测物质的量不同，相对误差就不相同。当称取被测物质的量大时，相对误差就小，准确度高；反之，称取被测物质的量小时，相对误差就大，准确度低。所以，使用相对误差来比较各种情况下测定结果的准确度则更为确切。

2. 精密度与偏差 精密度系指在规定的测试条件下，同一个均匀样品，经多次取样测定所得结果之间的接近程度。测定值越接近，精密度越高；测定值越分散，精密度越低。精密度表示测量的重现性。在相同条件下，由一个分析人员测定所得结果的精密度称为重复性；在同一个实验室，不同时间由不同分析人员用不同设备测定结果之间的精密度，称为中间精密度；在不同实验室由不同分析人员测定结果之间的精密度，称为重现性。

在实际工作中，真实值是客观存在的，但不可测。一般是采用多次分析结果的算术平均值作为"真实值"，并与各个测定的数值进行比较，比较结果称为偏差。偏差表示测定结果的重现性，偏差越小，测定结果的精密度越高；偏差越大，测定结果的精密度越低。因此，偏差的大小是衡量精密度高低的尺度。偏差有以下几种表示方式：

（1）绝对偏差 是测定值与多次测定平均值之差。用 $\overline{X}$ 表示一组平行测定的平均值，则单个测定值 X_i 的绝对偏差 d 为

$$d = X_i - \overline{X}$$

d 值有正有负。

（2）相对偏差 是绝对偏差占多次测定平均值的比率，即

$$相对偏差（\%） = \frac{d}{\overline{X}} \times 100\%$$

（3）平均偏差 是各个偏差绝对值的平均值，即

$$\overline{d} = \frac{\sum_{i=1}^{n} |X_i - \overline{X}|}{n}$$

（4）标准偏差（S） 是经过有限次测量，各测量值对平均值的偏离程度。用来衡量数据的离散程度和测定的精密度。

$$S = \sqrt{\frac{\sum_{n=1}^{n} (X_i - \overline{X})^2}{n-1}} = \sqrt{\frac{d_1^2 + d_2^2 + \cdots + d_n^2}{n-1}}$$

（5）相对标准偏差（RSD） 是标准偏差（S）在多次测定平均值 $\overline{X}$ 中所占的百分率，即

$$RSD = \frac{S}{\overline{X}} \times 100\%$$

实际工作中多用相对标准偏差。

二、准确度与精密度的关系

系统误差是检验过程中误差的主要来源，影响着检验结果的准确度；偶然误差则影响检验结果的精密度。要从准确度和精密度两个方面衡量检验结果的科学性，就必须明确准确度和精密度的关系。现以射击训练为例予以说明（图 1 - 1）。射手 A、B、C 进行射击训练，各射击 3 枪。射手 A 的 3 个弹着点靠近靶心而且集中，说明系统误差和偶然误差都小，准确度和精密度都高；射手 B 的 3 个弹着点，虽然集中，但平均弹着点距靶心较远，说明系统误差存在，准确度较低；射手 C 的 3 个弹着点较分散，且距靶心较远，说明系统误差和偶然误差都存在，准确度和精密度都较低。分析可知：①精密度高，准确度不一定高；②在消除系统误差的前提下，精密度高，准确度也高；③精密度低，准确度也会降低，所以精密度高是准确度高的前提。

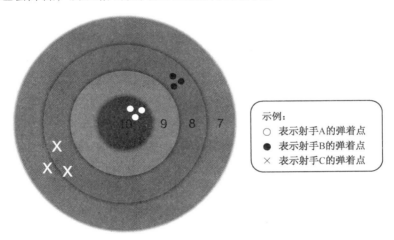

示例：
○ 表示射手A的弹着点
● 表示射手B的弹着点
× 表示射手C的弹着点

图 1 - 1　准确度与精密度关系的示意图

三、提高检验结果准确度的方法

检验结果的准确度受多种因素影响，只有在操作、读数、记录、计算等环节不发生差错，尽可能减小误差，才能提高检验结果的准确度。提高检验结果准确度的主要方法如下。

（一）选择适当的检验方法

不同检验方法的准确度和灵敏度是不同的，如滴定分析法和重量分析法准确度高，但灵敏度较低，适用于常量组分（含量在1%以上）的测定；仪器分析法灵敏度高，但准确度较低，适用于微量、痕量组分（含量在1%以下）的测定。因此，在药品质量检验过程中，

必须综合考虑检验对象、试样情况及对检验结果的要求等，选择合适的分析方法。

（二）减小测量误差

为了保证检验结果的准确度，在检验过程中尽可能地减小各操作步骤的测量误差。在化学分析过程中，测量的步骤主要是称量和量取。

一般分析天平的称量误差是 ±0.0001g，用减重法称量两次，可能引入的最大误差是 ±0.0002g。为使称量的相对误差小于 0.1%，样品取量必须满足以下要求：

$$样品取量 \geq 0.0002/0.1\% = 0.2(g)$$

即样品取量必须等于或大于 0.2g，才能保证称量误差在 0.1% 以内。

在滴定过程中，滴定管读数有 ±0.01ml 的误差，在一次滴定过程中，需要读数两次，可能引入的最大误差为 ±0.02ml。为使测量体积的相对误差小于 0.1%，消耗滴定液的体积必须满足以下要求：

$$消耗滴定液的体积 \geq 0.02/0.1\% = 20(ml)$$

即消耗滴定液的体积必须等于或大于 20ml，才能保证测量体积的相对误差在 0.1%以内。

对于不同的测定方法，测量的准确度只要与方法的准确度相适应即可。如用比色法测定微量组分，要求相对误差为 2%，若称取样品 0.5g，则称量误差不大于 0.01g 即可（0.5×0.1% =0.01），不必像滴定分析和重量分析那样要求称量误差为 ±0.0001g。但为使称量误差可以忽略不计，也可使称量的准确度提高一个数量级，称量误差达±0.001g。

（三）检查并消除测定过程中的系统误差

1. 检查测定过程中的系统误差 对照试验、回收试验是检查测定过程中有无系统误差的最有效方法。常用方法有：

（1）标准品对照法 是用已知准确含量的标准品替代待测试样，与待测试样按同样的方法进行测定，将测定结果进行比较，对照检查有无系统误差。

（2）标准方法对照法 是用可靠的标准方法与被检查的方法，同时对同一试样进行分析对照。由测定结果对照检查有无系统误差。

（3）回收试验 称取等量试样两份，在其中一份试样中加入已知量的待测组分，平行进行两份试样的测定，由加入待测组分的量是否定量回收来判断有无系统误差。该方法在无标准品或试样组成情况不清楚时适用。

2. 消除测定过程中的系统误差 在测定过程中，通常采用空白试验、校准仪器等方法消除系统误差。

（1）空白试验 是在不加试样的情况下，按照与分析试样完全相同的分析方法和步骤进行分析，所得到的结果称为"空白值"。从试样分析结果中减去"空白值"，就可以消除或减少由于试剂、纯化水及所用器皿引入的杂质引起的系统误差，得到更接近于真实值的分析结果。

（2）校准仪器　由于仪器不准确引起的系统误差，可以通过校准仪器来减少其影响。如对砝码、移液管、滴定管和量瓶进行校准。

（四）增加平行测定次数

在消除系统误差的前提下，测定次数越多，平均值越接近于"真实值"。因此，增加平行测定次数可以减小偶然误差。对于同一试样，一般要求平行测定 3~5 次，即可以得到较准确的分析结果。

四、有效数字

（一）有效数字的含义

在药品质量检验工作中，为了得到准确的检验结果，不仅要准确地进行测量，而且还要准确地记录和计算。正确地记录是指正确地记录测量值，即测量值的记录必须与测量的准确度相符合。在分析工作中，实际能测量到的数字称为有效数字。有效数字包括所有的准确数字和一位可疑数字，其可疑程度为 1。即在记录有效数字时，只允许数的末位欠准，且只能上下相差 1。如用 50ml 滴定管进行滴定分析，当读数是 21.35ml 时，其有效数字是四位，其中前三位数字是准确值，第四位（末位）数字因没有刻度是估计值，欠准确，为可疑数字，其可疑程度为 0.01ml，所以记录成 21.35ml，不可记录成 21.3ml 或 21.350ml。若记录成 21.3ml，说明 0.01ml 这一位没有准确读数，则影响滴定结果的准确性；若记录成 21.350ml，则说明有效数字是五位，第五位数字是可疑数字，可疑程度为 0.001ml，这与滴定管的准确度不相符。

从 0 至 9 这 10 个数字中，1 到 9 这 9 个数字均为有效数字。0 既可以是有效数字（1 到 9 这 9 个数后面的 0），也可以是只作定位的无效数字。很小的数字或很大的数字，不便用 0 定位，可以用 10 的方次表示。如：

1.0003g　　　　　　　　　　五位有效数字（1 和 3 之间的 0 为有效数字）

0.3000g、10.06%、5.263×10^3 四位有效数字（3 前面的 0 及 10^3 只作定位的无效数字）

0.0570g、1.28×10^3　　　　三位有效数字

0.0057g、0.60%　　　　　　二位有效数字

0.2g、0.006%、5×10^2　　　一位有效数字

因此，在记录测量数据和检验结果时，应根据所用仪器的准确度和应保留的有效数字，在只允许最后一位数字是"可疑数字"的原则下进行记录和计算。记录数据的位数超过恰当的有效数字的位数过多，也不能提高测量值的实际可靠性，反而增加计算的麻烦。

（二）有效数字的修约规则

在计算一组准确度不等（有效数字位数不同）的数据前，应按照确定的有效数字位数，将多余的数字舍弃，这个过程称为数字修约。数字修约所遵循的规则称为数字修约规则（见表 1-2）。

表1-2　有效数字修约规则及实例

有效数字修约规则	实　例	
	修约前的数字	修约后的数字（保留小数点后两位）
四要舍	11.3432	11.34
六要入	22.3473	22.35
五后有数要进位	2.07532	2.08
五后没数看前方		
前为奇数就进位	0.33500	0.34
前为偶数全舍光	0.38500	0.38
	1.30500	1.30（0视为偶数）
不论舍去多少位，都要一次修停当	1.55456	1.55（不能1.5546→1.555→1.56）

　　在实际运算过程中，为了减少舍入误差，可多保留一位有效数字，在计算出结果后，再按照运算规则将结果修约至应有的有效数字位数。

（三）有效数字的运算规则

　　在计算检验结果时，每个测量值的误差都要传递到计算结果中去。因此，根据误差传递规律，按照有效数字运算规则，合理取舍，才不至于影响检验结果准确度的表达。在进行有效数字运算时，对有效数字的处理，加减法与乘除法是不相同的。其运算规则如下：

　　1. 加减法　几个数相加减时，它们的和或差的有效数字的保留位数，应该以各数中小数点后位数最少（绝对误差最大）的数据为依据。只有这样，结果的绝对误差才与各数中绝对误差最大的那个数相适应。如：0.0231、17.36 和 1.0479 三个数相加，17.36 是小数点后位数最少者，绝对误差最大，故应以 17.36 为准，其他两个数字也应保留到小数点后第二位，三个数字相加后，它们的和也只能保留到小数点后第二位。即：0.02 + 17.36 + 1.05 = 18.43。

　　2. 乘除法　几个数相乘除时，所得的积或商的有效数字的保留位数，应以各数中所含有效数字位数最少（相对误差最大）的数据为依据。只有这样，结果的相对误差才与各数中相对误差最大的那个数相适应。如：0.0231、17.36 和 1.0479 三个数相乘之积的有效数字的保留，应以 0.0231 为依据（有效数字位数最少，相对误差最大），将其余两数修约成三位有效数字后再相乘。即：$0.0231 \times 17.4 \times 1.05 = 0.422$。

实例分析

　　称取试样量和选用天平：

　　　分析天平的称量误差为万分之一，即绝对误差为 0.0001g。为了使称量时的相对误差（准确度）在 0.1% 以下，试样称取量应取多少克才能达到上述的准确度？

　　　计算：

$$相对误差 = \frac{绝对误差}{试样重} \times 100\%$$

$$试样量 = \frac{0.0001}{0.1\%} = 0.1(g)$$

所以，所以试样称取的质量不能少于 0.1g。若称取试样质量在 1g 以上时，选用千分之一天平进行称量，准确度也可达到 0.1% 的要求。即：

$$相对误差 = \frac{0.001}{1} \times 100\% = 0.1\%$$

（四）有效数字的运算在药品检验工作中的应用

1. 正确记录测定数据　在药品检验工作中，记录测定结果应根据所用仪器的准确度，确定有效数字的位数后，正确记录测定数据。在万分之一的分析天平上称量某药品的质量时，必须记录到小数点后四位有效数字。如称取某药品的质量恰为 12.55g，不能记录为 12.55g，也不能记录为 12.550g，应记录为 12.5500g；在读取滴定管数值时，必须记录到小数点后第二位，如滴定管滴出滴定液的体积恰为 15ml 时，不能记录为 15ml，要记录为 15.00ml。

2. 正确取用试样用量和选用适当的仪器　在药品检验工作中，应根据测定结果准确度的要求，正确取用试样用量和选用适当的仪器。

3. 正确表示检验结果　在药品检验工作中，应根据测量数据的准确度，正确表示检验结果。如 A 和 B 两人用同样的方法同时测定某药品的含量，称取试样 0.2000g 进行测定。A 报告该药品的含量为 0.163，B 报告该药品的含量为 0.1645。其中 B 报告的检验结果是正确的，原因是：

$$A 检验结果的准确度 = \frac{\pm 0.001}{0.163} \times 100\% = \pm 0.6\%$$

$$B 检验结果的准确度 = \frac{\pm 0.0001}{0.1645} \times 100\% = \pm 0.06\%$$

$$试样称取的准确度 = \frac{\pm 0.0001}{0.2000} \times 100\% = \pm 0.05\%$$

B 检验结果的准确度和试样称取的准确度一致，A 检验结果的准确度不符合试样称取的准确度。所以，A 报告的检验结果不正确。

实训与操作 1　《中国药典》的查阅

一、工作任务

1. 阅读《中国药典》2010 年版凡例中有关"溶解度"、"计量"、"精确度"、"试药、试液、指示剂"的规定。

2. 学会《中国药典》2010 年版二部的"品名目次"、"中文索引"和"英文索引"的查阅方法。

3. 选择性地查阅《中国药典》2010 年版二部的部分内容。

二、工具书

《中国药典》2010 年版二部。

三、操作过程

1. 根据表 1-3 中所列查阅项目，查阅《中国药典》2010 年版二部，并记录所在位置（凡例、正文、附录等）、页码及括号中具体项目的查阅结果。

2. 查阅前，对"凡例"的内容进行全面阅读。

3. 药品可在品名目次中，按药品名称笔画为序查阅（同笔画的字按起笔笔形—丨丿、一的顺序）。也可在中文索引（按汉语拼音顺序）或英文索引中查阅。

4. 制剂通则、一般鉴别试验、物理常数测定法、一般杂质检查法、分光光度法、色谱法等多种分析方法以及试液、试纸、指示液与指示剂、缓冲液等的配制、滴定液的配制及标定等内容在附录中查阅。

四、注意事项

1. 针对每一项查阅项目，首先判断在《中国药典》2010 年版二部的所在位置，然后在相应的部分进行查阅。

2. 将查阅到的具体项目内容，认真、完整地填写至"查阅结果"的相关位置，不得涂改，不得简化或缩略后填写。

3. 在查阅过程中，一定要爱护药典，不得折叠、圈画或做标记，更不能将水或其他液体洒在书页上。

五、结果与讨论

1. 结果

表 1-3   查阅项目与查阅结果

序号	查阅项目	位置	查阅结果	
			页码	内容
1	精确度（恒重）			
2	盐酸普鲁卡因注射液（对氨基苯甲酸的杂质限量）			
3	甘露醇（熔点）			
4	甲硝唑（制剂）			
5	马来酸氯苯那敏（含量测定所用仪器和试剂）			
6	马来酸氯苯那敏片（含量测定所用仪器和试剂）			
7	地西泮片（含量测定所用仪器和试剂）			
8	地塞米松磷酸钠滴眼液（pH）			
9	磺胺甲噁唑（鉴别所用仪器和试剂）			
10	维生素 C 注射液（性状）			

序号	查阅项目	位置	查阅结果	
			页码	内容
11	葡萄糖（比旋度）			
12	重金属检查法（标准铅溶液的浓度）			
13	旋光度测定法（测定温度）			
14	崩解时限检查法（检查温度）			
15	纯化水（类别）			
16	热原检查法（检查方法）			
17	氨制硝酸银试液的配制（贮存）			
18	氨－氯化铵缓冲液的配制（pH）			
19	亚硝酸钠滴定液（标定的基准物质）			
20	左氧氟沙星（类别）			

2. 讨论

（1）在《中国药典》2010 年版二部中，原料药物与药物制剂收载的内容有何异同？

（2）《中国药典》2010 年版二部对"精密称定"和"称定"的规定有何区别？

实训与操作 2　滴定分析常用玻璃仪器的清洁、使用与校正

一、工作任务

1. 玻璃仪器清洁训练。

2. 滴定分析常用玻璃仪器（滴定管、容量瓶、移液管和吸量管）的操作和校正训练。

二、质量标准

1. 玻璃仪器清洁规程。

2. 滴定分析常用玻璃仪器（滴定管、容量瓶、移液管和吸量管）的操作规程。

3. 滴定分析常用玻璃仪器的校正规程。

三、试药及仪器

1. 试药　重铬酸钾，浓硫酸，凡士林。

2. 仪器　酸式滴定管（50ml），碱式滴定管（50ml），容量瓶（250ml），移液管，吸量管，量筒（100ml、200ml），烧杯（500ml），锥形瓶（250ml），托盘天平，分析天平。

四、操作过程

（一）玻璃仪器的清洁

1. 清洁要求　所有的玻璃仪器在首次使用前、实验完毕后、贮存时间（1 周）过长

时均要进行清洁。

2. 清洁用水 自来水、纯化水。

3. 铬酸洗液的配制 称取重铬酸钾（$K_2Cr_2O_7$）20g，置烧杯（500ml）内，加水100ml，加热使重铬酸钾溶解；冷却后，边搅拌边缓缓将浓硫酸(200ml)沿烧杯壁加入重铬酸钾溶液中即成；冷却后分装于干燥玻璃容器中密塞备用（可反复使用，溶液变成绿色后失效，不可使用）。

4. 清洁方法

（1）体积小的玻璃仪器用自来水冲洗数次，放于待洗区内沥水数分钟后，放入铬酸洗液中浸泡过夜，取出后用自来水将铬酸洗液冲洗干净，然后用纯化水冲洗3～5次。

（2）体积大的玻璃仪器先用自来水冲洗数次，然后将铬酸洗液倒入浸泡数小时（必要时过夜），倒出铬酸洗液后用自来水将铬酸洗液冲洗干净，再用纯化水冲洗3～5次。

5. 干燥与存放

（1）滴定管、移液管、吸量管、容量瓶、量筒、量杯等洗净后应倒置自然晾干，然后摆放于专用柜中保存。

（2）其他玻璃仪器可倒置于干燥箱中干燥后，摆放于专用柜中备用。

6. 效果评价 清洗后的玻璃仪器倒置观察，水流出后器壁不挂水珠，否则应重新洗涤。

（二）容量瓶的使用与校正

1. 容量瓶的规格 容量瓶是用来配制和稀释溶液的容器，是一种细长颈梨形的平底玻璃瓶，带有磨口塞或塑料塞，瓶塞要系于瓶颈上，以免丢失或沾污。瓶颈上刻有标线，在指定温度下，当瓶内液达到标线时，表明液体体积恰好与瓶上注明的体积相等。常用容量瓶的规格有10ml、25ml、50ml、100ml、250ml、500ml、1000ml等。

2. 容量瓶的操作规程

（1）检漏 先注入自来水至标线附近，盖好瓶塞，擦干瓶外的水珠，右手托稳瓶底，左手按紧瓶塞，将瓶倒置2分钟，观察瓶口处是否有水渗出。若不漏水，将瓶塞转动180°，塞紧，再倒置2分钟，仍不漏水，即可使用。

（2）洗涤 使用前按玻璃仪器清洗规范将容量瓶洗涤干净。配制或稀释溶液前应用纯化水冲洗2～3次方可使用。

（3）配制溶液 将准确称取的固体试剂放在小烧杯中，加入少量溶剂（一般为纯化水），搅拌使其溶解（溶解较慢者，可稍加热）；待冷至室温，定量转移至容量瓶中。定量转移时，将一洁净的玻璃棒插入容量瓶，玻璃棒下端接触瓶颈内壁，沿玻璃棒把溶液转入容量瓶后，将玻璃棒与烧杯同时直立，使附在玻璃棒与烧杯壁的溶液流回烧杯中，然后用少量溶剂冲洗烧杯3次，且将洗液按同样的方法转移至容量瓶中，加溶剂稀释至容量瓶的2/3时，盖上瓶塞，且用左手食指压紧，右手托住瓶底，倒立容量瓶，边倒转边振摇，反复多次，使瓶内溶液充分混匀。然后，直立容量瓶，继续加溶剂稀释至容量瓶的刻线（离刻度线2cm时，用滴管逐滴加入溶剂，直至溶液弯月面下缘与刻线相切为止），盖紧瓶塞，继续将容量瓶反复倒转 10～20 次，使溶液充分混匀。

3. 容量瓶的校正

（1）校正操作 取待校正的 250ml 容量瓶，洗净干燥；另取烧杯盛放一定量纯化水。容量瓶及纯化水同时放于天平室中 20 分钟，使温度与空气的温度一致，记录纯化水的温度。先将空的容量瓶连同瓶塞一起精密称定（W_1），然后加纯化水至刻度，刻度之上不可留有水珠，否则用干燥滤纸擦干，塞上瓶塞，再精密称定（W_2）。

（2）结果计算

$$容量瓶的容积(ml) = \frac{W_2 - W_1}{水的密度}$$

其中：W_1 为空容量瓶的重量；W_2 为加纯化水至刻度后容量瓶的重量；水的密度为测定温度时 1ml 水在空气中的重量。水在真空和空气中的密度见表 1-4。

表 1-4 水在真空和空气中的密度

温度(℃)	1ml 水在真空中重(g)	1ml 水在空气中重(g)
15	0.99913	0.99793
16	0.99897	0.99780
17	0.99880	0.99766
18	0.99862	0.99751
19	0.99843	0.99735
20	0.99823	0.99718
21	0.99802	0.99700
22	0.99780	0.99680
23	0.99757	0.99660
24	0.99732	0.99630
25	0.99707	0.99617
26	0.99681	0.99593
27	0.99654	0.99569
28	0.99626	0.99544
29	0.99597	0.99518
30	0.99567	0.99491

若在 21℃ 时，测得 W_1 为 31.2011g，W_2 为 280.2313g，由表 1-4 中查得 1ml 水 21℃ 时在空气中的重量为 0.99700g，因此该容量瓶的容积为

$$容量瓶的容积(ml) = \frac{W_2 - W_1}{水的密度}$$

$$= \frac{280.5313 - 31.2011}{0.99700}$$

$$= 250.08(ml)$$

（3）结果判断 根据容量瓶允许的误差范围（见表 1-5），判断容量瓶的容量是否在允许误差范围。若超出允许误差范围，则校正原来的刻度。方法是用纸条沿容量瓶中水的凹面成切线贴成一圆圈，然后倒去水，在纸圈上涂上石蜡，再沿纸圈在石蜡上刻一

圆圈，沿圆圈涂上氢氟酸，使氢氟酸与玻璃接触。2 分钟后，洗去过量的氢氟酸并除去石蜡，即可见容量瓶上的新刻度(此处是利用氢氟酸能够腐蚀玻璃的原理)。

表 1 - 5　容量瓶允许的误差范围

体积(ml)		500	250	200	100	50	25	10
允许误差(ml)	盛容量	±0.15	±0.10	±0.10	±0.10	±0.05	±0.03	±0.02
允许误差(ml)	倾出量	±0.30	±0.20	±0.20	±0.20	±0.10	±0.06	±0.04

(三)移液管、吸量管的使用与校正

1. 移液管、吸量管的规格　移液管和吸量管(又称刻度吸管)是用于准确移取一定体积溶液的容量仪器，准确到 0.01ml，常用的有 1ml、2ml、5ml、10ml、20ml、25ml、50ml 等多种规格。

2. 移液管、吸量管的操作规程

(1)洗涤　移液管或吸量管在使用前按玻璃仪器清洗规范洗涤干净。移取溶液前先用纯化水和待吸溶液分别转洗。用纯化水转洗时，右手拇指和中指拿住刻度以上部位，食指准备按住管的上口，左手拿吸耳球，挤压球部，将吸耳球的尖端紧贴管口，慢慢松开左手，使纯化水缓缓吸入管内，至 1/4 处时，移去吸耳球，立即用右手食指按紧管口，横拿移液管或吸量管(注意下管口稍低)并旋转，使移液管或吸量管内壁被纯化水均匀润湿，然后竖直移液管或吸量管，放出纯化水。

移取溶液时，先用滤纸吸掉移液管或吸量管尖端外的纯化水，再用待吸溶液转洗 3 次。方法与用纯化水转洗时相同。

(2)移取溶液　吸取溶液时，右手将移液管或吸量管插入液面下 1~2cm 处，左手拿吸耳球，挤压球部，将吸耳球的尖端紧贴管口，慢慢松开左手使管内溶液缓缓上升至刻线以上，移去吸耳球，右手食指迅速按紧管口，把移液管或吸量管提出液面，用滤纸吸干管外的溶液，控制食指力度使液面缓慢下降，待管中溶液的弯月面与刻线相切时，食指立即紧按管口，使溶液不再外滴。同时，左手拿一洁净的接收容器且倾斜 45°，右手将移液管或吸量管垂直，尖端紧贴接受容器内壁，将右手食指移开。待溶液自然流完，停 15 秒后取出移液管或吸量管。

3. 移液管、吸量管的校正

(1)校正操作　取干燥洁净的 50ml 锥形瓶，精密称定(W_1)；另取洗净的 20ml 移液管，按照移液管的使用方法，吸取纯化水至刻度，将纯化水放入已称定重量的锥形瓶中，精密称定(W_2)。记录纯化水的温度，从表 1 - 4 中查得水的密度。

吸量管的校正操作与滴定管的校正相同。

(2)结果计算

$$移液管的容积(ml) = \frac{W_2 - W_1}{水的密度}$$

其中：W_1 为空锥形瓶的重量；W_2 为吸取纯化水至刻度的移液管内的纯化水和锥形瓶的重量；水的密度为测定温度时 1ml 水在空气中的重量。

（3）结果判断　根据移液管允许的误差范围（见表1-6），判断容量瓶的容量是否在允许误差范围。

表1-6　移液管允许的误差范围

体积（ml）	100	50	25	20	10	5	2
允许误差（ml）	±0.08	±0.05	±0.04	±0.03	±0.02	±0.01	±0.006

（四）滴定管的使用与校正

1. 滴定管的种类和规格

（1）按滴定管容量大小不同，可分为常量滴定管、半微量滴定管和微量滴定管。常量滴定管的规格有25ml和50ml，其最小刻度为0.1ml，估计读数为0.01ml。半微量滴定管的规格有10ml和15ml，最小刻度为0.05ml。微量滴定管的规格有1ml、2ml、5ml，最小刻度为0.01ml或0.005ml。

（2）按滴定管的用途不同，可分为酸式滴定管和碱式滴定管。

酸式滴定管下端有玻璃活塞开关，旋转玻璃活塞可控制溶液流出。酸式滴定管主要用来盛放酸性溶液或氧化性溶液（不能盛放碱性溶液，以免碱性溶液腐蚀玻璃活塞后难于转动）。

碱式滴定管下端连有内装小玻璃珠乳胶管，乳胶管下端再连接一个玻璃尖嘴，通过挤压乳胶管内玻璃珠控制溶液流出。碱式滴定管主要用来盛放碱性溶液（不能盛放酸性溶液或氧化性溶液，以免乳胶管被老化）。目前市售的碱式滴定管也有与酸式滴定管结构相似的，只是将玻璃活塞改用耐碱腐蚀的塑料活塞。

2. 酸式滴定管的操作规程

（1）检漏　酸式滴定管主要检查是否漏液、玻璃活塞转动是否灵活。

检漏方法：是将滴定管装满自来水垂直置于滴定管架上，静置2分钟，观察滴定管下端出口有无水珠滴出，玻璃活塞两侧缝隙有无水渗出，再把玻璃活塞转动180°重复以上操作，若两次均无水漏出，即可使用。

（2）涂凡士林　检漏不合格的酸式滴定管需涂凡士林，使滴定管玻璃活塞润滑、不漏水。

涂凡士林的方法：将滴定管平放在操作台上，从滴定管玻璃活塞小头处取下橡皮圈，拔出玻璃活塞，用滤纸擦干玻璃活塞及活塞套。右手食指蘸取少许凡士林在左手掌心抹匀后，往活塞的粗端和活塞套的细端分别均匀涂上一薄层。再将涂好凡士林的玻璃活塞插入活塞套内，压紧后向同一方向旋转活塞，直到凡士林均匀透明为止。涂凡士林后，玻璃活塞应转动自如且不漏水，然后在活塞的小头处套上橡皮圈；若玻璃活塞转动不自如或漏水，则需重复上述操作。

（3）洗涤　检漏合格的酸式滴定管，按玻璃仪器清洗规范洗涤干净。然后，先用自来水淋洗；再用5~10ml纯化水转洗2~3次；最后用5~10ml滴定液转洗2~3次。

（4）装滴定液　将滴定液直接倒入酸式滴定管内（不必再经过其他容器，以免污染滴定液或影响滴定液浓度），待液面至"0"刻度线以上时停止。然后检查酸式滴定管内是否有气泡，若有气泡，则快速打开玻璃活塞，使滴定液快速冲出，并将气泡排出。

（5）滴定操作　用左手控制酸式滴定管的玻璃活塞，拇指在活塞前面，食指和中指在活塞后面，轻轻向内扣住活塞，手心空握以防将活塞顶出。滴定时根据需要旋转活塞柄，控制滴定速度的快慢。右手握锥形瓶（拇指、食指和中指拿住瓶颈），边滴边旋摇（向同一方向做圆周运动，可使滴入锥形瓶内的滴定液与锥形瓶内的待测物质充分反应，又使瓶内溶液不易溅出）。

3. 碱式滴定管的操作规程

（1）检漏　碱式滴定管在使用前同样需要检查是否漏液、乳胶管是否老化、玻璃珠是否圆滑、放液是否灵活等。

检漏方法：是将滴定管装满自来水垂直置于滴定管架上，静置2分钟，观察滴定管下端出口处有无水珠滴出。若漏水，取下乳胶管，更换新乳胶管或玻璃珠后重复以上操作。

（2）洗涤　检漏合格的碱式滴定管，按玻璃仪器清洗规范洗涤干净。在用铬酸洗液洗涤碱式滴定管时，需将乳胶管部分取下，换上旧乳胶管（不漏水）后，倒入铬酸洗液润湿内壁后，将滴定管内的铬酸洗液倒回原处，并将用铬酸洗液润湿内壁的碱式滴定管放置15分钟后，用自来水冲洗干净，并换上原来的乳胶管。然后，先用自来水淋洗；再用5～10ml纯化水转洗2～3次；最后用5～10ml滴定液转洗2～3次。

（3）装滴定液　将滴定液直接倒入碱式滴定管内（不必再经过其他容器，以免污染滴定液或影响滴定液浓度），待液面至"0"刻度线以上时停止。然后检查碱式滴定管内是否有气泡，若有气泡，将乳胶管向上弯曲，同时拇指和食指捏住玻璃珠附近的乳胶管，且用力挤捏，使滴定液迅速冲出，并将气泡排出。

（4）滴定操作　用左手控制碱式滴定管的玻璃珠，拇指在前，食指在后，捏住玻璃珠中部稍上方的乳胶管，无名指和小指夹住尖嘴玻璃管，向右推乳胶管（使紧裹着玻璃珠的乳胶管在玻璃珠表面发生相对位移而形成一条缝隙），滴定液即可流出。通过控制手指力度大小可控制滴定速度的快慢。右手握锥形瓶，边滴边旋摇。

4. 滴定管的读数

（1）读数时应将滴定管从滴定管架上取下，用右手拇指和食指捏住滴定管上部无刻度处，保持滴定管垂直。

（2）待滴定管自然垂直1～2分钟，滴定液液面稳定后，保持视线、刻度线与无色或浅色滴定液凹液面最低处"三点一线"，再读取刻度线上的数字。若滴定液是深色溶液，则保持视线、刻度线与滴定液液面最高处"三点一线"，再读数。

（3）每次滴定操作完毕，须等待1～2分钟，使滴定管内壁的滴定液完全流下再读数，读数时应估计读到0.01ml。

（4）为了减少读数误差，同一次滴定的初读数和终读数必须由同一个人用同样的方法读取。

5. 滴定管的校正

（1）校正操作 取干燥洁净的 50ml 锥形瓶，精密称定。然后将待校正的滴定管装入纯化水至零刻度处，记录水的温度；从滴定管放出一定体积的纯化水至锥形瓶中（根据滴定管大小及管径均匀情况，每次可放 5ml 或 10ml，精密读取滴定管读数至小数点后第二位）。精密称定锥形瓶中水的重量，然后再放出一定体积的纯化水后再精密称定。如此一段一段地校正。每段必须重复两次，每次校正值的误差应小于 0.02ml，校正时必须控制滴定管的流速，使每秒流出 3 ~ 4 滴，且读数必须准确。

（2）结果计算 从表 1 - 4 中查出水在实验温度时的密度，放出的水的重量除以实验温度时的密度，即得到真实容积。将计算的各段校正值列表备用。

（3）结果判断 根据滴定管允许误差，50ml 为 ±0.06ml，25ml 为 ±0.05ml，判断滴定管的容量是否在允许误差范围。滴定管校正示例见表 1 - 7。

表 1 - 7 滴定管校正示例

（水的温度 21℃，水在空气中的密度 0.99700）

滴定管读数（ml）	读得容积（ml）	瓶 + 水重（g）	水重（g）	真实容积（ml）	校正数（ml）	总校正数（ml）
0.00		35.41（空瓶）				
10.00	10.00	45.45	10.04	10.07	+ 0.07	+ 0.07
20.00	10.00	55.38	9.93	9.96	- 0.04	+ 0.03
30.00	10.00	65.33	9.95	9.98	- 0.02	+ 0.01
40.00	10.00	75.25	9.92	9.95	- 0.03	- 0.04
50.00	10.00	……	……	……	……	……

五、注意事项

1. 容量瓶不能加热，若需将试样加热溶解，必须在烧杯中进行；容量瓶内不能长期盛放溶液，配制溶液或稀释溶液后，要转入试剂瓶中，贴上标签备用。

2. 凡在移液管或吸量管上未写"吹"字者，其管内的残留液不必吹出（其容积不包括此残留液），若标有"吹"字者，其管内的残留液必须吹出；使用移液管或吸量管的过程中，应随手放在移液管架上，若使用完毕，则用自来水冲洗干净后，放在移液管架上，备用。

3. 滴定过程中，应注意观察滴定液滴落点周围的颜色变化，以便控制滴定速度。滴定开始时，速度可稍快，近滴定终点时稍慢（每滴加 1 滴都要振摇并观察颜色变化，最后半滴半滴地滴加至终点）。

4. 滴定过程中，沾在锥形瓶内壁上的溶液可用洗瓶冲洗下去。

5. 平行测定几份样品时，每次滴定都必须从"0.00"刻度线处开始滴定，控制滴定液的体积在滴定管刻度的同一部位，如使用 25ml 滴定管，第一次滴定是在 0 ~ 25ml 的位置，第二次滴定也应控制在这个位置，从而减小由于滴定管上下刻度不均衡而引起的误差。

六、讨论

1. 玻璃仪器在什么情况下需用铬酸洗液清洗?

2. 玻璃仪器清洗干净的主要标志是什么?

3. 容量瓶和滴定管在使用前为什么要检漏? 若未检漏, 对滴定结果有何影响?

4. 使用移液管或吸量管时, 若管外沾有溶液, 未用滤纸吸干就放出管内的溶液, 会产生什么影响?

5. 校正滴定管和移液管时, 在开始放水前, 若滴定管和移液管尖端或外壁挂有水珠, 应该如何处理?

6. 校正容量瓶、移液管、滴定管时, 这些玻璃仪器是否均需预先干燥? 为什么?

7. 如何正确使用铬酸洗液?

同 步 训 练

【A 型题】

1. 药品质量检验的目的是(　　)

    A. 提高药品质量检验的研究水平　　　B. 提高药品的疗效

    C. 保证药品的纯度　　　D. 保证用药的安全性和有效性

    E. 提高药品的经济效益

2. 药品质量检验的内容主要包括(　　)

    A. 组成、真伪鉴别　　　B. 真伪鉴别、纯度检查

    C. 组成、真伪鉴别、纯度检查　　　D. 真伪鉴别、纯度检查、有效性和安全性

    E. 组成、真伪鉴别、纯度检查、安全性及有效成分含量测定

3. 关于药典的叙述, 不正确的是(　　)

    A. 药典是判断药品质量的准则, 具有法律作用

    B. 药典所收载的药品, 一般称为法定药品

    C. 凡是药典收载的药品, 如其质量不符合药典的要求均不得使用

    D. 生产企业必须按规定的工艺生产法定药品

    E. 药典收载的药物的品种和数量是永久不变的

4. 《中国药典》的凡例是(　　)

    A. 解释和使用《中国药典》正确进行质量检定的基本原则

    B. 为执行《中国药典》、考察药品质量、起草与复核药品质量标准所制定的指导性规定

    C. 国家监督管理药品质量的法定技术标准

    D. 反映药品纯度的技术规定

    E. 反映药品安全性、有效性、均一性与纯度的技术规定

5. 对 0.9% 氯化钠注射液进行分析检验, 其结果仅"含量测定"一项不符合《中国药

典》2010 年版二部中所规定的要求，则该药品为(　　　)

　　　A. 二等品　　　　　　　　B. 三等品　　　　　　　　C. 等外品

　　　D. 合格药品　　　　　　　E. 不合格药品

6.《中国药典》2010 年版规定，称取"2.0g"，系指称取重量可为(　　　)

　　　A. 1.90 ~ 2.10g　　　　　B. 1.95 ~ 2.05g　　　　　C. 1.85 ~ 2.15g

　　　D. 1.50 ~ 2.50g　　　　　E. 1.995 ~ 2.005g

7. 用吸量管量取 10ml 样品溶液，应记录为(　　　)

　　　A. 10ml　　　　　　　　　B. 10.0ml　　　　　　　　C. 10.00ml

　　　D. 10.000ml　　　　　　　E. 10 ± 0.1ml

8. 按《中国药典》规定，精密标定的盐酸滴定液，正确的表示是(　　　)

　　　A. 盐酸滴定液(0.10mol/L)　　　B. 盐酸滴定液(0.103mol/L)

　　　C. 盐酸滴定液(0.1037mol/L)　　D. 0.103mol/L 盐酸滴定液

　　　E. 0.1037mol/L 盐酸滴定液

9. 某厂进原料共 25 件，进行质量检验时，应随机取样的件数是(　　　)

　　　A. 2 件　　　B. 3 件　　　C. 4 件　　　D. 5 件　　　E. 6 件

10. 常规药品检验的依据是(　　　)

　　　A. 国家药品质量标准　　　　　B. 临床研究用药品质量标准

　　　C. 暂行药品质量标准　　　　　D. 试行药品质量标准

　　　E. 生产企业药品质量标准

11. 药品检验工作的基本程序是(　　　)

　　　A. 性状观测→鉴别→检查→含量测定→检验报告

　　　B. 鉴别→检查→含量测定→记录和报告

　　　C. 检品审查→取样→检验→记录→报告

　　　D. 检品审查→取样→检验→记录和报告→结果判定与复检

　　　E. 取样→鉴别→检查→含量测定→记录和报告

12. 玻璃仪器清洗干净的标志是

　　　A. 洁净　　　　　　　　　B. 器壁不挂水　　　C. 器壁无污渍

　　　D. 光洁透明　　　　　　　E. 无菌

【B 型题】

　　　A. JP　　　　　B. BP　　　　　C. USP　　　　　D. Ch. P　　　　　E. Ph. Eur.

13.《中国药典》英文缩写为

14.《英国药典》英文缩写为

15.《日本药局方》英文缩写为

16.《美国药典》英文缩写为

17.《欧洲药典》英文缩写为

A. 凡例　　　　B. 品名目次　　　C. 正文　　　　D. 附录　　　　E. 索引

18. "通用检测方法"位于《中国药典》2010 年版二部的

19. 有关"指示剂"的规定位于《中国药典》2010 年版二部的

20. 药品鉴别、检查和含量测定的标准位于《中国药典》2010 年版二部的

21. 英文索引位于《中国药典》2010 年版二部的

22. 药用辅料的种类位于《中国药典》2010 年版二部的

A. 标准品　　　B. 对照品　　　C. 试药　　　　D. 滴定液　　　E. 试验用水

23. 除另有规定外，选用不同等级并符合国家标准或国务院有关行政主管部门规定的试剂标准的化学试剂

24. 除另有规定外，均系指纯化水

25. 用于生物检定、抗生素或生化药品中含量或效价测定的标准物质，按效价单位（或 μg）计，以国际标准品进行标定

26. 用于鉴别、检查、含量测定的标准物质，除另有规定外，均按干燥品（或无水物）进行计算后使用

27. 已知准确浓度的试剂溶液，在滴定分析中用作滴定被测物质，其浓度用"mol/L"表示

【X 型题】

28. 药品质量检验的对象主要包括（　　）
A. 原辅料　　　　　B. 包装材料　　　　C. 中间产品
D. 成品　　　　　　E. 工艺用水

29. 我国现行的国家药品质量标准有（　　）
A.《中国药典》　　　　　　　　　B. 局颁标准
C.《临床研究用药品质量标准》　　D. 暂行或试行药品质量标准
E. 生产企业药品质量标准

30. 评价药品质量的主要内容有（　　）
A. 药物纯度　　　　B. 药品的贮藏　　　　C. 药物的剂型
D. 药物的毒副作用　E. 药物的疗效

31.《中国药典》2010 年版二部收载的药品有（　　）
A. 抗生素　　　　B. 化学药品　　　　C. 放射药品
D. 生化药品　　　E. 药用辅料

32. 药品检验部门出具的"药品检验报告书"必须有
A. 送检人签字　　B. 检验人签字　　　C. 复核人签字
D. 审核人签字　　E. 药品检验部门印章

33. 准确度与精密度的关系是（　　）
A. 精密度高，准确度不一定高

B. 精密度高，准确度一定高

C. 在消除系统误差的前提下，精密度高，准确度也高

D. 精密度低，准确度也会降低

E. 精密度高是准确度高的前提

34. 关于"有效数字"的叙述，正确的有（　　）

A. 实际能测量到的数字

B. 在记录有效数字时，只允许数的末位欠准，且只能上下相差 1

C. "0"不作为有效数字

D. "0"既可以是有效数字，也可以是只作定位的无效数字。

E. 可按照"四要舍、六要入、五后有数要进位、五后没数看前方、前为奇数就进位、前为偶数全舍光"的规则进行修约

35. 下列玻璃仪器中，在使用前需用待装溶液转洗 2～3 次的有（　　）

A. 容量瓶　　　　B. 锥形瓶　　　　C. 移液管

D. 吸量管　　　　E. 滴定管

第二章　药品的鉴别技术

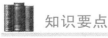　知识要点

　　药品鉴别主要是判断药品的真伪，有时通过鉴别也能检查药品的纯杂程度。鉴别主要包括性状观测、一般鉴别和专属鉴别。性状观测对药品真伪鉴别具有重要意义。鉴别药品通常选用化学、光学及色谱的方法进行，一般鉴别可以区分不同类别的药品，专属鉴别用于区别同类药品或具有相同化学结构的各种药品单体。

　　《中国药典》2010 年版附录中收载的物理常数测定法有：相对密度测定法、馏程测定法、熔点测定法、旋光度测定法、折光率测定法、黏度测定法、凝点测定法及 pH 值测定法。药品的物理常数是其固有的物理特性，其测定结果对药品具有鉴别意义，同时也可反映药品的纯度。

第一节　药品鉴别基础知识

一、药品鉴别的目的和特点

（一）药品鉴别的目的

　　药品鉴别主要是根据药品的组成、结构、性质，利用化学、物理化学或生物学方法来判断药品的真伪，有时通过鉴别也能检查药品的纯度。药品质量标准中收载的各项鉴别试验虽具有一定的的专属性，但未必具有确证的充分条件，故不能用于鉴别未知药品，仅用于鉴别该药品是否为标签所标示的药品。

（二）药品鉴别的特点

　　1. 真伪验证　在进行药品真伪验证时，药品必须是已知的，应根据药品质量标准逐项进行试验以确证真伪。

　　2. 个别试验　药品鉴别项目相对比较少，一般在标准中仅列 3 ~ 4 项，有时甚至只

有1~2项。鉴别项下规定的这些试验方法是根据该药品某些物理、化学或生物学等特性，采用适当方法对药品进行鉴别，不反映该药品的所有性质，不完全代表对该药品化学结构的确证。

3. 多角度分析　因药品特征鉴别试验比较少，对某一药品进行真伪鉴别时要将各种鉴别方法如物理常数测定、化学鉴别、光谱特征、色谱特征、生物活性等综合分析，做出合理判断。对制剂进行鉴别时，同时要考虑附加成分和各有效成分之间的相互干扰。

二、药品鉴别的项目和方法

（一）药品鉴别的项目

在药品质量标准中，对药品的鉴别实际包括三个方面，即性状观测、一般鉴别试验和专属鉴别试验。

1. 性状观测　药品的性状反映了药品特有的物理性质，一般包括外观、臭、味、溶解度以及物理常数等。观测药品的性状，对药品真伪鉴别有着十分重要的意义。如《中国药典》2010年版中对对乙酰氨基酚的性状描述为："本品为白色结晶或结晶性粉末；无臭，味微苦。本品在热水或乙醇中易溶，在丙酮中溶解，在水中略溶。本品的熔点为168℃~172℃。"对乙酰氨基酚片的性状描述为"本品为白色片、薄膜衣或明胶包衣片，除去包衣后显白色。"

（1）外观性状　是对药品的色泽和外表感观的规定。

（2）溶解度　是药品的一种物理性质，在一定程度上反映了药物的纯度。各品种项下选用的部分溶剂及其在该溶剂中的溶解性能，可供精制或制备溶液时参考；对在特定溶剂中的溶解性能需作质量控制时，在该品种检查项下另作具体规定。

（3）物理常数　是药品固有的常数，测定其常数不仅可鉴别药品，还可检查药品的纯度，是评价药品质量的主要指标之一。《中国药典》2010年版收载的物理常数有相对密度、馏程、熔点、凝点、比旋度、折光率、黏度、吸收系数、碘值、皂化值和酸值等。

2. 一般鉴别试验　一般鉴别试验是依据某一类药品的化学结构及其理化性质，通过化学反应来鉴别药物真伪的方法。一般鉴别试验主要用来鉴别在多种药物结构中皆有存在的离子或官能团，若离子或官能团相同，化学反应也相同。因此，一般鉴别试验是药品类别的鉴别试验，是用于鉴别某一类药品，而不能确证是哪一种药品，其方法收载在《中国药典》附录的"一般鉴别试验"项下。若想确证被鉴别的药品为何种药品，就必须在一般鉴别试验的基础上，再进行专属鉴别试验方可确认。现以氯化物、钠盐和芳香第一胺类为例介绍一般鉴别试验的方法。

知识链接

一般鉴别试验项目

《中国药典》2010 年版附录Ⅲ一般鉴别试验包括 7 大类 34 个鉴别项目。

1. 芳香第一胺类
2. 托烷生物碱类
3. 丙二酰脲类
4. 有机氟化物
5. 有机酸盐（水杨酸盐、苯甲酸盐、乳酸盐、枸橼酸盐、酒石酸盐）
6. 无机酸盐（氯化物、溴化物、碘化物、硫酸盐、硝酸盐、硼酸盐、醋酸盐、亚锡盐、碳酸盐与碳酸氢盐、磷酸盐、亚硫酸盐或亚硫酸氢盐）
7. 无机金属盐（钾盐、钠盐、铁盐、钙盐、银盐、铜盐、锑盐、镁盐、铋盐、铵盐、锂盐、锌盐、铝盐、汞盐）

（1）氯化物

1）与硝酸银反应：利用氯化物溶液可与硝酸银溶液生成白色沉淀，该沉淀不溶于稀硝酸，但能溶于氨试液中的性质进行鉴别。取供试品溶液，加稀硝酸使成酸性后，滴加硝酸银试液，即生成白色凝乳状沉淀；分离，沉淀加氨试液即溶解，再加稀硝酸酸化后，沉淀复生成。如供试品为生物碱或其他有机碱的盐酸盐，须先加氨试液使成碱性，将析出的沉淀滤过除去，取滤液进行试验。

2）与二氧化锰反应：利用在强酸性条件下氯离子能被二氧化锰氧化产生氯气，氯气可使碘化钾淀粉试纸显蓝色的性质进行鉴别。取供试品少量，置试管中，加等量的二氧化锰，混匀，加硫酸湿润，缓缓加热，即发生氯气，能使用水湿润的碘化钾淀粉试纸显蓝色。

（2）钠盐

1）焰色反应：取铂丝，用盐酸湿润后，蘸取供试品，在无色火焰中燃烧，火焰即显鲜黄色。

2）与醋酸氧铀锌反应：利用钠离子在中性溶液中与醋酸氧铀锌作用生成醋酸氧铀锌钠黄色沉淀进行鉴别。取供试品的中性溶液，加醋酸氧铀锌试液，即生成黄色沉淀。

（3）芳香第一胺类 利用芳香第一胺在酸性条件下与亚硝酸钠发生重氮化反应，再在碱性条件下与 β-萘酚反应生成有色偶氮化合物的性质进行鉴别。取供试品约 50mg，加稀盐酸 1ml，必要时缓缓煮沸使溶解，放冷，加 0.1mol/L 亚硝酸钠溶液数滴，滴加碱性 β-萘酚试液数滴，视供试品不同，生成由橙黄色到猩红色沉淀。

3. 专属鉴别试验 药品的专属鉴别试验是确证某一种药品的依据，是根据每一种药品的结构特点和理化特性，选用某些特有的、灵敏度高的反应，来鉴别药物的真伪，其方法收载在《中国药典》21010 年版正文的药品鉴别项目中。

课堂互动

写出一般鉴别试验与专属鉴别试验的不同点。

一般鉴别是以某些类别药物的共同化学结构为依据，根据其相同的理化性质进行药品真伪鉴别，其目的是区别不同类别的药品；专属鉴别是在一般鉴别的基础上，利用各种药品化学结构的差异来鉴别药品，其目的是区别同类药品或具有相同化学结构的各种药品单体，最终达到确证药品真伪的目的。

知识链接

化学鉴别法的注意事项

化学鉴别法必须在规定条件下完成，否则将会影响结果的判断。影响鉴别反应的因素主要有被测物的浓度、试剂的用量、溶液的温度、酸碱度、反应时间和共存的干扰物质等。此外，在选择化学鉴别反应时要注意其反应的灵敏性和专属性。

（二）药品鉴别的方法

1. 化学鉴别法 是根据药品与化学试剂在一定条件下发生离子反应或官能团反应所产生的颜色、气体、沉淀、荧光等现象，对药品进行鉴别的一类方法。按药品质量标准中规定的鉴别方法鉴别药品时，若反应现象相同，则确证该供试品为同一药品。化学鉴别法有一定的专属性和灵敏性，且简便易行，故化学鉴别法是最常用的鉴别方法之一。

（1）测定衍生物熔点 药品的物理常数如相对密度、熔点、沸点、比旋度等均可作为鉴别药品的依据。但对于一些熔点高、对热不稳定、熔点不易测定的药品，可加入化学试剂与其反应生成衍生物，再测衍生物熔点的方法进行鉴别。测定衍生物熔点鉴别药品虽说专属性强，但操作繁琐、费时，应用较少。

（2）呈色反应 药品与适当试剂在一定条件下反应生成易于观察的有色产物，再通过观察反应产物的颜色鉴别药品。呈色反应操作简便，现象明显，应用广泛。如芳香第一胺与重氮化－偶合试剂的反应；酚羟基与三氯化铁的反应。

（3）沉淀反应 药品与适当试剂在一定条件下反应生成易于观察的沉淀，再通过观察沉淀的颜色或状态鉴别药品。如磺胺类药物与铜吡啶反应生成不同颜色的沉淀；巴比妥类药物与银盐生成白色沉淀。

（4）其他反应 还可根据药品与化学试剂在一定条件下反应产生的气体、荧光等现象用于药品的鉴别。

2. 光谱分析鉴别法 是利用被测物质在特定波长处或一定波长范围内对光的选择性吸收特性而建立的一种分析方法。根据测定的光的波长不同，可分为紫外－可见分光光度法和红外分光光度法等。光谱分析法操作简单，准确度高，重现性好，应用范围广，是进行药品质量分析的重要方法之一。

（1）紫外－可见分光光度法　是研究物质在紫外－可见光区（200～760nm）分子吸收光谱的分析方法。含有芳环或共轭双键的药品在紫外光区有特征吸收，含有发色团和助色团的药品在可见光区有特征吸收，它们均可用紫外－可见分光光度法进行鉴别。紫外光谱是一种带状光谱，同一物质在同一条件下测得的紫外吸收光谱应完全一致。但是具有相同或相似共轭体系结构的不同化合物，常常表现出一些相同的特征吸收，故紫外光谱相同，不一定就是相同的物质。

（2）红外分光光度法　主要是研究物质结构与红外光谱间的关系，通过测定药品在红外光区（2.5～25μm）的吸收光谱，对药品进行鉴别。红外光谱可提供化合物可能具有的官能团、化合物类别、结构异构、氢键及某些链状化合物的链长等结构信息，因此是分子结构研究的重要手段。药品的红外光谱能反映出药品分子的结构特点，具有专属性强、准确度高的特点，是验证已知药品的有效方法。红外分光光度法特别适用于结构复杂，相互间差异较小，采用化学鉴别法和紫外－可见分光光度法不足以相互区分的药品。

3. 色谱鉴别法　是利用药物在一定的色谱条件下，产生特征色谱行为（比移值或保留时间）进行的鉴别试验。常用的方法有：

（1）薄层色谱法　利用相同药品在同一条件下薄层色谱行为应相同，采用对比法进行鉴别的一种分析方法。具体方法是将供试品溶液与同浓度的对照品溶液，在同一块薄层板上点样、展开与检视，供试品溶液所显的主斑点的颜色（或荧光）与位置（R_f）应与对照品溶液的主斑点一致，而且主斑点的大小与颜色的深浅也应大致相同。或采用供试品溶液与对照品溶液等体积混合，应显示单一、紧密的斑点。

（2）高效液相色谱法　是采用高压输液泵将规定的流动相泵入装有填充剂的色谱柱进行分离测定的色谱方法，具有分离效率高、选择性好、分析速度快、检测灵敏度高、操作自动化和应用范围广的特点。注入的供试品由流动相带入柱内，各成分在柱内被分离，并依次进入检测器，由记录仪、积分仪或数据处理系统记录色谱信号，形成色谱图。如果分离完全，每个色谱峰代表一种组分。根据色谱峰的位置（保留时间）可以定性；根据峰高或面积可以定量。用高效液相色谱法鉴别药品时，一般情况下都是按供试品含量测定项下的高效液相色谱条件进行试验，要求供试品和对照品色谱峰的保留时间一致。

（3）气相色谱法　是以气体为流动相的色谱方法，主要用于分离易挥发的物质。气相色谱法鉴别药品时，其操作和判断方法与高效液相色谱法相同。

第二节　物理常数测定

药品的物理常数反映其固有的物理特性，其测定结果对药品具有鉴别意义，同时也可反映药品的纯度。《中国药典》2010年版"性状"项下记载的药品的物理常数主要包括：

相对密度、馏程、熔点、凝点、比旋度、折光率、黏度、吸收系数、碘值、皂化值和酸值等。本节主要介绍相对密度、馏程、熔点、旋光度、折光率、黏度的测定方法。

一、相对密度测定法

(一) 基本原理

相对密度系指在相同的温度、压力条件下，某物质的密度与水的密度之比。除另有规定外，温度均为20℃。在特定条件下，液体药品具有一定的相对密度；纯度变化，则相对密度随同改变，故测定相对密度可以鉴别药品或检查药品的纯杂程度。

(二) 测定方法

药品相对密度的测定均是针对液体药品。测定液体药品的相对密度主要有三种方法，即比重瓶法、韦氏比重秤法和比重计法。一般药品用比重瓶法测定；易挥发液体用韦氏比重秤法测定；如果有足够的供试品，测定结果又不需要十分精确时，可用简便、快速的比重计法来测定。

1. **比重瓶法**　本法测定所需供试品量少，准确度高，适用于测定一般液体药品的相对密度。

《中国药典》2010 年版采用的比重瓶有两种（如图 2－1），常用的容量规格为 5ml、10ml、25ml、50ml。

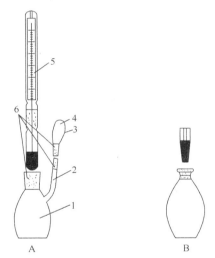

图 2－1　比重瓶
1—比重瓶主体；2—侧管；3—侧孔；
4—罩；5—温度计；6—玻璃磨口

（1）取洁净、干燥并精密称定重量的比重瓶（图 2－1A），装满供试品（温度应低于 20℃或各药品项下规定的温度）后，装上温度计（瓶中应无气泡）。置 20℃（或各药品项下规定的温度）的水浴中放置若干分钟，使内容物的温度达到 20℃（或各药品项下规定的温度），用滤纸除去溢出侧管的液体，立刻盖上罩。然后将比重瓶自水浴中取出，再用滤纸将比重瓶外面擦净，精密称定，减去比重瓶的重量，求得供试品的重量后，将供试品倾去，洗净比重瓶，装满新煮沸过的冷水，再照上法测得同一温度时水的重量，按下式计算，即得。

$$供试品的相对密度 = \frac{供试品重量}{水重量}$$

（2）取洁净、干燥并精密称定重量的比重瓶（图 2－1B），装满供试品（温度应低于 20℃或各药品项下规定的温度）后，插入中心有毛细孔的瓶塞，用滤纸将从塞孔溢出的液体擦干，置 20℃（或各药品项下规定的温度）恒温水浴中，放置若干分钟，随着供试液温度的上升，过多的液体从塞孔不断溢出，随时用滤纸将瓶塞顶端擦干，待液体不再由塞孔溢出，立即将比重瓶自水浴中取出，照上述(1)方法，自"再用滤纸将比重瓶的外面擦净"起，依法测定，即得。

2. 韦氏比重秤法　该法测定结果准确可靠，操作简便迅速，并且不需计算，可直接自比重秤上读取供试品的相对密度。

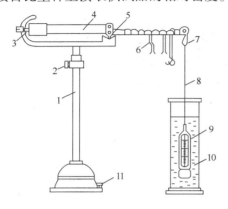

图 2 - 2　韦氏比重秤

1—支架；2—调节器；3—指针；4—横梁；
5—刀口；6—游码；7—小钩；8—细铂丝；
9—玻璃锤；10—玻璃圆筒；11—调整螺丝

(1) 基本原理　依据一定体积的物体(如比重秤的玻璃锤)在各种液体中所受的浮力与该液体的相对密度成正比，利用浮力大小反映液体的相对密度。

(2) 仪器构造　韦氏比重秤(图 2 - 2)主要由支架、横梁、游码、玻璃锤、玻璃圆筒五部分构成。

1) 支架：固定横梁。

2) 横梁：横梁的右半臂为挂钩处，分为等距离的 10 格，供安放游码用，在第 10 格末端处有一秤钩，供挂玻璃锤和砝码，横梁的最左端有一指针，当比重秤平衡时，该指针应与固定支架左上方的另一指针对准成水平线。

3) 游码：韦氏比重秤配有 4 种游码，分别是 5g、500mg、50mg、5mg，每种 2 个。每种砝码代表的相对密度值见表 2 - 1。

表 2 - 1　韦氏比重秤游码代表的相对密度值

砝码所在位置	游码所表示的相对密度数值			
	5g	500mg	50mg	5mg
第 10 格	1	0.1	0.01	0.001
第 9 格	0.9	0.09	0.009	0.0009
第 8 格	0.8	0.08	0.008	0.0008
⋮	⋮	⋮	⋮	⋮
第 1 格	0.1	0.01	0.001	0.0001

4) 玻璃锤：为韦氏比重秤的主要部分，具有一定的体积，当沉入水中时，恰好能排开 5g 的水(一定温度时)。玻璃锤内有一只小温度计，可以观察测定时的温度。

5) 玻璃圆筒：用于盛放水或供试品。若供试品较多时可用 50ml 比色管代替。

(3) 使用方法　取 20℃时相对密度为 1 的韦氏比重秤(图 2 - 2)，用新沸过的冷水将所附玻璃圆筒装至八分满，置 20℃(或各药品项下规定的温度)的水浴中，搅动玻璃圆筒内的水，调节温度至 20℃(或各药品项下规定的温度)，将悬于秤端的玻璃锤浸入圆筒内的水中，秤臂右端悬挂游码于 1.0000 处，调节秤臂左端平衡用的螺丝使平衡，然后将玻璃圆筒内的水倾去，擦干，装入供试液至相同的高度，用同法调节温度后，再把拭干的玻璃锤浸入供试液中，调节秤臂上游码的数量与位置使平衡，读取数值，即得供试品的相对密度。

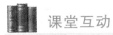 课堂互动

若游码处在横梁第 4 格上，那么各种砝码所表示的相对密度值是多少？

如该比重秤系在 4℃时相对密度为 1，则用水校正时游码应悬挂于 0.9982 处，并应将在 20℃测得的供试品相对密度除以 0.9982。

（三）注意事项

1. 用比重瓶测定时的环境（指比重瓶和天平的放置环境）温度应略低于 20℃或各品种项下规定的温度。当室温高于 20℃或各品种项下规定的温度时，必须设法调节环境温度至略低于规定的温度。否则，易造成虽经 20℃平衡的比重瓶内的液体在称重过程中因环境温度高于规定温度而膨胀外溢，从而导致误差。

2. 比重瓶必须洁净、干燥（所附温度计不能加热干燥），必要时可用"重铬酸钾洗液→自来水→纯化水"依次洗涤。

3. 称量顺序：先称空瓶重，再装供试品称重，最后装水称重，如此操作比较方便。

4. 装过供试液的比重瓶必须冲洗干净，如测定物为油剂，测定后应尽量倾去，连同瓶塞可先用石油醚和三氯甲烷冲洗数次，待油完全洗去，再以乙醇、水冲洗干净，再依法测定水重。

5. 供试品及水装瓶时，应小心沿瓶壁倒入比重瓶内，避免产生气泡，如有气泡，应稍放置待气泡消失后再调温称重。供试品如为糖浆剂、甘油等黏稠液体，装瓶时更应缓慢沿壁倒入，因黏稠度大产生的气泡很难逸去而影响测定结果。

6. 测定有腐蚀性供试品时，为避免影响天平，可在称量时将一表面皿放置天平盘上，再放比重瓶称量。

7. 将比重瓶从水浴中取出时，应用手指拿住瓶颈，而不能拿瓶身，以免供试液因手温影响体积膨胀外溢。

8. 采用新煮沸数分钟并冷却的纯化水，其目的是除去水中少量的空气对水的密度的影响。

9. 韦氏比重秤应安装在固定平放的操作台上，避免受冷、热、气流及震动的影响。

10. 玻璃圆筒（或 50ml 比色管）装水与供试品的高度应当一致，以使两次测定玻璃锤浸入液面下的深度一致；测定时，玻璃锤应全部浸入液面以下。

11. 比重秤使用前应注意校正零点。

二、馏程测定法

（一）基本原理

馏程系指一种液体照《中国药典》规定方法蒸馏，校正到标准压力〔101.3kPa（760mmHg）〕下，自开始蒸馏出第 5 滴算起，至供试品仅剩 3～4ml 或一定比例的容积

馏出时的温度范围。

　　某些液体药品具有一定的馏程，测定馏程可以鉴别药品或检查药品的纯杂程度。

（二）测定方法

1. 仪器装置　《中国药典》2010 年版测定馏程采用的仪器装置如图 2 - 3 所示。A 为蒸馏瓶；B 为冷凝管，馏程在 130℃ 以下用水冷却，馏程在 130℃ 以上用空气冷凝管；C 为具有 0.5ml 刻度的 25ml 量筒；D 为分浸型具有 0.5℃ 刻度的温度计，预先经过校正，温度计汞球的上端与蒸馏瓶出口支管的下壁相齐；根据供试品馏程的不同，可选用不同的加热器，通常馏程在 80℃ 以下时用水浴加热（水浴液面始终不得超过供试品的液面），80℃ 以上时用直接火焰（如酒精喷灯或煤气灯等）或其他电热器加热。

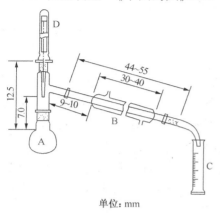

单位: mm

图2-3　蒸馏装置

2. 操作方法

（1）将蒸馏装置固定于铁架台上。

（2）取供试品 25ml，经长颈的干燥小漏斗，转移至干燥的蒸馏瓶 A 中，加入洁净的无釉小瓷片数片，插上带有磨口的温度计 D。

　　（3）冷凝管的下端通过接流管接以 25ml 的量筒为接收器。

　　（4）加热。如用直接火焰加热，则将蒸馏瓶置石棉板中心的小圆孔上（石棉板宽 12 ~ 15cm，厚 0.3 ~ 0.5cm，孔径 2.5 ~ 3.0cm），并使蒸馏瓶壁与小圆孔边缘紧密贴合，以免汽化后的蒸气继续受热，然后用直接火焰加热使供试品受热沸腾。注意火源始终不能超过供试品液面。

　　（5）调节温度，使每分钟馏出 2 ~ 3ml，检读自冷凝管开始馏出第 5 滴时与供试品仅剩 3 ~ 4ml 或一定比例的容积馏出时，温度计上所显示的温度范围，即为供试品的馏程。

（三）注意事项

1. 测定时，如果要求供试品在馏程范围内馏出不少于 90% 时，应使用 100ml 蒸馏瓶，并量取供试品 50ml，接受器用 50ml 量筒。

2. 测定时气压如在 101.3kPa（760mmHg）以上，每高 0.36kPa（2.7mmHg）应将测得的温度减去 0.1℃，如果在 101.3kPa（760mmHg）以下，每低 0.36kPa（2.7mmHg），应增加 0.1℃。

3. 温度计汞球的上端应与蒸馏瓶支管下端处于同一水平，不可偏向管壁。

4. 蒸馏易燃、易爆性药物如乙醚、三氯甲烷等可用恒温水浴或蒸汽水浴锅，切勿再用明火加热。

5. 为防止蒸馏时发生爆沸现象，应在蒸馏前加一些止爆剂（如无釉洁净的小瓷片或毛细管等），但切勿在将近沸点时再加入，否则将引起爆沸冲料。止爆剂用一次后即失去作用，故每次都要新加。

6. 馏出液自第 5 滴开始检读，第 5 滴从冷凝管下端出口处算起。

7. 蒸馏速度不宜过快，火力不宜过强，热源不要直接与未浸液体部分的蒸馏瓶壁接触，以免产生过热蒸气，使温度增加，造成测定结果有误差。

8. 蒸馏最好在室温 20℃ ~25℃进行，勿在空气流动地方操作，否则影响读数。

三、熔点测定法

(一) 基本原理

熔点系指按规定方法测定，物质由固体熔化成液体的温度、融熔时同时分解的温度或在熔化时自初熔至全熔的一段温度范围。"初熔"系指供试品在毛细管内开始局部液化出现明显液滴时的温度；"全熔"系指供试品全部液化时的温度；熔融时同时分解系指供试品在一定温度下熔融时同时分解产生气泡、变色或浑浊等现象。

熔点是物质的物理常数，测定熔点有助于鉴别药品的真伪。如果药品的纯度变差，则造成熔点下降，熔距加大，故测定熔点也可以检查药品的纯杂程度。因此，熔点是药品的重要物理常数，多数固体原料药都需作熔点测定。测定熔点的药品，应是遇热晶型不转化，其初熔点和终熔点容易分辨的药品。

(二) 测定方法

1. 仪器与用具

(1) 容器 供盛装传温液用，要求能耐直火加热。常用的有硬质高型玻璃烧杯、圆底烧瓶、b 形玻璃管或其他适宜的容器。

(2) 搅拌器 末端弯成圈形、粗细适宜的玻璃棒或用磁力搅拌器等。

(3) 温度计 供测定传温液的温度及供试品的熔点用。《中国药典》2010 年版规定使用分浸型具有 0.5℃刻度的温度计，温度计应预先用熔点测定用对照品进行校正。

(4) 毛细管 熔点测定用毛细管 (简称毛细管)，供放置供试品用。毛细管应由中性硬质玻璃管制成，管长 9cm 以上，内径 0.9 ~1.1mm，壁厚 0.10 ~0.15mm，一端熔封；当所用温度计浸入传温液在 6cm 以上时，管长应适当增加，使露出液面 3cm 以上。

(5) 加热器 用于加热传温液，加热速度应可以控制。

(6) 传温液 熔点在 80℃以下者，用水；熔点在 80℃ ~200℃者，用黏度不小于 50mm²/s 的硅油；熔点高于 200℃者，用黏度不小于 100mm²/s 的硅油。

2. 操作方法

依照待测物质的性质不同，测定法可以分为三种：第一法 (测定易粉碎的固体药品)；第二法 (测定不易粉碎的固体药品，如脂肪、脂肪酸、石蜡、羊毛脂等)；第三法 (测定凡士林或其他类似物质)。《中国药典》2010 年版中各药品项下未注明时，均系指第一法。这里仅介绍第一法：

(1) 取供试品适量，研成细粉，除另有规定外，应按照各药品项下干燥失重的条件进行干燥。如果该药品为不检查干燥失重、熔点范围低限在 135℃以上、受热不分解的供试品,可采用 105℃ 干燥;熔点在 135℃ 以下或受热分解的供试品,可在五氧化二磷干燥器中干燥过夜或用其他适宜的干燥方法干燥,如恒温减压干燥。

(2)分取供试品适量,置熔点测定用毛细管中,轻击管壁或借助长短适宜的洁净玻璃管,垂直放在表面皿或其他适宜的硬质物体上,将毛细管自上口放入使自由落下,反复数次,使粉末紧密集结在毛细管的熔封端。装入供试品的高度为 3mm。

(3)将温度计放入盛装传温液的容器中,使温度计汞球部的底端与容器的底部距离在 2.5cm 以上(用内加热的容器,温度计汞球与加热器上表面距离 2.5cm 以上)。

(4)加入传温液以使传温液受热后的液面适在温度计的分浸线处。

(5)将传温液加热,待温度上升至较规定的熔点低限约低 10℃ 时,将装有供试品的毛细管浸入传温液,贴附在温度计上(可用橡皮圈或毛细管夹固定),位置须使毛细管的内容物适在温度计汞球中部;继续加热,调节升温速率为每分钟上升 1.0℃ ~1.5℃,加热时须不断搅拌使传温液温度保持均匀,记录供试品在初熔至全熔时的温度,重复测定 3 次,取其平均值,即得。

(三)注意事项

1. 测定熔点时,应注意毛细管的规格大小。由于毛细管内装入供试品的量对熔点测定结果有影响,若内径过大,全熔温度会偏高,故毛细管的内径必须符合《中国药典》规定。

2. 温度计必须经过校正,最好绘制校正曲线,否则会影响测定结果的准确性。温度计汞球宜短,粗细适当,以装有供试品的毛细管部位能紧贴在温度计汞球上为宜。

3. 应以熔点测定管内供试品开始局部液化(出现明显液滴)时的温度,作为初熔温度;供试品全部熔化时的温度作为全熔温度。测定熔点至少应测定 3 次,计算其平均值。全熔时毛细管内的液体应完全澄清。

4. 测定熔点过程中遇有"发毛"、"收缩"、"软化"及"出汗"等现象,均不作初熔判断。

5. 使用不同的传温液测定药品熔点时,对某些供试品有影响,因此必须按《中国药典》规定选择传温液。同时传温液的升温速度,毛细管内径、厚度以及洁净程度,供试品的高度、紧密程度等都影响熔点的准确测定,必须按规定严格操作。

6. 供试品必须研细并干燥,否则因颗粒大,填充不均匀,密实,或含水量较大而导致测定误差偏大。

7. 熔点读数时,应注意正确判断"初熔"、"全熔"及熔融同时分解的温度。同时读数宜估计到 0.1℃。记录时应按修约间隔 0.5 进行修约,即 0.1℃ ~0.2℃ 舍去,0.3℃ ~0.7℃ 修约为 0.5℃,0.8℃ ~0.9℃ 进为 1℃。

8. 测定熔融同时分解的供试品时,方法如上述,但调节升温速率使每分钟上升 2.5℃ ~3.0℃;供试品开始局部液化时(或开始产生气泡时)的温度作为初熔温度;供试品固相消失全部液化时的温度作为全熔温度。遇有固相消失不明显时,应以供试品分解物开始膨胀上升时的温度作为全熔温度。某些供试品无法分辨其初熔、全熔时,可以其发生突变时的温度作为熔点。

知识链接

测定熔点过程中出现的几种特殊现象

"发毛"指毛细管内的柱状供试品受热出现膨胀发松，在其表面呈现毛糙不平现象。

"收缩"指毛细管内的柱状供试品向中心聚集紧缩，紧贴在某一边壁上。

"软化"指毛细管内的柱状供试品在收缩后变软，形成软质柱状物，并向下弯塌。

"出汗"指毛细管内的柱状供试品收缩后，在毛细管内壁上出现细微液滴，但尚无液化现象。

四、旋光度测定法

(一) 基本原理

1. 测定原理 平面偏振光通过含有某些旋光活性物质(如含有手性碳原子的药品葡萄糖、地高辛、维生素 C 等)的溶液时，能引起旋光现象，使偏振光的平面向左或向右旋转。偏振光旋转的度数称为旋光度，用符号 α 表示。常以"+"表示右旋(顺时针方向)，"−"表示左旋(逆时针方向)。

当偏振光透过长 1dm 且每 1ml 中含有旋光性物质 1g 的溶液，在一定波长和温度下测得的旋光度称为比旋度，用符号 $[\alpha]_D^t$ 表示。比旋度为物质的物理常数，测定物质的比旋度(或旋光度)可以鉴别药品或检查某些药品的纯杂程度，亦可用以测定含量。

2. 影响因素

(1) 物质的化学结构 物质的化学结构不同，旋光性也不同。在相同条件下，有的旋转的角度大，有的旋转的角度小；有的呈左旋，有的呈右旋；有些物质结构中无手性碳原子，故无旋光性。

(2) 溶液浓度 一般情况下，溶液的浓度越大，其旋光度也越大。在一定的浓度范围内，药物浓度与旋光度呈线性关系，因此在测定比旋度时，常要求在一定浓度的溶液中进行。

(3) 溶剂 溶剂对旋光度的影响比较复杂，有的溶剂对药物的旋光性无影响，而有些溶剂则有影响，随溶剂的不同而有所不同，有的影响旋光的方向，有的影响旋光度的大小。故在测定药品的旋光度和比旋度时，应注明溶剂的名称。

(4) 液层的厚度 光线通过液层的厚度越厚，旋光度越大。

(5) 波长 波长越短，旋光度越大。《中国药典》2010 年版采用钠光谱的 D 线(589.3nm)测定旋光度。

(6) 温度 比旋度与温度的关系比较复杂。一般情况下，温度的影响不大，对于大多数物质来讲，在钠光 D 线的情况下，温度每升高 1℃，比旋度约减少千分之一。

因此，在测定旋光度时，应严格按照《中国药典》规定的条件进行，方可获得准确的结果。

（二）测定方法

除另有规定外，《中国药典》2010 年版中采用钠光 D 线（波长为 589.3nm）测定旋光度，选用的测定管长度为 1dm，测定温度为 20℃，使用读数至 0.01°并经过检定的旋光计。

测定旋光度时，将测定管用供试液体或溶液（取固体供试品，按各品种项下的方法制成）冲洗数次，缓缓注入供试液体适量或溶液适量（注意勿使发生气泡），置于旋光计内检测读数，即得供试液的旋光度。用同法读取旋光度 3 次，取 3 次的平均值，按下列公式计算，即得供试品的比旋度。

对液体供试品 $[\alpha]_D^t = \dfrac{\alpha}{ld}$

对固体供试品 $[\alpha]_D^t = \dfrac{100\alpha}{lc}$

式中 $[\alpha]$ 为比旋度；D 为钠光谱 D 线；t 为测定时的温度，℃；l 为测定管长度，dm；α 为测得的旋光度；d 为液体的相对密度；c 为每 100ml 溶液中含有被测物质的重量（按干燥品或无水物计算），g。

旋光计的检定，可用标准石英旋光管进行，读数误差应符合规定。

相关链接

公式 $c = \alpha \times 2.0852$ 的推导

20℃时，无水葡萄糖的比旋度为 +52.5°~+53.0°，测定管长度选用 1dm。

无水葡萄糖的比旋度为 $[\alpha]_D^t = \dfrac{52.5° + 53.0°}{2} = 52.75°$

无水葡萄糖（$C_6H_{12}O_6$）的浓度：$c = \dfrac{100\alpha}{[\alpha]_D^t \times l} = \dfrac{100\alpha}{52.75 \times 1}$

含 1 分子水的葡萄糖（$C_6H_{12}O_6 \cdot H_2O$）的浓度：

$c = \dfrac{100\alpha}{52.75 \times 1} \times \dfrac{198.17(M_{C_6H_{12}O_6 \cdot H_2O})}{180.16(M_{C_6H_{12}O_6})} = \alpha \times 2.0852$

于是，可将公式简化写为：$c = \alpha \times 2.0852$，但是需注意的是，应用该简化公式计算出的浓度为含 1 分子水葡萄糖的浓度，使用的测定管为 1dm。

（三）注意事项

1. 物质的比旋度与测定光源、波长、溶剂、浓度和温度等因素有关。因此，表示物质的比旋度时应注明测定条件。

2. 每次测定前应以溶剂作空白校正，测定后，再校正 1 次，以确定在测定时零点有无变动；如第 2 次校正时发现零点有变动，则应重新测定旋光度。

3. 温度对物质的旋光度有一定影响，故配制溶液及测定时，均应调节温度至 20℃ ±0.5℃（或各品种项下规定的温度）。

4. 测定应使用规定的溶剂。供试的液体或固体物质的溶液应充分溶解，供试液应澄清。若不澄清，应预先过滤，并弃去初滤液，待滤清后再用。

5. 在往测定管加液体时，如有气泡，应使其浮于测定管凸颈处；旋紧测定管螺帽时，用力不要过大，以拧紧不漏液为宜。

（四）应用

1. 药物的鉴别 具有旋光性的药品，在"性状"项下，一般都收载有"比旋度"的检验项目。测定比旋度值可作为药品定性鉴别的依据。《中国药典》2010 年版要求测定比旋度的药品很多，如肾上腺素、葡萄糖、利巴韦林、利血平、盐酸阿糖胞苷、头孢噻吩钠等。

例如，氯霉素性状下比旋度的规定：取本品，精密称定，加无水乙醇溶解并定量稀释制成每 1ml 中约含 50mg 的溶液，照"旋光度测定法"依法测定，比旋度为 +18.5°~ +21.5°。

案例分析

氯霉素比旋度的测定

方法： 精密称取经干燥的本品 2.5476g，置 50ml 的量瓶中，加无水乙醇使溶解，并稀释至刻度。用 2dm 测定管于 20℃测得旋光度为 +2.10°，通过计算判断该氯霉素的比旋度是否符合规定。（《中国药典》2010 年版规定氯霉素在无水乙醇溶液中的比旋度 $[\alpha]_D^t$ 为 +18.5°~ +21.5°）

解析： 已知 $\alpha = +2.10°$ $l = 2dm$

$$c = \frac{2.5476}{50} \times 100 = 5.0952 \text{g/100ml}$$

则：$[\alpha]_D^t = \frac{100\alpha}{lc} = \frac{100 \times 2.10}{2 \times 5.0952} = 20.61°$

该氯霉素的比旋度为 +20.61°，符合《中国药典》2010 年版规定。

2. 杂质检查 某些药物本身无旋光性，而所含杂质具有旋光性。通过测定药品中杂质的旋光度，可以对药品的纯度进行检查。

例如，硫酸阿托品中杂质莨菪碱的检查。阿托品为左旋莨菪碱的外消旋体，在生产过程中因消旋化不完全而引入莨菪碱。莨菪碱虽然作用较强，但其毒性较大，故应予以检查。因此，《中国药典》2010 年版规定，取本品，按干燥品计算，加水溶解并制成每

1ml 中含 50mg 的溶液，照"旋光度测定法"依法测定，旋光度不得过 −0.4°。已知莨菪碱的比旋度为 −32.5°，控制莨菪碱的限量为 24.6%。

3. 含量测定　具有旋光性的药品，可采用旋光度测定法测定其含量。《中国药典》2010 年版采用旋光度测定法测定含量的药品有葡萄糖注射液、葡萄糖氯化钠注射液等。在一定浓度范围内药物的浓度与旋光度成正比，因此可用旋光度测定法测定含量。

案例解析

葡萄糖注射液的含量测定

　　方法：精密量取本品适量，置 100ml 量瓶中，加氨试液 0.2ml，用水稀释至刻度，摇匀，静置 10 分钟，置 1dm 长的测定管中，在 25℃ 时，依法测得旋光度为 +5.12°，空白校正为 0，计算葡萄糖注射液中葡萄糖（$C_6H_{12}O_6 \cdot H_2O$）的含量。

　　解析：$c = \alpha \times 2.0793 = 5.12 \times 2.0793 = 10.65$

　　该葡萄糖注射液的含量为 10.65%。

五、折光率测定法

（一）基本原理

1. 测定原理　光线自一种透明介质进入另一种透明介质时，由于光线在两种介质中的传播速度不同，使光线在两种介质的平滑界面上发生折射。根据折射定律，折光率（n）是光线入射角 i 的正弦与折射角 r 的正弦之比值，且等于光线在两种介质中的速度之比。数学表达式为：

$$n = \frac{\sin i}{\sin r} = \frac{V_i}{V_r}$$

《中国药典》2010 年版规定，常用的折光率系指光线在空气中传播的速度与在供试品中传播速度的比值。

2. 影响因素

（1）温度　一般温度升高，折光率变小。除另有规定外，以 20℃ 为供试品的温度。通常在折光率 n 的右上角注明测定温度。如实际测定时的温度不是规定的温度，可用下列公式换算成规定温度的折光率。

$$n_D^T = n_D^t + 0.0001 \times (t - T) \quad （水溶液）$$
$$n_D^T = n_D^t + 0.00038 \times (t - T) \quad （油溶液）$$

其中　T：《中国药典》规定的温度；
　　　　t：实验测定时的温度；
　　　　D：钠光谱的 D 线。

用上述公式，当测定温度与规定温度相差不大时，计算结果较为准确；当测定温度与规定温度相差较大时，计算结果误差较大。

（2）波长 波长越短，折光率越大；波长越长，折光率越小。通常在折光率 n 的右下角标出所用波长。

（3）压力 压力对气体物质影响较大，对液体和固体药品的影响较小，通常测定液体和固体药品的折光率时，可以忽略压力的影响。

《中国药典》2010 年版规定，折光率测定法采用钠光谱的 D 线（589.3nm）测定供试品相对于空气的折光率（如用阿培折光计，可用白光光源），除另有规定外，供试品温度为 20℃。

（二）测定方法

测定折光率使用折光计，常用阿培折光计。由于折光率与温度有关，故阿培折光计还装有保温层，可通往一定温度的水以保持温度恒定。阿培折光计的读数范围为 1.3 ~ 1.7，能读数至 0.0001。测定时将仪器置于有充足光线的平台上，调节温度至 20℃ ±0.5℃（或各品种项下规定的温度），用校正棱镜或纯化水校正仪器后，再用滴管蘸取供试品约 1 ~ 2 滴，滴于折射棱镜上，按规定调整仪器进行测量。测量后再重复读数 2 次，3 次读数的平均值即为供试品的折光率。水的折光率 20℃ 时为 1.3330；25℃ 时为 1.3325；40℃ 时为 1.3305。

（三）应用

1. 鉴别及杂质检查 在一定条件下物质的折光率是常数，但当混有其他物质时，折光率会发生变化，故测定折光率可用以鉴别药品的真伪或检查药品的纯度。

例如，尼可刹米性状项下折光率的规定：本品的折光率照"折光率测定法"，在 25℃ 时为 1.058 ~ 1.524。

2. 含量测定 用折光率法测定药物的含量，只适用于折光率随溶液浓度升高而增大，且接近线性关系的药物。测定方法主要有折光率因素法和标准曲线法。

六、黏度测定法

（一）基本原理

黏度是指流体对流动的阻抗能力。《中国药典》2010 年版中用动力黏度、运动黏度或特性黏数表示。

液体以 1m/s 的速度流动时，在每 $1m^2$ 平面液层与相距 1m 的平行液层间所产生的剪应力的大小，称为动力黏度（η），以 Pa·s 为单位。因 Pa·s 单位太大，常使用 mPa·s。

在相同温度下，液体的动力黏度与其密度的比值，称为运动黏度（ν），以 m^2/s 为单位。因 m^2/s 单位太大，故使用 mm^2/s 单位。

《中国药典》2010 年版采用在规定条件下测定供试品在平氏黏度计中的流出时间（s），与该黏度计用已知黏度的标准液测得的黏度计常数（mm^2/s^2）相乘，即得到供试品的运动黏度。

溶剂的黏度 η_0 常因高聚物的溶入而增大，溶液的黏度 η 与溶剂的黏度 η_0 的比值（η/η_0）称为相对黏度（η_r），常用乌氏黏度计中流出时间的比值（T/T_0）来表示。

当高聚物溶液的浓度较稀时，其相对黏度的对数值与高聚物溶液浓度的比值，即为该高聚物的特性黏数 $[\eta]$。根据高聚物的特性黏数可以计算其平均分子量。

因液体药物的黏度常为一定值，故测定液体动力黏度或运动黏度即可以区别或检查某些药品的真伪和纯度。

黏度的测定用黏度计，《中国药典》2010 年版采用毛细管式和旋转式两类黏度计。毛细管黏度计因不能调节线速度，不便测定非牛顿流体的黏度，但对高聚物的稀薄溶液或低黏度液体的黏度测定较方便；旋转式黏度计适用于非牛顿流体的黏度测定。

流体分牛顿流体和非牛顿流体两类。牛顿流体流动时所需剪应力不随流速的改变而改变，纯液体和低分子物质的溶液属于此类；非牛顿流体流动时所需剪应力随流速的改变而改变，高聚物的溶液、混悬液、乳剂和表面活性剂的溶液属于此类。

（二）测定方法

1. **仪器** 恒温水浴、温度计、秒表、平氏黏度计、乌氏黏度计及旋转式黏度计。

2. **方法**

（1）平氏黏度计测定法（第一法） 取毛细管内径符合要求的平氏黏度计 1 支，在支管 F 上连接一橡皮管，用手指堵住管口 2，倒置黏度计，将管口 1 插入供试品（或供试品溶液，下同）中，自橡皮管的另一端抽气，使供试品充满球 C 和 A 并达到测定线 m_2 处，提出黏度计并迅速倒转，抹去黏附于管外的供试品，取下橡皮管使连接于管口以上，将黏度计垂直固定于恒温水浴中，并使水浴的液面高于球 C 的中部，放置 15 分钟后，自橡皮管的另一端抽气，使供试品充满球 A 并超过测定线 m_1，开放橡皮管口，使供试品在管内自然下落，用秒表准确记录液面自测定线 m_1 下降至测定线 m_2 处的流出时间。依法重复测定 3 次以上，每次测定值与平均值的差值不得超过平均值的 ±5%。另取一份供试品同样操作，并重复测定 3 次以上。以先后两次取样测得的总平均值按公式计算，即得供试品的运动黏度或供试溶液的动力黏度。按下列公式计算运动黏度或动力黏度：

$$\nu = Kt \qquad \eta = Kt \cdot \rho$$

式中　K 为用已知黏度的标准液测得的黏度计常数，mm^2/s^2；t 为测得的平均流出时间，s；ρ 为供试品溶液在相同温度下的密度，g/cm^3。

（2）旋转式黏度计测定法（第二法） 常用的旋转式黏度计有同轴双筒黏度计、单筒转动黏度计、锥板型黏度计、转子型旋转黏度计等，在测定液体动力黏度时通常都要根据在旋转过程中作用于液体介质中的切应力大小来完成测定，并按公式计算供试品的动力黏度。

$$\eta = K \cdot (T/\omega)$$

式中　K 为用已知黏度的标准液测得的旋转式黏度计常数；T 为扭力矩；ω 为角速度。

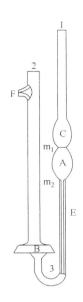

图 2-4　平氏黏度计

1—主管；2—宽管；3—弯管

A—测定球；B—储器；C—缓冲球；

E—毛细管；F—支管；m_1、m_2—环形测定线

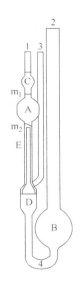

图 2-5　乌氏黏度计

1—主管；2—宽管；3—侧管；4—弯管

A—测定球；B—储器；C—缓冲球；D—悬挂水平储器；

E—毛细管；m_1、m_2—环形测定线

（3）乌氏黏度计测定法（第三法）　取供试品，照各品种项下的规定制成一定浓度的溶液，用 3 号垂熔玻璃漏斗滤过，弃去初滤液（约 1ml），取续滤液（不得少于 7ml）沿洁净、干燥乌氏黏度计的管 2 内壁注入 B 中，将黏度计垂直固定于恒温水浴（水浴温度除另有规定外，应为 25℃ ±0.05℃）中，并使水浴的液面高于球 C，放置 15 分钟后，将管口 1、3 各接一乳胶管，夹住管口 3 的胶管，自管口 1 处抽气，使供试品溶液的液面缓缓升高至球 C 的中部，先放开管口 3，再开放管口 1，使供试品溶液在管内自然下落，用秒表准确记录液面自测定线 m_1 降至测定线 m_2 处的流出时间。重复测定两次，两次测定值相差不得超过 0.1 秒，取两次的平均值为供试液的流出时间（T）。取经 3 号垂熔玻璃漏斗滤过的溶剂同样操作，重复 2 次，两次测定值应相同，为溶剂的流出时间（T_0）。按下列公式计算特性黏数：

$$特性黏数[\eta] = \frac{\ln\eta_\gamma}{c}$$

式中，η_γ 为 T/T_0；c 为供试品溶液的浓度，g/ml。

实训与操作　甘油的相对密度测定

一、工作任务

测定甘油的相对密度。

二、质量标准

《中国药典》2010 年版二部。

三、试药及仪器

1. 试药　甘油(供注射用)，水。
2. 仪器　比重瓶 B，恒温水浴锅，分析天平。

四、操作规范

1. 比重瓶重量的称定　将比重瓶洗净并干燥，精密称定其重量。
2. 供试品重量的测定　取上述已称定重量的比重瓶，装满供试品(温度应低于20℃)后，插入中心有毛细孔的瓶塞，用滤纸将从塞孔溢出的液体擦干，置20℃恒温水浴中，放置5~10分钟，随着供试液温度的上升，过多的液体将不断从塞孔溢出，随时用滤纸将瓶塞顶端擦干，待液体不再由塞孔溢出(此现象意味着温度已平衡)，迅即将比重瓶自水浴中取出，再用滤纸将比重瓶的外面擦净，精密称定，减去比重瓶的重量，即得供试品的重量。
3. 水重量的测定　按上述求得供试品重量后，将比重瓶中的供试品倾去，洗净比重瓶，装满新沸过的冷水，再照供试品重量的测定法测定同一温度时水的重量。
4. 计算

$$供试品的相对密度 = \frac{供试品重量}{水重量}$$

五、注意事项

1. 比重瓶必须洁净、干燥，操作顺序为先称量空比重瓶，再装供试品称重，最后装水称重。
2. 供试品及水装瓶时，应小心沿瓶壁倒入比重瓶内，避免产生气泡，如有气泡，应稍放置待气泡消失后再调温称重。供试品甘油为黏稠液体，装瓶时更应缓慢沿壁倒入，因黏稠度大产生的气泡很难逸去而影响测定结果。
3. 将比重瓶从水浴中取出时，应用手指拿住瓶颈，以免液体因手温影响体积膨胀外溢。
4. 水应为新沸过的冷水。
5. 当室温高于20℃或高于各品种项下规定的温度时，必须设法调节环境温度至略低于规定的温度。否则，易造成经20℃平衡的比重瓶内的液体在称重过程中因环境温度高于规定温度而膨胀外溢，从而导致误差。

六、结果与讨论

（一）结果

药品检验记录

检品名称		规　　格	
批　　号		数　　量	
请验单位		请验人	
检验日期		报告日期	
检验依据		检验目的	

数据记录及计算

比重瓶型号：　　　　　　　　　　比重瓶的重量(M_1)：

天平型号：　　　　　　　　　　　装满供试品后比重瓶的重量(M_2)：

测定温度：　　　　　　　　　　　装满水后比重瓶的重量(M_3)：

室温：　　　　　　　　　　　　　供试品的重量(M_2-M_1)：

　　　　　　　　　　　　　　　　水的重量(M_3-M_1)：

计算公式：

$$供试品的相对密度 = \frac{供试品重量}{水重量}$$

标准规定	本品的相对密度不小于 1.257(25℃时)。
结论	

检验人		复核人	

（二）讨论

1. 在水重量测定时，对水有何要求，为什么？

2. 比重瓶的重量称量是否准确，直接影响测定结果，在称量比重瓶(空瓶、装供试品瓶、装水瓶)时应注意哪些问题？

同 步 训 练

【A 型题】

1. 下列对"一般鉴别试验"的叙述不正确的是(　　　)

　A. 是利用同类药物的化学结构的差异来鉴别药物

　B. 是以某一类药物的化学结构及其理化性质为依据，通过化学反应来鉴别药物的真伪

　C. 仅供确认药品质量标准中单一的化学药物

　D. 只能证实是某一类药物

　E. 对有机药物多采用典型的官能团反应

2. 药物鉴别中最常用的方法是(　　　)

    A. 紫外 – 可见分光光度法　　　　B. 红外分光光度法　　　C. 气相色谱法

    D. 薄层色谱法　　　　　　　　　E. 化学鉴别法

3. 紫外 – 可见分光光度法常用的波长范围是(　　　)

    A. 200 ~ 400nm　　　　　　　　B. 200 ~ 700nm　　　　C. 200 ~ 760nm

    D. 760 ~ 1000nm　　　　　　　 E. 2.5 ~ 50nm

4. 下列不属于物理常数的是(　　　)

    D. 相对密度　　　　　　　　　　B. 旋光度　　　　　　　C. 比旋度

    A. 折光率　　　　　　　　　　　E. 黏度

5. 《中国药典》2010 年版规定的液体的相对密度是指(　　　)

    A. 15℃时，某物质的密度与水的密度之比

    B. 18℃时，某物质的密度与水的密度之比

    C. 20℃时，某物质的密度与水的密度之比

    D. 22℃时，某物质的密度与水的密度之比

    E. 30℃时，某物质的密度与水的密度之比

6. 相对密度测定法中的比重瓶法适合于测定(　　　)

    A. 挥发性强的液体药物的密度

    B. 不挥发或挥发性小的液体药物的密度

    C. 气体药物的密度

    D. 固体药物的密度

    E. 受热晶型易改变药物的密度

7. 用韦氏比重秤测定相对密度时，当 500mg 重砝码放在第 5 格上时读数为(　　　)

    A. 0.5　　　　　　　　　　　　B. 0.05　　　　　　　　C. 0.005

    D. 0.0005　　　　　　　　　　 E. 0.00005

8. 《中国药典》2010 年版规定液体药物的相对密度测定选择的参考物质是(　　　)

    A. 乙醇　　　　　　　　　　　　B. 乙醚　　　　　　　　C. 纯化水

    D. 甲苯　　　　　　　　　　　　E. 三氯甲烷

9. 测定易挥发、易燃液体的馏程时，加热方法应选用(　　　)

    A. 煤气灯加热　　　　　　　　　B. 电炉加热　　　　　　C. 酒精灯加热

    D. 恒温水浴加热　　　　　　　　E. 直接火焰加热

10. 用馏程测定法测定沸点在 80℃以上的药物时，一般选用(　　　)

    A. 恒温水浴加热　　　　　　　　B. 直接火焰加热　　　　C. 流通蒸汽加热

    D. 恒温水浴或直接火焰加热　　　E. 流通蒸汽或直接火焰加热

11. 测定熔点在 80℃以下固体药物熔点时，可选用的传温液是(　　　)

    A. 水　　　　　　　　　　　　　B. 乙醇　　　　　　　　C. 丙酮

    D. 硅酮　　　　　　　　　　　　E. 液状石蜡

12. 馏程测定操作中，温度计水银球上端与蒸馏瓶支管下沿的位置是（　　）
    A. 偏高　　　　　　　　　B. 平行　　　　　　　　C. 偏低
    D. 偏低或平行　　　　　　E. 偏高或平行

13. 用馏程测定法测定药物的馏程时，蒸馏的速度一般控制在每分钟（　　）
    A. 1ml 以下　　　　　　　B. 2ml　　　　　　　　 C. 2～3ml
    D. 3ml　　　　　　　　　E. 3ml 以上

14. 《中国药典》2010 年版表示物质的旋光性常采用的物理常数是（　　）
    A. 旋光度　　　　　　　　B. 比旋度　　　　　　　C. 溶液浓度
    D. 液层厚度　　　　　　　E. 波长

15. 下列关于比旋度的叙述错误的是（　　）
    A. 利用测定药物的旋光度对药物进行杂质检查
    B. 利用测定药物的旋光度判断药物的旋光方向
    C. 利用测定药物的比旋度对药物进行定性分析
    D. 利用测定药物的旋光度对药物进行定量分析
    E. 利用测定药物的旋光度，用比旋度法对药物进行定量分析

16. 在葡萄糖的旋光度测定中，常加入氨试液，并放置一定时间，其作用是（　　）
    A. 防止葡萄糖氧化　　　　B. 防止葡萄糖水解　　　C. 促使葡萄糖氧化
    D. 促使葡萄糖水解　　　　E. 促使葡萄糖达到变旋平衡

17. 折光率测定时，通常情况下，当温度升高时折光率（　　）
    A. 不变　　　　　　　　　B. 升高　　　　　　　　C. 降低
    D. 开始时升高，然后降低　E. 开始降低然后升高

18. 在药品检查中，测定药物的折光率主要是为了（　　）
    A. 测定药品的化学结构　　B. 测定药品黏度的大小
    C. 检查水分的影响　　　　D. 测定药品的混浊程度
    E. 鉴别药品和检查药品的纯度

19. 《中国药典》2010 年版对药物进行折光率测定时，采用的光线是（　　）
    A. 黄色光　　　　　　　　B. 紫外光　　　　　　　C. 可见光
    D. 红外光　　　　　　　　E. 钠光 D 线

20. 黏度的大小随温度变化而变化，当温度升高（　　）
    A. 黏度不变　　　　　　　B. 黏度越小　　　　　　C. 黏度越高
    D. 开始升高而后降低　　　E. 开始降低而后升高

【B 型题】
    A. 液体药品的鉴别
    B. 高分子液体药品的鉴别
    C. 受热不分解固体药品的鉴别
    D. 旋光性药品的鉴别或含量测定

E. 测定挥发性小或不挥发液体药品的相对密度

21. 比重瓶法适用于

22. 熔点测定法可用于

23. 馏程测定法可用于

24. 旋光度测定法可用于

25. 黏度测定法可用于

    A. 鉴别药品或检查药品的纯净程度

    B. 比重瓶法、韦氏比重秤法、比重计法

    C. 挥发性强的液体药品的相对密度

    D. 使过多的液体溢出，减少瓶内的气泡

    E. 除去纯化水中少量的空气

26. 相对密度测定可以

27. 相对密度测定法中采用新沸冷纯化水的目的是

28. 相对密度测定法包括

29. 韦氏比重秤法可以测定

30. 比重瓶瓶塞上小孔的作用是

【X 型题】

31. 常用于药品鉴别的方法有（　　　）
    A. 化学鉴别法　　　　B. 薄层色谱鉴别法　　　C. 气相色谱鉴别法
    D. 高效液相色谱鉴别法　E. 红外光谱鉴别法

32. 药品鉴别的目的有（　　　）
    A. 鉴定药品分子量　　B. 鉴定药品毒性、副反应
    C. 鉴定药品结构　　　D. 判断药品的真伪
    E. 有时用于药品的纯度检查

33. 影响旋光度测定的主要因素有（　　　）
    A. 浓度　　　　　　　B. 温度　　　　　　　C. 压强
    D. 波长　　　　　　　E. 液层厚度

34. 影响折光率测定的因素有（　　　）
    A. 浓度　　　　　　　B. 温度　　　　　　　C. 压强
    D. 波长　　　　　　　E. 溶剂

35. 平氏黏度计可用于测定（　　　）
    A. 运动黏度　　　　　B. 动力黏度　　　　　C. 特性黏度
    D. 比旋度　　　　　　E. 扭力矩

第三章　药品的检查技术

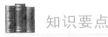 知识要点

　　药品检查的主要内容包括安全性、有效性、均一性和纯度要求等四个方面。药物中的杂质，主要来源于药物的生产过程和贮存过程。按杂质的来源分类，杂质可分为一般杂质和特殊杂质；按杂质的性质分类，又可分为影响药物稳定性的杂质、毒性杂质和信号杂质等。在药品质量标准中，杂质检查多为限量检查。杂质限量是指药物中所含杂质的最大允许量。杂质限量的计算就是在这一概念下展开的。杂质限量检查法主要有对照法、灵敏度法和比较法等。

　　一般杂质检查主要包括氯化物检查法、硫酸盐检查法、铁盐检查法、重金属检查法、砷盐检查法、酸碱度检查法和干燥失重测定法等。氯化物检查法是利用氯化物与硝酸银试液作用，生成氯化银白色浑浊；硫酸盐检查法是利用硫酸盐与氯化钡反应产生硫酸钡白色浑浊；铁盐检查法是利用铁盐与硫氰酸铵反应生成红色硫氰酸铁配位离子；重金属检查法有硫代乙酰胺法、炽灼后的硫代乙酰胺法和硫化钠法三种方法，显色剂有硫代乙酰胺或硫化钠试液；砷盐检查的方法有古蔡法和二乙基二硫代氨基甲酸银法；酸碱度检查法是检查药物中的酸碱性杂质；干燥失重测定法主要检查药物中的水分及其他挥发性物质，有常压干燥法、干燥剂干燥法、减压干燥法等；炽灼残渣检查法是检查药物中的非挥发性无机杂质（多为金属氧化物或无机盐类）；溶液颜色检查法是控制药物中有色杂质的方法；澄清度检查法是检查药品溶液中不溶性杂质的方法。

　　特殊杂质检查是根据药物和杂质在物理或化学性质上的差异，采用适当的方法进行的。色谱法利用药物与杂质在吸附或分配性质上的差异将其分离，然后对杂质进行检查。薄层色谱法检查杂质常用杂质对照品法、供试品溶液自身稀释对照法、灵敏度法、对照药物法等。高效液相色谱法检查杂质的方法有面积归一化法、不加校正因子的主成分自身对照法、加校正因子的主成分自身对照法、内标法、外标法等。

第一节 药品检查基础知识

一、药品检查的主要内容

药品质量标准中，药品检查项下包括反映药品的安全性与有效性的试验方法和限度、均一性与纯度等制备工艺要求等内容，即药品检查的主要内容包括安全性、有效性、均一性和纯度要求等四个方面。

（一）安全性

安全性检查是检查药物中存在的某些痕量的，对生物体产生特殊生理作用，严重影响用药安全的杂质，如热原检查、毒性试验、刺激性试验、过敏试验、升压或降压物质检查等。

（二）有效性

有效性检查是检查与药物疗效有关，但在鉴别、纯度检查和含量测定中不能控制的项目。如影响药物生物利用度的项目："粒度细度"、"结晶度"、"晶型"和"异构体"；反映主要质量指标的项目："制酸力"和"稳定度"；控制物理性能的项目："吸着力"、"吸水力"、"平均分子量"；含氟的有机药物要检查"含氟量"，含乙炔基的药物要检查"乙炔基"。

（三）均一性

均一性检查是检查制剂含量的均匀性，溶出度或释放度的均一性，装量差异及生物利用度的均一性等。以保证药品质量的稳定性以及用药的安全和有效。

（四）纯度要求

纯度要求主要是指对药物中的杂质进行检查。药物中的杂质是影响药物纯度的主要因素，因此纯度检查通常又称为杂质检查。对药物纯度的评定，需结合药物的外观性状、物理常数、杂质检查和含量测定等内容作综合考虑，这些项目均能反映药物的纯度状况。

知识链接

药物纯度与试剂纯度的区别

药物的纯度要求与化学试剂的纯度不同。前者主要从用药安全性、有效性以及对药物稳定性的影响等方面考虑；后者是从杂质可能引起的化学变化对试剂的使用范围和使用目的影响来考虑的，并不考虑对人体的生理作用和毒副作用。因此，不能将化学试剂当作药品直接用于临床治疗。药品只有合格品与不合格品，化学试剂可根据杂质的含量高低分为不同级别（如色谱纯、基准试剂、优级纯、分析纯和化学纯等）。

二、杂质的来源及分类

杂质是指存在于药物中的无治疗作用或影响药物的稳定性和疗效，甚至对人体健康有害的物质。由于药物在生产和贮存过程中不可避免地引入杂质，为了确保药物的安全性、有效性和稳定性，因此要对药物中的杂质进行检查。

（一）杂质的来源

药物中的杂质，主要来源于药物的生产过程和贮存过程。

1. 生产过程引入

（1）由于原料不纯而引入杂质。如从工业用氯化钠生产药用氯化钠时，就可能从原料中带入溴化物、碘化物、硫酸盐、钾盐、镁盐、铁盐等杂质。

（2）未完全反应的原料、中间体、副产物、溶剂、试剂等，在精制时未完全除净，就会成为产品中的杂质。例如以水杨酸为原料合成阿司匹林时，若乙酰化反应不完全可能引入水杨酸；地塞米松磷酸钠在生产过程中使用大量甲醇和丙酮，可能会残留在成品中。

（3）生产中所用的设备、器皿以及其他不耐酸、碱的金属器具，都可能在药物中引入砷盐，以及铅、铁、铜、锌等金属杂质。

2. 贮存过程中产生　药物在贮存过程中，在外界条件（如温度、湿度、日光、空气、微生物等）影响下，可能发生某些物理或化学变化（如水解、氧化、分解、聚合、异构化、晶型转变、潮解和发霉等），使药物中产生有关的杂质。其中，药物因发生水解及氧化反应而产生杂质较为常见。酯、内酯、酰胺、环酰胺、卤代烃及苷类等药物在水分的存在下容易水解。如阿司匹林吸收空气中的水分，会发生水解反应，产生杂质水杨酸；盐酸普鲁卡因水解产生杂质对氨基苯甲酸；利血平在光照和有氧存在下均易被氧化变质，光氧化产物无降压作用。

（二）杂质的分类

1. 按杂质的来源分类

（1）一般杂质　是指在自然界中分布较广泛，在多种药物的生产和贮存过程中容易引入的杂质。如氯化物、硫酸盐、水分、铁盐、重金属等。

（2）特殊杂质　是指药物在生产和贮存过程中，由于药物本身的性质、生产方法和工艺等原因，而引入的杂质。如阿司匹林中的水杨酸、硫酸阿托品中的莨菪碱等。

2. 按杂质的性质分类

（1）影响药物稳定性的杂质　某些金属离子可能会催化药物发生氧化还原反应，如 Cu^{2+} 的存在会加速维生素 A 和 E 的氧化；水分的存在可使含有酯键和酰胺键结构的药物发生水解，从而影响药物的稳定性。

（2）毒性杂质　如重金属、砷盐、氰化物等对人体有毒害，影响用药的安全，必须严格控制。

（3）信号杂质　一般对人体无害，但其含量的多少可以反映出药物的纯度水平及生产过程是否正常。如氯化物、硫酸盐等。

第二节　药品杂质检查

一、杂质限量与检查方法

（一）杂质限量

药物中的杂质是无效甚至是有害的，但只要把杂质的量控制在一定水平以下，仍然能够保证用药的安全和有效。完全除去药物中的杂质，既不可能也没必要，而且还会造成生产上的困难和成本的增加，加重病人的经济负担。因此药物中允许有一定量的杂质存在。药物中所含杂质的最大允许量，称为杂质限量。通常用百分之几或百万分之几来表示。在药品质量标准中，杂质检查多数为限量检查。检查时，一般不需测定杂质的准确含量，只要杂质未超过限量，即为合格。

 课堂互动

想一想，在我们的学习、生活中类似限量(或限度)控制的事例。

杂质限量的定义式：

$$杂质限量 = \frac{杂质的最大允许量}{供试品量} \times 100\%$$

（二）检查方法

杂质的限量检查可分为以下三种方法。

1. 对照法　对照法是将供试品溶液与待检杂质对照溶液在相同条件下处理后，比较反应结果，从而判断供试品中所含杂质是否超过限量。通常将待检杂质对照品制成一定浓度的标准溶液，然后吸取一定体积的标准溶液制成对照溶液，以供试品溶液不比对照溶液产生的现象(如颜色或浑浊等)更明显为合格。对照溶液中的杂质对照品量就是杂质的最大允许量，也就是标准溶液的浓度(C)与体积(V)的乘积。因此杂质限量(L)的计算公式为：

$$杂质限量 = \frac{标准溶液的浓度 \times 标准溶液的体积}{供试品量} \times 100\%$$

$$L = \frac{C \times V}{S} \times 100\%$$

采用本法检查药物的杂质，要注意遵循平行原则。供试品溶液和对照溶液应在相同的条件下反应，如所用试剂、反应温度、反应时间等均应相同，以保证结果的可比性。

案例分析

对乙酰氨基酚中硫酸盐的检查

方法：取本品 2.0g，加水 100ml，加热溶解后，冷却，滤过，取滤液 25ml，制成供试品溶液，依法检查，与标准硫酸钾溶液 1.0ml（每 1ml 相当于 100μg 的 SO_4）制成的对照液比较，浊度不得更大。求硫酸盐的限量为多少？

解析：已知 $S=\dfrac{2.0}{100}\times25=0.50g$；$C=100\times10^{-6}g/ml$；$V=1.0ml$

$$L=\frac{C\times V}{S}\times100\%=\frac{100\times10^{-6}\times1.0}{0.50}\times100\%=0.02\%$$

根据计算结果，对乙酰氨基酚中硫酸盐限量为 0.02%。

案例分析

氯化钠中的砷盐检查

方法：《中国药典》2010 年版检查氯化钠中的砷盐，规定取标准砷溶液 2.0ml（每 1ml 相当于 1μg 的 As）制备标准砷斑；取氯化钠一定量，溶解后，依法检查，要求含砷量不得超过 0.00004%。应取氯化钠供试品多少克？

解析：已知 $L=\dfrac{0.00004}{100}=4.0\times10^{-7}$；$V=2.0ml$；$C=1.0\times10^{-6}g/ml$

$$\because\quad L=\frac{C\times V}{S}\quad\therefore\quad S=\frac{C\times V}{L}$$

$$S=\frac{1.0\times10^{-6}\times2.0}{4.0\times10^{-7}}=5.0(g)$$

根据计算结果，氯化钠中的砷盐检查时应取供试品 5.0g。

案例分析

葡萄糖中重金属的检查

方法：称取葡萄糖 4.0g，加水 23ml 溶解后，加醋酸盐缓冲溶液（pH 3.5）2ml。依法检查重金属（附录ⅧH 第一法），规定含重金属不得超过百万分之五，问应取标准铅溶液多少毫升？（每 1ml 相当于 10μg 的 Pb）

解析：已知 $L=\dfrac{5.0}{10^6}=5.0\times10^{-6}$；$S=4.0g$；$C=10\times10^{-6}g/ml$

根据 $L=\dfrac{C\times V}{S}$

则 $V=\dfrac{L\times S}{C}=\dfrac{5.0\times10^{-6}\times4.0}{10\times10^{-6}}=2.0(ml)$

根据计算结果，葡萄糖中重金属的检查应取标准铅液 2.0ml。

2. 灵敏度法　灵敏度法是以检测条件下反应的灵敏度来控制杂质限量的方法。本法的特点是不需要对照物质，而是以供试品不出现阳性反应为限度。如纯化水中的氯化物检查，要求在 50ml 纯化水中加入硝酸银试液，不得发生浑浊。实验证明，50ml 水中含有 0.2mg Cl 时，与硝酸银试液反应所显浑浊已较明显，因此 50ml 纯化水中氯化物的限量应小于 0.2mg。

3. 比较法　比较法是指取供试品一定量依法检查，测定与待检杂质含量相关的吸光度或旋光度等指标，不得超过规定值，以此控制杂质的限量。如地蒽酚为治疗银屑病用药，地蒽酚中二羟基蒽醌的检查方法为：取本品，加三氯甲烷制成每 1ml 中含 0.10mg 的溶液，在 432nm 的波长处测定吸光度，不得大于 0.12。

二、一般杂质的检查方法

一般杂质广泛存在于药物中，为避免重复，《中国药典》2010 年版将一般杂质的检查方法统一收载于附录中。以下主要介绍一般杂质的检查原理、方法和注意事项。

（一）氯化物检查法

1. 检查原理　在硝酸酸性条件下，药物中所含的微量氯化物杂质与硝酸银试液作用，生成氯化银白色浑浊，与一定量标准氯化钠溶液在相同条件下生成的氯化银浑浊比较，以判断供试品中的氯化物是否超过了限量。

$$Cl^- + Ag^+ \longrightarrow AgCl\downarrow（白色）$$

2. 操作方法

（1）标准氯化钠溶液的制备　称取氯化钠 0.165g，置 1000ml 容量瓶中，加水适量使溶解并稀释至刻度，摇匀，作为贮备液。临用前精密量取贮备液 10ml，置 100ml 容量瓶中，加水稀释至刻度，摇匀，即得标准氯化钠溶液（每 1ml 相当于 10μg 的 Cl）。

（2）供试品溶液和对照溶液的制备　取规定量的供试品，加水使溶解成 25ml，再加稀硝酸 10ml；置 50ml 纳氏比色管中，加水使成 40ml，摇匀，即得供试品溶液。另取该药品项下规定量的标准氯化钠溶液，置 50ml 纳氏比色管中，加稀硝酸 10ml，加水使成 40ml，摇匀，即得对照溶液。

（3）比浊与结果判定　在供试品溶液与对照溶液中，分别加入硝酸银试液 1.0ml，用水稀释使成 50ml，摇匀，在暗处放置 5 分钟，同置黑色背景上，从比色管上方向下观察，供试溶液所呈白色浑浊不得比对照溶液更浓。

3. 注意事项

（1）稀硝酸的作用　反应在硝酸酸性溶液中进行，可防止 CO_3^{2-}、PO_4^{3-}、SO_3^{2-} 等与硝酸银反应，避免这些弱酸盐的干扰；同时还可以加速氯化银沉淀的生成并产生较好的乳浊。

（2）适宜比浊浓度　在检测条件下，50ml 中含 50~80μg 的 Cl 时，所显氯化银浑浊梯度明显，便于比较。因此，供试品取用量要适当，以使氯化物的浓度在此范围内。

（3）比浊方法　氯化银为白色浑浊，将两比色管置黑色背景上，从比色管上方向下观察，易于比浊。

（4）干扰的排除　有的药物对检查有干扰，应排除干扰后再检查。如供试品溶液不澄清，可用滤纸（预先用含硝酸的水洗净其中的氯化物）滤过后检查。

若供试品溶液本身有颜色，通常采用：①内消色法。取供试品溶液两份，分置50ml 纳氏比色管中，一份加硝酸银试液，滤过，除去其中的氯化物杂质后，再加入标准氯化钠溶液作为对照溶液；另一份作为供试品溶液。这样就解决了两种溶液颜色不同的问题，然后再加硝酸银试液进行比浊检查。②外消色法。即额外加入某种试剂，使供试溶液和对照溶液颜色一致后再检查。如高锰酸钾中氯化物检查，加入适量乙醇，使高锰酸钾的颜色消失后再检查。

（二）硫酸盐检查法

1. 检查原理　在盐酸酸性溶液中，药物中所含的微量硫酸盐杂质与氯化钡作用，生成硫酸钡的白色浑浊，与一定量标准硫酸钾溶液在相同条件下的浑浊度比较，以判断药物中硫酸盐是否超过限量。

$$SO_4^{2-} + Ba^{2+} \longrightarrow BaSO_4\downarrow（白色）$$

2. 操作方法

（1）标准硫酸钾溶液的制备　称取硫酸钾 0.181g，置于 1000ml 量瓶中，加水稀释至刻度，摇匀，即得（每 1ml 相当于 100μg 的 SO_4）。

（2）供试溶液和对照溶液的制备　取规定量的供试品，加水溶解使成约 40ml，置50ml 纳氏比色管中，加稀盐酸 2ml，摇匀，即得供试品溶液。另取该品种项下规定量的标准硫酸钾溶液，按同样方法制成对照液。

（3）比浊与结果判定　在供试品溶液与对照溶液中，分别加入 25% 氯化钡溶液5ml，用水稀释至 50ml，充分摇匀，放置 10 分钟，同置黑色背景上，从比色管上方向下观察，比较两管的浑浊程度，得出结论。

3. 注意事项

（1）稀盐酸的作用　可防止 CO_3^{2-}、PO_4^{3-} 等与 Ba^{2+} 生成沉淀而干扰测定。50ml 溶液中加入 2ml 稀盐酸，反应灵敏度最佳；溶液的酸度过大，灵敏度会下降。

（2）适宜比浊浓度　50ml 溶液中含 0.1～0.5mg 的 SO_4，即相当于标准硫酸钾溶液1～5ml，在此范围内浊度梯度明显。

（3）氯化钡溶液浓度　《中国药典》2010 年版采用 25% 氯化钡溶液，该浓度的溶液较稳定，不必临用前新鲜配制。经试验，放置 1 个月后，反应效果亦无明显改变。

（三）铁盐检查法

微量铁盐的存在可能会加速药物发生氧化和降解，因此，需要控制药物中铁盐的限量。《中国药典》2010 年版采用硫氰酸盐法检查铁盐杂质。

1. 检查原理　在盐酸酸性溶液中，药物中微量铁盐与硫氰酸铵反应生成红色硫氰酸铁配位离子，与一定量的标准铁溶液用同法处理后进行比色，以控制铁盐的限量。

$$Fe^{3+} + 6\ SCN^- \xrightleftharpoons{H^+} [Fe(SCN)_6]^{3-}（白色）$$

2. 操作方法　取规定量的供试品，加水溶解使成 25ml，移置 50ml 纳氏比色管中，加稀盐酸 4ml 与过硫酸铵 50mg，用水稀释使成 35ml 后，加 30% 的硫氰酸铵溶液 3ml，再加水适量稀释成 50ml，摇匀，如显色，立即与标准铁溶液一定量按相同方法制成的对照液比较，即得。

3. 注意事项

（1）稀盐酸的作用　保持溶液酸性条件，可防止 Fe^{3+} 的水解。在中性或碱性溶液中，Fe^{3+} 可水解形成棕色或红棕色产物，影响铁盐的检查。

（2）过硫酸铵的作用　过硫酸铵作为氧化剂，可将供试品中存在的 Fe^{2+} 氧化成 Fe^{3+}，同时可防止光线使硫氰酸铁还原或分解褪色。

$$2Fe^{2+} + (NH_4)_2S_2O_8 \xrightarrow{H^+} 2Fe^{3+} + (NH_4)_2SO_4 + SO_4^{2-}$$

（3）过量的硫氰酸铵　铁盐与硫氰酸根生成配位离子的反应为可逆反应，加入过量硫氰酸铵可以增加硫氰酸铁的稳定性，提高反应灵敏度；还能防止氯离子等与铁盐生成配位化合物，从而排除氯化物等的干扰。

（4）标准铁溶液的制备　先用硫酸铁铵 $[FeNH_4(SO_4)_2 \cdot 12H_2O]$ 配制成标准铁贮备液，并加入稀盐酸防止铁盐水解；临用前取贮备液稀释成标准铁溶液（每 1ml 相当于 $10\mu g$ 的 Fe）。

（5）干扰的排除　若供试管与对照管色调不一致时，可分别移入分液漏斗中，各加正丁醇 20ml 提取，待分层后，将正丁醇层移置 50ml 纳氏比色管中，再用正丁醇稀释至 25ml，比较，即得。硫氰酸铁配位离子在正丁醇等有机溶剂中溶解度大，能增加颜色深度，且能排除某些干扰物质的影响。

（四）重金属检查法

重金属系指在实验条件下能与硫代乙酰胺或硫化钠试液作用显色的金属杂质，如银、铅、汞、铜、镉、锡、镍、锑、铋等。药品在生产过程中遇到铅的机会较多，铅在体内又易蓄积中毒，故重金属检查以铅为代表。《中国药典》2010 年版重金属检查共收载了三种方法。

1. 第一法（硫代乙酰胺法）　本法适用于溶于水、稀酸或乙醇的药物，为最常用的重金属检查法。

（1）检查原理　硫代乙酰胺在酸性（醋酸盐缓冲液 pH 3.5）条件下水解，产生硫化氢，与微量重金属离子生成黄色到棕黑色的硫化物均匀混悬液，与一定量标准铅溶液经同法处理后所显颜色比较，以判断供试品中的重金属是否超过限量。

$$CH_3CSNH_2 + H_2O \longrightarrow CH_3CONH_2 + H_2S$$
$$Pb^{2+} + H_2S \xrightarrow{pH\ 3.5} PbS \downarrow + 2H^+$$

（2）操作方法　对照溶液、供试品溶液及监控溶液的制备：取 25ml 纳氏比色管三支，甲管中加入标准铅溶液一定量与醋酸盐缓冲液（pH 为 3.5）2ml 后，加水或规定的溶剂稀释成 25ml，作为对照溶液管；乙管中加入按各品种项下规定的方法制成的供试品液 25ml，作为供试品溶液管；丙管中加入与乙管相同量的供试品，加配制供试品溶液的溶剂适量使溶解，再加与甲管相同量的标准铅溶液和醋酸盐缓冲液（pH 为 3.5）2ml 后，用溶剂稀释成 25ml，作为监控管。

比色及结果判定：于甲、乙、丙三管中分别加入硫代乙酰胺试液各 2ml，摇匀，放置 2 分钟，同置白色背景上，自上向下透视。当丙管中显出的颜色不浅于甲管时，乙管中显出的颜色与甲管比较，不得更深。

监控管（丙管）是用来监控供试品中是否有未被检出的重金属。若丙管颜色浅于甲管，说明有些重金属未呈游离状态，如可能与药物形成配合物而未被检出。此时，应取样按第二法重新检查。

（3）注意事项

① 醋酸盐缓冲溶液（pH 化气 3.5）的作用：控制溶液的 pH 值。pH 值为 3.0 ~ 3.5 时，硫化铅沉淀较完全；若酸度增大，重金属离子与硫化氢呈色变浅，甚至不显色。

② 标准铅溶液的制备：用硝酸铅配制标准铅贮备液，临用前取贮备液稀释成标准铅溶液（每 1ml 相当于 $10\mu g$ 的 Pb）。

③ 干扰的排除：若供试液呈色，应在加硫代乙酰胺试液前在对照管中滴加少量稀焦糖溶液或其他无干扰的有色溶液，使之与供试品溶液颜色一致，然后再加硫代乙酰胺试液比色。

供试品中若有微量高铁盐存在，在酸性溶液中可氧化硫化氢析出硫，产生浑浊，干扰重金属检查。可分别于甲、乙、丙三管中分别加入相同量的维生素 C $0.5 ~ 1.0g$，使 Fe^{3+} 还原成 Fe^{2+}，再依法检查。

2. 第二法（炽灼后的硫代乙酰胺法）　该法是先用适当的方法将供试品炽灼破坏，使与有机药物结合的重金属游离，再按第一法检查重金属。

本法适用于含芳环、杂环以及不溶于水、稀酸或乙醇的有机药物中的重金属检查。由于重金属可能会与芳环、杂环形成配位键，不能与硫离子反应，故需将供试品炽灼破坏后再检查。

3. 第三法（硫化钠法）　在氢氧化钠碱性条件下，重金属杂质与硫化钠试液反应生成有色的硫化物，再与一定量标准铅溶液经同法处理后所呈颜色进行比较，以判断药物中重金属的限量。

本法适用于溶于碱性水溶液而难溶于稀酸或在稀酸中生成沉淀的药物。如磺胺类、巴比妥类药物等。

（五）砷盐检查法

砷盐毒性物质，多由药物生产过程中使用的无机试剂及搪瓷反应器引入。《中国药典》2010 年版检查砷盐的方法有古蔡法、二乙基二硫代氨基甲酸银法。

1. 古蔡法

（1）检查原理　金属锌与酸作用产生新生态的氢，与药物中微量砷盐反应生成具有挥发性的砷化氢，遇溴化汞试纸产生黄色至棕色的砷斑，再与一定量标准砷溶液在相同条件下所生成的砷斑比较，判定药物中砷盐的限量。

$$As^{3+} + 3Zn + 3H^+ \longrightarrow 3Zn^{2+} + AsH_3\uparrow$$

$$AsO_3^{3-} + 3Zn + 9H^+ \longrightarrow 3Zn^{2+} + 3H_2O + AsH_3\uparrow$$

$$AsO_4^{3-} + 4Zn + 11H^+ \longrightarrow 4Zn^{2+} + 4H_2O + AsH_3\uparrow$$

砷化氢与溴化汞试纸作用：

$$AsH_3 + 2HgBr_2 \longrightarrow 2HBr + AsH(HgBr)_2（黄色）$$

$$AsH_3 + 3HgBr_2 \longrightarrow 3HBr + As(HgBr)_3（棕色）$$

（2）操作方法

① 检砷装置的准备：古蔡法检查砷的装置见图3-1。

测定前，于导气管 C 中装入醋酸铅棉花60mg，装管高度为60～80mm，再于旋塞 D 的顶端平面上放一片溴化汞试纸，盖上旋塞盖 E 并旋紧。

② 标准砷斑的制备：精密量取标准砷溶液2ml，置 A 瓶中，加盐酸5ml 与水21ml，再加碘化钾试液5ml 与酸性氯化亚锡试液5滴，在室温放置10分钟后，加锌粒2g，立即将装妥的导气管 C 密塞于 A 瓶上，并将 A 瓶置25℃～40℃的水浴中，反应45分钟，取出溴化汞试纸，即得。

③ 供试品砷斑的制备：取按各品种项下规定方法制成的供试溶液，置 A 瓶中，照标准砷斑的制备，自"再加碘化钾试液5ml"起，依法操作。将生成的砷斑与标准砷斑比较，不得更深。

（3）注意事项

① 碘化钾及氯化亚锡的作用：由于五价砷还原为砷化氢的速度较三价砷慢，在反应液中加入碘化钾及氯化亚锡，可将 As^{5+} 还原成 As^{3+}，使砷化氢生成速度加快。

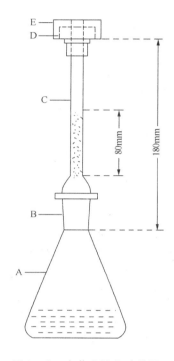

图3-1 古蔡法检查砷装置
A—砷化氢发生瓶；B—中空磨口塞；C—导气管
D—具孔有机玻璃旋；E—具孔有机玻璃旋塞盖

$$AsO_4^{3-} + 2I^- + 2H^+ \longrightarrow AsO_3^{3-} + I_2 + H_2O$$

$$AsO_4^{3-} + Sn^{2+} + 2H^+ \longrightarrow AsO_3^{3-} + Sn^{4+} + H_2O$$

氯化亚锡与碘化钾还能抑制锑化氢的生成，防止锑斑形成。在实验条件下，100μg的锑也不干扰测定。

氯化亚锡还能促进锌与盐酸作用。锌可与氯化亚锡反应，锌置换出锡沉积在锌的表面，形成局部电池，加快锌与盐酸作用，使氢气均匀而连续地发生。

② 醋酸铅棉花的作用：用于吸收硫化氢气体，消除硫化氢的干扰。供试品及锌粒中可能含有少量的硫化物，在酸性条件下产生硫化氢气体，与溴化汞试纸作用产生硫化

汞色斑而干扰砷斑检查。

③ 标准砷溶液的制备与用量：用三氧化二砷配制标准砷贮备液，临用前取贮备液稀释成标准砷溶液（每 1ml 相当于 1μg 的 As）。砷斑颜色过深或过浅都会影响比色的准确性，《中国药典》2010 年版规定取标准砷溶液 2ml 制备标准砷斑，所得砷斑清晰。

2. 二乙基二硫代氨基甲酸银法（Ag–DDC 法）　是利用金属锌与酸作用产生新生态氢，与微量砷盐反应生成具挥发性的砷化氢，还原二乙基二硫代氨基甲酸银，产生红色的胶态银，与一定量标准砷溶液在相同条件下所呈颜色进行比较，以控制砷盐的限量。比色的方法可以用目视比色，也可用在 510nm 波长处测定吸光度的方法。

本反应为可逆反应，加入有机碱可与反应生成的二乙基二硫代氨基甲酸（HDDC）结合，有利于反应向右定量进行完全，所以《中国药典》现行版规定配制 Ag–DDC 试液时，加入一定量的三乙胺。

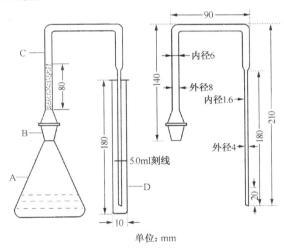

图 3–2　二乙基二硫代氨基甲酸银法检砷装置
A—标准磨口锥形瓶；B—中空的标准磨口塞；C—导气管；D—平底玻璃管

（六）酸碱度检查法

酸碱度检查法是检查药物中的酸碱性杂质。在生产过程中使用过酸或碱处理的药物，或对酸碱不稳定的药物，如酯类、酰胺类等，一般需进行酸碱度的检查。

检查中，采用碱滴定液进行滴定或规定的 pH 值小于 7.0 的称"酸度"；采用酸滴定液进行滴定或规定的 pH 值大于 7.0 的称"碱度"；检查时先后用酸滴定液和碱滴定液分别进行滴定或规定的 pH 值范围在 7.0 左右两侧的称"酸碱度"。药物的酸碱度检查，常用以下三种方法：

1. 指示剂法　是利用规定指示剂的变色 pH 值范围作为限度指标，控制供试品中酸性或碱性杂质的方法。如纯化水的酸碱度检查：取本品 10ml，加甲基红指示液 2 滴，不得显红色（控制其酸度，pH 值 4.2 以上）；另取 10ml，加溴麝香草酚蓝指示液 5 滴，不得显蓝色（控制其碱度，pH 值 7.6 以下）。

2. 酸碱滴定法　是在规定的指示液条件下，用规定浓度的酸或碱滴定液滴定供试品溶液中碱性或酸性杂质，以消耗酸或碱滴定液的体积作为限度指标，来控制酸碱性杂质。

3. pH 值测定法　是采用电位法测定供试品溶液的 pH 值，来检查药物中酸碱性杂质的方法。pH 值测定法准确度高，对于酸碱度要求较严的注射液、供配制注射剂用的原料药以及酸碱度会明显影响其稳定性的药物，大多采用本法检查酸碱度。如注射用水的 pH 值，按"pH 值测定法"检查，应为 5.0 ~ 7.0。

案例分析

氯化钠中酸碱度的检查

方法：取本品 5.0g，加水 50ml 溶解后，加溴麝香草酚蓝指示液 2 滴，如显黄色，加氢氧化钠滴定液（0.02mol/L）0.10ml，应变为蓝色；如显蓝色或绿色，加盐酸滴定液（0.02mol/L）0.20ml，应变为黄色。

解析：溴麝香草酚蓝指示液的变色范围 pH6.0 ~ 7.6（黄 ~ 蓝）。若氯化钠溶液加溴麝香草酚蓝指示液显黄色，说明溶液 pH 值小于 6.0，含有酸性杂质，用消耗氢氧化钠滴定液（0.02mol/L）的体积控制。反之，若溶液显蓝色或绿色，说明溶液 pH 值大于 7.6，有碱性杂质，需用消耗盐酸滴定液（0.02mol/L）的体积控制。可以算出，5.0g 氯化钠中所含酸性杂质的限量为 0.002mmol，碱性杂质的限量为 0.004mmol。

（七）硒、氟及硫化物检查法

1. 硒检查法　药物中的微量硒主要来自生产中使用的试剂，硒化合物（二氧化物）对人体有剧毒，因此，必须控制其限量。检查时需先将药物用氧瓶燃烧法破坏，硒转化成高价氧化物（SeO_3），用硝酸溶液吸收；再用盐酸羟胺将 Se^{6+} 还原为 Se^{4+}；在 pH 为 2.0 ± 0.2 的条件下，Se^{4+} 与二氨基萘试液反应，生成 4,5 - 苯并苯硒二唑，用环己烷提取后在 378nm 波长处测定吸光度。供试液的吸光度不得大于对照液的吸光度。

$$SeO_3 + H_2O \longrightarrow H_2SeO_4$$

$$H_2SeO_4 + 2NH_2OH \longrightarrow H_2SeO_3 + N_2 + 3H_2O$$

标准硒溶液用亚硒酸钠配制而成，每 1ml 标准硒溶液相当 1μg 的 Se。

2. 氟检查法　用于检查有机氟化合物中氟的含量。有机氟化物经氧瓶燃烧分解产生氟化氢，用水吸收；在 pH4.3 时，F$^-$ 与茜素氟蓝、硝酸亚铈以 1:1:1 结合成蓝紫色配位化合物；于 610nm 波长处测定吸光度，与氟对照溶液在相同条件下所得吸光度比较，计算供试品中氟的含量。

氟对照溶液是用氟化钠配制而成，每 1ml 氟对照溶液相当于 20μg 的 F。

3. 硫化物检查法　是利用硫化物与盐酸作用产生硫化氢气体，遇醋酸铅试纸产生棕色的硫化铅"硫斑"，与一定量的标准硫化钠溶液在相同条件下生成的"硫斑"比较，判断供试品中硫化物是否超过限量。

硫化物检查法的仪器装置与古蔡法检砷的装置相同，但导气管中不装醋酸铅棉花，试纸改用醋酸铅试纸。

（八）干燥失重测定法

干燥失重系指药物在规定的条件下，经干燥至恒重后所减失的重量，通常以百分率表示。干燥失重测定法主要检查药物中的水分，也包括其他挥发性物质如乙醇等。

1. 常压恒温干燥法　本法适用于受热较稳定的药物。将供试品置于已在相同条件干燥至恒重的扁形称量瓶中，精密称定，除另有规定外，于干燥箱内 105℃ 干燥至恒重，以减失的重量和取样量计算供试品的干燥失重。

$$干燥失重\% = \frac{减失的重量}{供试品重} \times 100\%$$

供试品干燥时，应平铺在扁形称量瓶中，其厚度不超过 5mm；如为疏松物质，厚度不超过 10mm；较大结晶的药物，应先捣碎使成 2mm 以下的小粒。除另有规定外，干燥至恒重是指在规定条件下供试品连续两次干燥后称重的差异在 0.3mg 以下。干燥时间一般第一次 2~4 小时，第二次及以后每次 1 小时，直至恒重。

2. 干燥剂干燥法　适用于受热易分解或易升华的药物，如氯化铵、苯佐卡因等。将供试品置于干燥器内，利用干燥器内的干燥剂吸收供试品中的水分，干燥至恒重。常用的干燥剂有硅胶、硫酸和五氧化二磷等，其中五氧化二磷的吸水效力、吸水容量和吸水速度均较好，但价格较贵，且不能反复使用。硫酸的吸水效力与吸水速度次于五氧化二磷，但吸水容量比五氧化二磷大，价格也较便宜。硅胶的吸水效力仅次于五氧化二磷，大于硫酸。试验用硅胶为变色硅胶，其中加有氯化钴。无水氯化钴呈蓝色，吸水后生成含两分子结晶水的氯化钴而呈淡红色，于 105℃ 干燥脱水后又复成蓝色。因此，变色硅胶具有使用方便、价廉、无腐蚀性且可反复使用的特点，是最常用的干燥剂。

3. 减压干燥法　适用于熔点低、受热不稳定及难除水分的药物。在减压条件下，可降低干燥温度和缩短干燥时间。有的药物熔点低，或对热不稳定不能加热，则可在减压干燥器（通常为室温）中采用减压下干燥的方法。能耐受一定温度的药物，可在恒温减压干燥器中采用减压下加热干燥的方法。采用减压干燥法时，除另有规定外，压力应在 2.67kPa（20mmHg）以下。

（九）炽灼残渣检查法

炽灼残渣检查法用于检查有机药物中的非挥发性无机杂质（如金属的氧化物或无机

盐类）。个别受热挥发或分解的无机药物如氯化铵也做此项检查。

1. 检查原理　有机药物经加硫酸、高温炽灼破坏，成为挥发性物质逸出，残留的非挥发性无机杂质成为硫酸盐，即炽灼残渣。

2. 检查方法　取供试品 1.0～2.0g 或各药品项下规定的重量，置已炽灼至恒重的坩埚中，精密称定，缓缓炽灼至完全炭化，放冷；除另有规定外，加硫酸 0.5～1ml 使湿润，低温加热至硫酸蒸气除尽后，在 700℃～800℃ 炽灼使完全灰化，移置干燥器内，放冷，精密称定后，再在 700℃～800℃ 炽灼至恒重，即得。

3. 注意事项

（1）加硫酸处理的目的是使无机杂质转化为稳定的硫酸盐。所以炽灼残渣又称硫酸灰分。

（2）如需将炽灼残渣留作重金属检查，则炽灼温度须控制在 500℃～600℃。温度过低灰化不完全，温度太高重金属杂质挥发逸失。

（十）溶液颜色检查法

溶液颜色检查法是控制药物中有色杂质的方法。《中国药典》2010 年版收载有目视比色法、分光光度法、色差计法三种检查方法。

1. 目视比色法　取规定量的供试品，加水溶解，置 25ml 的纳氏比色管中加水稀释至 10ml，另取规定色调和色号的标准比色液 10ml，置于纳氏比色管中，两管同置白色背景上，自上向下透视或平视观察，供试品管呈现的颜色与对照品管比较，不得更深。

标准比色液由三种有色无机盐重铬酸钾、硫酸铜和氯化钴按不同比例配制而成。先分别配成黄绿、黄、橙黄、橙红和棕红五种色调的标准贮备液，再分别加水稀释，每种色调可制成颜色深浅不同的 10 个色号的标准比色液。

如对乙酰氨基酚乙醇溶液的颜色检查：取本品 1.0g，加乙醇 10ml 溶解后，如显色，与棕红色 2 号或橙红色 2 号标准比色液比较，不得更深。

2. 分光光度法　是通过测定供试品溶液在规定波长处的吸光度，检查药物中有色杂质的方法。如维生素 C 易受外界条件影响而变色，《中国药典》2010 年版规定，取本品 3.0g，加水 15ml，振摇使溶解，溶液应澄清无色；如显色，将溶液经 4 号垂熔玻璃漏斗滤过，取滤液，照紫外－可见分光光度法，在 420nm 的波长处测定吸光度，不得过 0.03。

3. 色差计法　色差计法是通过色差计直接测定溶液的透射三刺激值，对其颜色进行定量表述和分析的方法。当目视比色法较难判定供试品与标准比色液之间的差异时，应考虑采用本法进行测定与判断。

《中国药典》2010 年版中，各品种项下规定的"无色"是指供试品溶液的颜色与所用溶剂相同，"几乎无色"是指供试品溶液的颜色浅于用水稀释 1 倍后的相应色调 1 号标准比色液。

（十一）易炭化物检查法

易炭化物检查法是检查药物中遇硫酸易炭化或易氧化而呈色的微量有机杂质。此类杂质多数是结构未知的，用硫酸呈色的方法可以简便地控制此类杂质的总量。

方法：取内径一致的两支比色管，甲管中加各品种项下规定的对照液5ml；乙管中加硫酸[含H_2SO_4 94.5% ~ 95.5%（g/g）]5ml后，分次缓缓加入规定量的供试品，振摇使溶解。除另有规定外，静置15分钟后，将两管同置白色背景前，平视观察，乙管中所显颜色不得较甲管更深。

对照液主要有三类：①用"溶液颜色检查"项下的标准比色液作为对照液；②用比色用氯化钴液、比色用重铬酸钾液和比色用硫酸铜液按规定方法配成的对照液；③一定浓度的高锰酸钾液。

如阿司匹林中易炭化物的检查：取本品0.5g，加硫酸5ml后，如显色，与对照液（取比色用氯化钴液0.25ml、比色用重铬酸钾液0.25ml、比色用硫酸铜液0.40ml，加水使成5ml）比较，不得更深。

（十二）澄清度检查法

澄清度检查法是检查药物溶液中的微量不溶性杂质。澄清度是控制注射用原料药纯度的重要指标。

1. 浊度标准液的制备

（1）反应原理 乌洛托品在偏酸性条件下水解产生甲醛，甲醛与肼缩合生成甲醛腙，不溶于水，形成白色浑浊。

$$(CH_2)_6N_4 + 6H_2O \longrightarrow 6HCHO + 4NH_3$$

$$\begin{array}{ccc} & H & & & & & H \\ & | & & & & & | \\ H-C=O & + H_2N-NH_2 & \longrightarrow & H-C=N-NH_2\downarrow & + H_2O \end{array}$$

（2）制备方法 首先用1%的硫酸肼溶液和10%乌洛托品溶液等量混合，配制成浊度标准贮备液。置冷处避光保存，可在两个月内使用，用前摇匀。取上述浊度标准贮备液15.0ml，置1000ml量瓶中，加水稀释至刻度，摇匀，即得浊度标准原液，用前摇匀。临用前，取浊度标准原液与水，按表3-1配制，即得不同级号的浊度标准液。

表3-1 浊度标准液的配制

级 号	0.5	1	2	3	4
浊度标准原液/ml	2.5	5.0	10.0	30.0	50.0
水/ml	97.5	95.0	90.0	70.0	50.0

2. 供试品的检查 取一定浓度的供试品溶液与规定级号的浊度标准液，分别置配对的比浊用玻璃管中，在浊度标准液制备5分钟后，在暗室内垂直同置于伞棚灯下，照度为1000lx，从水平方向观察、比较，用以检查溶液的澄清度或其浑浊程度。

《中国药典》2010年版中，品种项下规定的"澄清"，系指供试品溶液的澄清度与所用溶剂相同，或不超过0.5级浊度标准液的浊度。"几乎澄清"，系指供试品溶液的浊度介于0.5号至1号浊度标准液的浊度之间。

三、特殊杂质检查

在《中国药典》2010 年版中，特殊杂质的检查方法列在正文各品种的检查项下。药物中特殊杂质检查的基本原理，是根据药物和杂质在物理或化学性质上的差异进行的。

（一）利用药物和杂质在物理性质上的差异

1. **臭味及挥发性的差异** 若药物中存在特殊臭味的杂质，可以从臭味判断该杂质的存在。如《中国药典》2010 年版检查麻醉乙醚中的异臭，取本品 10ml，置瓷蒸发皿中，使自然挥发，挥发完毕后，不得有异臭。再如乙醇中不挥发物的检查：取本品 40ml，置 105℃恒重的蒸发皿中，于水浴上蒸干后，在 105℃ 干燥 2 小时，遗留残渣不得过 1mg。

2. **颜色的差异** 若药物本身无色，但其分解产物等杂质有色。可用检查供试品溶液颜色的方法，控制有色杂质的量。具体方法参见"溶液颜色检查法"。

3. **溶解行为的差异** 如葡萄糖中糊精的检查，利用葡萄糖可溶于热乙醇而糊精难溶的性质，取葡萄糖 1.0g，加乙醇 20ml，置水浴上加热回流约 40 分钟，溶液应澄清，即用乙醇溶液的澄清度来控制糊精的限量。

4. **旋光性的差异** 利用药物与杂质旋光性质的差异，可通过测定旋光度或比旋度控制杂质的限量。如硫酸阿托品为消旋体，无旋光性，而莨菪碱为左旋体。《中国药典》2010 年版规定，供试品溶液（50mg/ml）的旋光度不得过 −0.4°，以此控制莨菪碱的限量。

5. **利用药物和杂质光学性质的差异**

（1）**紫外 - 可见分光光度法** 在某一波长处，杂质有吸收而药物无吸收时，通常是采用检查杂质吸光度的方法控制杂质的限量。如肾上腺素中肾上腺酮的检查，肾上腺酮在 310nm 处有吸收，而肾上腺素在此波长处无吸收。《中国药典》2010 年版规定，取本品加盐酸溶液（9→2000）制成每 1ml 中含 2.0mg 的溶液，在 310nm 波长处测定，吸光度不得过 0.05。已知肾上腺酮在该波长处吸收系数（$E_{1cm}^{1\%}$）为 453，通过计算可知控制酮体的限量为 0.06%。

有的杂质和药物的吸收光谱有重叠，无法直接测定杂质的吸光度，但杂质的存在改变了药物吸收曲线的形态，可通过限定这种改变，如控制供试品溶液在某两个波长处的吸光度比值，来控制杂质的限量。如碘解磷定注射液中分解产物的检查。

（2）**红外分光光度法** 在杂质检查

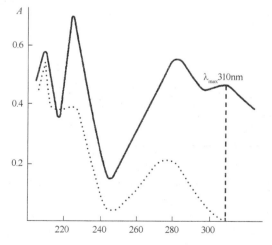

图 3-3 肾上腺素和肾上腺酮的紫外吸收光谱图

中，红外分光光度法主要用于药物中无效或低效晶型的检查。如《中国药典》2010 年版用本法检查甲苯咪唑中 A 晶型。

（二）利用药物和杂质在化学性质上的差异

1. 酸碱性的差异　如苯巴比妥中苯基丙二酰脲的检查，苯基丙二酰脲的酸性较强，该杂质在溶液中超过一定浓度就会使甲基橙指示液显红色。《中国药典》2010 年版规定供试品溶液中加甲基橙指示液不得显红色，以此来控制该杂质的限量。

2. 氧化还原性的差异　如氯化钠中的碘化物检查，原理是利用碘离子有较强的还原性，可被亚硝酸氧化析出碘，遇淀粉显蓝色。《中国药典》2010 年版规定，向供试品中滴加淀粉混合液（含硫酸、亚硝酸钠），使湿润，置日光下观察，5 分钟内不得显蓝色痕迹。

3. 杂质与一定试剂产生沉淀　如检查甘露醇、枸橼酸钾等药物中的草酸盐，是利用草酸根离子在氨碱性条件下与氯化钙试液反应，生成草酸钙白色沉淀来进行检查的。

4. 杂质与一定试剂产生颜色　因显色反应很多，此类方法应用很广泛。如盐酸吗啡中罂粟酸的检查，方法是取本品一定量加水溶解后，加稀盐酸及三氯化铁试液，不得显红色。原理是罂粟酸在酸性条件下能与三氯化铁反应生成红色的罂粟酸铁，盐酸吗啡在此条件下不反应。

（三）利用药物和杂质在色谱行为上的差异

色谱法利用药物与杂质在吸附或分配性质上的差异将其分离，同时又可以检测，近年来在特殊杂质的检查方面应用较广，常用的方法有：薄层色谱法、纸色谱法、高效液相色谱法和气相色谱法等。下面仅介绍薄层色谱法和高效液相色谱法。

1. 薄层色谱法　薄层色谱法简便、快速、灵敏、不需特殊设备，在杂质检查中应用较多。薄层色谱法进行杂质检查常用以下几种方法：

（1）杂质对照品法　检查时，取一定浓度的杂质对照品溶液和供试品溶液，分别点样于同一薄层板上，展开、显色定位后检查，供试品溶液所含杂质的斑点颜色，与相应的杂质对照品溶液的主斑点比较，不得更深。此法适用于杂质已知，并具备该杂质对照品的情况。

如克霉唑中咪唑的检查：取本品，加三氯甲烷制成每 1ml 中约含 100mg 的溶液，作为供试品溶液。另取咪唑对照品，加三氯甲烷制成每 1ml 中约含 0.50mg 的溶液，作为对照品溶液。照薄层色谱法试验，吸取上述两种溶液各 5μl，分别点于同一硅胶 G 薄层板上，以二甲苯 - 正丙醇 - 浓氨溶液（180:20:1）为展开剂，展开后，晾干，在碘蒸气中显色。供试品溶液如显与对照品溶液相应的杂质斑点，其颜色与对照品溶液的主斑点比较，不得更深（0.5%）。

（2）供试品溶液自身稀释对照法　该法是将供试品溶液按限量要求稀释至一定浓度作为对照溶液，与供试品溶液分别点加于同一薄层板上，展开后显色，供试品溶液所显杂质斑点颜色，不得深于对照溶液所显主斑点颜色（或荧光强度）。该法简便易行，不需要杂质对照品，还可配成系列浓度的自身稀释对照溶液。当杂质的结构难以确定，或无杂质的对照品时，可采用此法。但该法仅限于杂质斑点的颜色与主成分斑点颜色相同或相近的情况下使用。

案例分析

吡罗昔康中有关物质的检查

方法：取本品，加三氯甲烷溶解并制成 20mg/ml 的溶液，作为供试品溶液；精密量取供试品溶液适量，加三氯甲烷稀释成 0.2mg/ml 的溶液，作为对照溶液。照薄层色谱法试验，吸取上述两种溶液各 10μl，分别点于同一硅胶 GF$_{254}$ 薄层板上。以三氯甲烷－丙酮－甲醇(25∶25∶5)为展开剂，展开，晾干，置紫外光灯(254nm)下检视。供试品溶液如显杂质斑点，与对照溶液所显的主斑点比较，不得更深。

解析：该法为供试品溶液自身稀释对照法，是将稀释了 100 倍的供试品溶液作为对照溶液。薄层色谱可将吡罗昔康与有关物质分离，然后置紫外光灯下检视。利用药物和杂质均有紫外吸收的性质，使荧光淬灭，在硅胶 GF$_{254}$ 薄层板上显暗斑，来检视有关物质。以对照溶液主斑点为最大允许量，来控制供试品溶液中有关物质的量。

（3）灵敏度法 该法是在规定的试验条件下，利用显色剂对规定量的杂质的最小检出量来控制杂质限量的方法(即不允许有杂质斑点出现)。如异烟肼中游离肼的检查，规定在实验条件下，在供试品主斑点前方与硫酸肼斑点相应的位置上，不得显黄色斑点。

（4）对照药物法 当无合适的杂质对照品，或者供试品中杂质斑点的颜色与主成分斑点的颜色有差异时，可用与供试品相同的药物作为对照品。此对照药物中所含待检杂质应符合限量要求，且稳定性好。

2. 高效液相色谱法 高效液相色谱法分离效能高、专属性强、检测灵敏性好，可以准确地测定各组分的峰面积。该法在杂质检查中的应用日益增多，特别是已使用高效液相色谱法测定含量的药物，可采用同一色谱条件进行杂质检查。常用杂质检查方法有：

（1）面积归一化法 检查时，取供试品溶液进样，经高效液相色谱分离后，测量各峰的面积和色谱图上除溶剂峰以外的总色谱峰面积，计算各杂质峰面积占总峰面积的百分率，不得超过规定的限量。该法用于杂质检查时，由于测定误差较大，因此，通常只用于粗略考察供试品中的杂质含量，一般不宜用于微量杂质的检查。

（2）不加校正因子的主成分自身对照法 该法适用于没有杂质对照的情况。检查时，按规定将供试品溶液稀释成与杂质限度相当的溶液，作为对照溶液。分别取供试品溶液和对照溶液进样，测量供试品溶液色谱图上各杂质峰面积，并与对照溶液主成分的峰面积比较，计算杂质含量。如醋酸甲羟孕酮中检查有关物质即采用此法。

（3）加校正因子的主成分自身对照法　在建立方法时，需利用杂质对照品和药物对照品。将杂质对照品和药物对照品配制成一定浓度的溶液，进行色谱分离后，按下式求出杂质相对于主成分的校正因子。

$$\frac{C_R}{C_S} = f \times \frac{A_R}{A_S} \qquad 校正因子(f) = \frac{A_S/C_S}{A_R/C_R}$$

式中，A_S 为药物对照品的峰面积；A_R 为杂质对照品的峰面积；C_S 为药物对照品的浓度；C_R 为杂质对照品的浓度。此校正因子的数据可直接载入各品种项下，在常规检验时用以校正该杂质的实测峰面积。

测定杂质含量时，将供试品溶液稀释成与杂质限度相当的溶液，作为对照溶液。然后取供试品溶液和对照溶液适量，分别进样，测量供试品溶液色谱图上各杂质的峰面积，分别乘以相应的校正因子后与对照溶液主成分的峰面积比较，即可计算各杂质的含量。

此外，高效液相色谱法测定杂质含量还有内标法和外标法，具体内容与第四章第二节高效液相色谱法测定药物含量的方法相同。

实训与操作　氯化钠的检验技术

一、工作任务

1. 氯化钠的鉴别。
2. 氯化钠的杂质检查。
3. 氯化钠的含量测定。

二、质量标准

《中国药典》2010 年版二部。

三、试药及仪器

1. 试药　氯化钠，稀盐酸，稀硝酸，盐酸，硫酸，氨试液，硝酸银试液，苯酚红混合液，0.01% 氯胺 T 溶液，0.1mol/L 硫代硫酸钠溶液，硫代乙酰胺试液，碘化钾试液，酸性氯化亚锡试液，醋酸盐缓冲液（pH 3.5），25% 氯化钡溶液，2% 糊精溶液，2.5% 硼砂溶液，淀粉混合液，荧光黄指示液，溴麝香草酚蓝指示液，标准溴化钾溶液，标准硫酸钾溶液，标准铅溶液，标准砷溶液，硝酸银滴定液（0.1mol/L），氢氧化钠滴定液（0.02mol/L），盐酸滴定液（0.02mol/L），醋酸铅棉花，溴化汞试纸，碘化钾淀粉试纸，二氧化锰，锌粒。

2. 仪器　量筒（5ml、10ml、20ml、25ml、50ml），刻度吸管（0.2ml），移液管（1ml、2ml、5ml），纳氏比色管（10ml、25ml、50ml），称量瓶，蒸发皿，滴定管，检砷器，镊子，铂丝，酒精灯，电炉，恒温水溶锅，托盘天平，分析天平，紫外-可见分光光度计。

四、操作规范

(一)鉴别

本品显钠盐与氯化物的鉴别反应。

1. **焰色反应** 取铂丝，用盐酸湿润后，蘸取供试品，在无色火焰中燃烧，火焰即显鲜黄色。

2. **与硝酸银反应** 取供试品溶液，加稀硝酸使成酸性后，滴加硝酸银试液，即生成白色凝乳状沉淀；分离，沉淀加氨试液即溶解，再加稀硝酸酸化后，沉淀复生成。

3. **与二氧化锰反应** 取供试品少量，置试管中，加等量的二氧化锰，混匀，加硫酸湿润，缓缓加热，即发生氯气，能使湿润的碘化钾淀粉试纸显蓝色。

(二)检查

1. **酸碱度的检查** 取本品 5.0g，加水 50ml 溶解后，加溴麝香草酚蓝指示液 2 滴，如显黄色，加氢氧化钠滴定液（0.02mol/L）0.10ml，应变为蓝色；如显蓝色或绿色，加盐酸滴定液（0.02mol/L）0.20ml，应变为黄色。

2. **溶液的澄清度与颜色的检查** 取本品 5.0g，加水 25ml 溶解后，溶液应澄清无色。

3. **碘化物的检查** 取本品的细粉 5.0g，置瓷蒸发皿内，滴加新配制的淀粉混合液（内含可溶性淀粉、0.025mol/L 硫酸溶液及亚硝酸钠试液）适量使晶粉湿润，置日光下（或日光灯下）观察，5 分钟内晶粒不得显蓝色痕迹。

4. **溴化物的检查** 取本品 2.0g，置 100ml 量瓶中，加水溶解并稀释至刻度，摇匀。精密量取 5ml，置 10ml 比色管中，加苯酚红混合液 2.0ml 和 0.01% 氯胺 T 溶液（临用新制）1.0ml，立即混匀，准确放置 2 分钟，加 0.1mol/L 的硫代硫酸钠溶液 0.15ml，用水稀释至刻度，摇匀，作为供试品溶液；另取标准溴化钾溶液（每 1ml 溶液相当于 2μg 的 Br）5.0ml，置 10ml 比色管中，同法制备，作为对照溶液。取对照溶液和供试品溶液，照紫外-可见分光光度法，以水为空白，在 590nm 处测定吸光度，供试品溶液的吸光度不得大于对照溶液的吸光度（0.01%）。

5. **硫酸盐的检查** 取本品 5.0g，加水溶解使成约 40ml；溶液如不澄清，应滤过；置 50ml 纳氏比色管中，加稀盐酸 2ml，摇匀，即得供试溶液。另取标准硫酸钾溶液（每 1ml 相当于 100μg 的 SO₄）1.0ml，置 50ml 纳氏比色管中，加水使成约 40ml，加稀盐酸 2ml，摇匀，即得对照溶液。于供试溶液与对照溶液中，分别加入 25% 氯化钡溶液 5ml，用水稀释至 50ml，充分摇匀，放置 10 分钟，同置黑色背景上，从比色管上方向下观察、比较，供试品溶液不得比对照溶液产生的白色浑浊更浓（0.002%）。

6. **重金属的检查** 取 25ml 纳氏比色管三支，甲管中加入标准铅溶液（每 1ml 相当于 10μg 的 Pb）1.0ml 与醋酸盐缓冲液（pH 为 3.5）2ml，加水稀释成 25ml，作为对照溶液；乙管中加入本品5.0g，加水20ml溶解后，加醋酸盐缓冲液(pH为3.5)2ml，加水适量使成25ml，作为供试品溶液；丙管中加入本品5.0g，加水20ml使溶解，再加标准铅溶液1.0ml和醋酸盐缓冲液(pH为3.5)2ml后，加水稀释成25ml。于甲、乙、丙三管中分别加入硫代乙酰胺试液各2ml，摇匀，放置2分钟，同置白色背景上，自上向下透视。当丙管中显出的颜色不浅于甲管时，乙管中显出的颜色与甲管比较，不得更深（含重金属不得过百万分之二）。

7. 砷盐的检查

(1) 检砷装置的准备 称取60mg醋酸铅棉花撕成疏松状，每次少量用小玻棒轻而均匀地装入导气管，装管高度为60～80mm。用镊子取出一片溴化汞试纸(试纸大小以能覆盖孔径而不露出平面外为宜)，置旋塞顶端平面上，盖住孔径，旋紧旋塞盖。

(2) 标准砷斑的制备 精密量取标准砷溶液（每1ml相当于1μg的As)2ml，置检砷瓶中，加盐酸5ml与水21ml，再加碘化钾试液5ml与酸性氯化亚锡试液5滴，在室温放置10分钟后，加锌粒2g，立即将已装好醋酸铅棉花及溴化汞试纸的导气管密塞于检砷瓶上，并将检砷瓶置于25℃～40℃水浴中，反应45分钟，取出溴化汞试纸，即得。

(3) 供试品砷盐检查 取供试品5.0g，加水23ml溶解后，加盐酸5ml，置检砷瓶中，照以上标准砷斑的制备，自"再加碘化钾试液5ml"起，依法平行操作，将生成的砷斑与标准砷斑比较，不得更深（0.00004%)。

(三)含量测定

取本品约0.12g，精密称定，加水50ml溶解后，加2%糊精溶液5ml、2.5%的硼砂溶液2ml与荧光黄指示液5～8滴，用硝酸银滴定液(0.1mol/L)滴定。每1ml硝酸银滴定液(0.1mol/L)相当于5.844mg的NaCl。

(四)计算

$$氯化钠含量\% = \frac{V \times T \times F}{S} \times 100\%$$

五、注意事项

1. 比色、比浊前应使比色管内试剂充分混匀。比色方法是将两管同置白色背景上，平视或自上而下观察；比浊方法是将两管同置于黑色背景上，从上向下垂直观察。使用过的比色管应及时清洗，注意不能用毛刷刷洗，可用重铬酸钾洗液浸泡。

2. 一般情况下供试品取样1份进行检查即可。如结果不符合规定或在限度边缘时，应对样品管和对照管各复检2份，方可判定。

3. 砷盐检查时：①不能使用定性滤纸制备溴化汞试纸，因为所显的砷斑色暗、梯度不规律；②锌粒的大小以通过1号筛为宜，锌粒太大时，用量酌情增加，反应时间也应延长为1小时；③检砷装置应严密不漏气，必要时可在各接头处涂少量熔化的石蜡；④砷斑遇光、热、湿气等颜色即变浅或褪色。因此，砷斑制成后应立即观察比较。

六、结果与讨论

（一）结果

药品检验记录

检品名称	氯化钠	规　格	
批　　号		数　量	
请验单位		请验人	
检验日期		报告日期	
检验依据		检验目的	

【鉴别】

1. 焰色反应

标准规定：

现象：　　　　　　　　　　　　　　　　　　结论：

2. 与硝酸银反应

标准规定：

现象：　　　　　　　　　　　　　　　　　　结论：

3. 与二氧化锰反应

标准规定：

现象：　　　　　　　　　　　　　　　　　　结论：

【检查】

（1）酸碱度

标准规定：

现象：　　　　　　　　　　　　　　　　　　结论：

（2）溶液的澄清度

标准规定：

现象：　　　　　　　　　　　　　　　　　　结论：

（3）碘化物

标准规定：

现象：　　　　　　　　　　　　　　　　　　结论：

（4）溴化物

标准规定：

现象：　　　　　　　　　　　　　　　　　　结论：

（5）硫酸盐

标准规定：

现象：　　　　　　　　　　　　　　　　　　结论：

（6）重金属

标准规定：

现象：　　　　　　　　　　　　　　　　　　结论：

（7）砷盐

标准规定：

现象：　　　　　　　　　　　　　　　　　　结论：

续表

【含量测定】		

滴定液 F 值：　　　　滴定度(T)：　　　　滴定管：　　色　　ml

数据记录：

| | 样品1 | 样品2 | 样品3 |

称量(S, g)：

供试品消耗滴定液体积(V, ml)：

含量(%)计算：

含量(%)平均值：

标准规定	本品按干燥品计算，含氯化钠(NaCl)不得少于99.5%		
结论			
检验人		复核人	

(二)讨论

1. 氯化物、重金属及砷盐检查过程中，所加入的各种试剂的作用是什么?

2. 在药物的杂质检查中，量取标准溶液应当选用的量器是什么? 称取供试品应当选用哪种天平?

3. 在氯化钠的含量测定中，加入糊精溶液及硼砂溶液的作用是什么?

同 步 训 练

【A 型题】

1. 药物杂质检查的目的是(　　　)

　　A. 控制药物的纯度　　　　　　B. 控制药物疗效

　　C. 控制药物的有效成分　　　　D. 控制药物毒性

　　E. 检查生产工艺的合理性

2. 检查药物中氯化物时，为排除某些弱酸盐的干扰，应加入一定量的(　　　)

　　A. 稀氨液　　　　　　　　B. 硫酸　　　　　　　　C. 稀硫酸

　　D. 稀硝酸　　　　　　　　E. 稀盐酸

3. 对照法检查药物中的氯化物杂质，氯化物的最大允许量存在于(　　　)

　　A. 供试品中　　　　　　　B. 供试品溶液中　　　C. 标准氯化钠溶液中

　　D. 对照溶液中　　　　　　E. 白色浑浊中

4. 硫酸盐检查时，用于制备对照溶液的是(　　　)

　　A. NaCl 溶液　　　　　　B. 标准 NaCl 溶液　　　C. 氯化钡溶液

　　D. K_2SO_4 试液　　　　　　E. 标准 K_2SO_4 溶液

5. 硫酸盐检查时，一般取用标准硫酸钾溶液($100\mu g/ml$)$1\sim5ml$，其原因是（　　）
   A. 沉淀反应完全　　　　　　　　B. 避免弱酸盐干扰
   C. 所产生的浑浊梯度明显　　　　D. 所产生的浑浊最浓
   E. 药物中硫酸盐杂质的量均在此范围内

6. 铁盐检查时，要求酸性条件的原因是（　　）
   A. 防止 Fe^{3+} 还原　　　　　　B. 防止 Fe^{3+} 的水解
   C. 提高反应灵敏度　　　　　　　D. 使生成颜色稳定
   E. 防止 Fe^{3+} 与 Cl^- 形成配位化合物

7. 铁盐检查的方法中，加入过硫酸铵的目的是（　　）
   A. 防止 Fe^{3+} 的水解　　　　　B. 防止 Fe^{2+} 变成 Fe^{3+}
   C. 将存在的 Fe^{2+} 氧化成 Fe^{3+}　　D. 增加$[Fe(SCN)_6]^{3-}$ 的稳定性
   E. 加快生成$[Fe(SCN)_6]^{3-}$ 的速度

8. 以硫代乙酰胺为显色剂检查重金属，供试品溶液调整的最佳 pH 值是（　　）
   A. 1.5　　　　　　　　　B. 3.5　　　　　　　　　C. 6.5
   D. 8.5　　　　　　　　　E. 11.5

9. 炽灼残渣如需留作重金属检查时，炽灼温度应采用（　　）
   A. 800℃ 以上　　　　　　B. 700℃～800℃　　　　C. 600℃～700℃
   D. 500℃～600℃　　　　　E. 500℃ 以下

10. 在古蔡检砷装置中，装入醋酸铅棉花的目的是（　　）
    A. 吸收多余的氢气　　　　　　B. 吸收氯化氢气体
    C. 吸收硫化氢气体　　　　　　D. 吸收砷化氢气体
    E. 吸收二氧化硫气体

11. 用古蔡法检砷时，与溴化汞试纸作用生成砷斑的化合物是（　　）
    A. $HgBr_2$　　　　　　　　B. $SnCl_2$　　　　　　　C. KI
    D. AsH_3　　　　　　　　E. $AsH(HgBr)_2$

12. 古蔡检砷法中，加入碘化钾和氯化亚锡的主要目的是（　　）
    A. 将 As^{5+} 还原为 As^{3+}　　　B. 将 As^{3+} 氧化为 As^{5+}
    C. 排除硫化物的干扰　　　　　D. 延缓氢气的产生
    E. 以上各项都不对

13. Ag－DDC 法检查砷盐原理中，砷化氢与 Ag－DCC 反应，生成的红色物质为（　　）
    A. 砷盐　　　　　　　　　B. 锑斑　　　　　　　　　C. 胶态砷
    D. 三氧化二砷　　　　　　E. 胶态银

14. 检查硫酸阿托品中的莨菪碱，采用的方法是（　　）
    A. 测定旋光度　　　　　　　　B. 测定吸光度　　　　　C. 测定折光率
    D. 测定熔点　　　　　　　　　E. 测定酸碱度

15. 薄层色谱法中，采用供试品溶液自身稀释对照法检查杂质，所用的对照溶液是（　　）

A. 杂质对照品溶液   B. 浊度标准液

C. 标准比色液   D. 供试品溶液

E. 供试品溶液的稀释液

16. 取某药 2.0g，加水溶解至 250ml 后，过滤，取滤液 25ml，依法检查氯化物，规定氯化物限量不得过 0.01%，应取标准氯化钠溶液（每 1ml 相当于 $10\mu g$ 的 Cl）的体积为（   ）

A. 5.0ml   B. 5ml   C. 0.5ml

D. 0.50ml   E. 2.0ml

17. 检查肾上腺素中的肾上腺酮，采用的方法是（   ）

A. 薄层色谱法   B. 纸色谱法   C. 分光光度法

D. 旋光法   E. 折光法

18. 下列关于硫化物检查叙述错误的是（   ）

A. 硫化物与盐酸作用产生硫化氢气体

B. 检查装置与砷盐检查中的古蔡法相同

C. 导气管中不装入醋酸铅棉花

D. 硫化氢与醋酸铅试纸产生"硫斑"

E. 检查时需要加入无砷锌粒

【B 型题】

A. 硝酸银试液作沉淀剂   B. 氯化钡溶液作沉淀剂

C. 硫代乙酰胺试液作显色剂   D. 硫氰酸铵溶液作显色剂

E. 溴化汞试纸作显色剂

19. 重金属检查时

20. 氯化物检查时

21. 硫酸盐检查时

22. 铁盐检查时

23. 砷盐检查时

A. 有色杂质   B. 不溶性杂质

C. 遇硫酸呈色的有机杂质   D. 金属的氧化物或无机盐类

E. 水分

24. 易炭化物检查法是检查

25. 澄清度检查法是检查

26. 炽灼残渣检查法是检查

27. 溶液颜色检查法是检查

28. 干燥失重检查法是检查

【X 型题】

29. 药物中的杂质一般来源于（　　）
　　A. 生产过程　　　　　　　B. 使用过程　　　　C. 贮存过程
　　D. 体内过程　　　　　　　E. 附加剂

30. 药品质量标准中，药品检查项下主要包括（　　）
　　A. 外观检查　　　　　　　B. 安全性检查　　　C. 纯度检查
　　D. 有效性检查　　　　　　E. 均一性检查

31. 检查药物中重金属杂质，常用的显色剂有（　　）
　　A. 硫化铵　　　　　　　　B. 硫化钠　　　　　C. 硫酸钠
　　D. 硫代硫酸钠　　　　　　E. 硫代乙酰胺

32. 《中国药典》2010 年版收载的古蔡法检查砷的基本原理是（　　）
　　A. 金属锌与酸作用生成 H_2S 气体
　　B. 金属锌与酸作用生成新生态的氢
　　C. 新生态的氢与药物中微量砷盐反应生成具有挥发性的 AsH_3，遇溴化汞试纸
　　　产生黄色至棕色的砷斑
　　D. 比较供试品砷斑与标准品砷斑的面积大小
　　E. 比较供试品砷斑与标准品砷斑的颜色强度

33. 溶液颜色检查法中，用于配制标准比色液的无机盐有（　　）
　　A. 硫酸铜　　　　　　　　B. 铬酸钾　　　　　C. 重铬酸钾
　　D. 氯化钴　　　　　　　　E. 碱式酒石酸铜

34. 澄清度检查法中，配制浊度标准液所用的试剂是（　　）
　　A. 硫代乙酰胺　　　　　　B. 硫酸肼　　　　　C. 硫酸铜
　　D. 乌洛托品　　　　　　　E. 水合氯醛

35. 用高效液相色谱法检查杂质，可采用的方法有（　　）
　　A. 面积归一化法
　　B. 加校正因子的主成分自身对照法
　　C. 不加校正因子的主成分自身对照法
　　D. 内标法
　　E. 外标法

第四章　药物定量分析技术

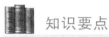 知识要点

　　药物定量分析技术主要包括化学分析技术和仪器分析技术。化学分析技术又分为重量分析技术和滴定分析技术；仪器分析技术分为紫外－可见分光光度法、高效液相色谱法、气相色谱法等。

　　重量分析技术是通过称量物质的质量来确定被测组分含量的方法。根据分离方法的不同，重量分析技术一般分为挥发法、萃取法和沉淀法等。沉淀法中需注意称量形式和被测组分之间的换算关系。

　　滴定分析技术建立在不同的化学反应基础上，分为酸碱滴定法、氧化还原滴定法、非水滴定法、沉淀滴定法、配位滴定法等，根据滴定方式的不同又分为直接滴定法、剩余滴定法、置换滴定法等。酸碱滴定法主要用于酸、碱、酯类药物的含量测定；直接碘量法是用碘滴定液直接滴定还原性药物的方法，常用淀粉指示液指示终点；剩余碘量法是以碘滴定液、硫代硫酸钠滴定液、淀粉指示液测定药物含量的方法；溴量法主要用于测定能和溴发生溴代反应、加成反应或能被溴氧化的药物，滴定液为溴滴定液、硫代硫酸钠滴定液，终点指示用淀粉指示液；亚硝酸钠滴定法是以亚硝酸钠为滴定液测定芳香第一胺类药物含量的方法，常用永停滴定法指示终点；非水碱量法是以高氯酸为滴定液、冰醋酸为溶剂、结晶紫等为指示剂，主要用于有机弱碱及其盐以及有机酸碱金属盐类药物含量测定的方法。

　　原料药的含量限度是用百分含量表示的，制剂则用标示量百分含量表示。各种含量计算公式都是从百分含量、标示量百分含量的定义出发，通过滴定度、滴定液的浓度、消耗滴定液的体积等因素推导而来。

　　紫外－可见分光光度法对药物进行定量分析的依据是朗伯－比尔定律（Lambert－Beer 定律）：单色光被吸收的吸光度与该物质的浓度和液层厚度成正比。含量测定方法有对照品比较法、吸收系数法、比色法等。

　　高效液相色谱法最常用的固定相为十八烷基硅烷键合硅胶，流动相首选甲醇－水系统，最常用的检测器为紫外检测器。含量测定方法有外标法、内标法等。

第一节　化学分析技术

药物的定量分析是指准确测定药品中有效成分或指标性成分的含量，是评价药品质量、判断药物优劣的重要内容。药物的定量分析技术主要包括化学分析技术和仪器分析技术等。化学分析技术分为重量分析技术和滴定分析技术。

一、重量分析技术

（一）基本原理

重量分析技术的基本原理是根据供试品中被测组分与其他组分理化性质的不同，用适当的方法将被测组分与其他组分分离，然后称定被测组分或其他组分的重量，根据称量结果计算被测组分含量。

（二）方法

根据分离方法的不同，重量分析法一般分为挥发法、萃取法和沉淀法等。

1. 挥发法　挥发法分为直接挥发法和间接挥发法。直接挥发法是利用加热等方法使供试样品中的挥发性组分逸出，用适宜的吸收剂使其全部被吸收，以称量吸收剂的增重来计算该组分含量的方法；间接挥发法是利用加热等方法使供试样品中某种挥发性组分挥发以后，称量其残渣，由样品所减少的重量测定该挥发组分含量的方法。

2. 萃取法　萃取法（又称为提取重量法）系采用不相混溶的两种溶剂，将被测组分从一种溶剂萃取到另一种溶剂中，然后将萃取液中溶剂蒸去，干燥至恒重，称量干燥萃取物的重量，根据萃取物的重量，计算被测组分的百分含量。

3. 沉淀法　沉淀法是利用沉淀反应，将被测组分以难溶物的形式沉淀下来，然后将沉淀滤过、洗涤、干燥或灼烧后，得到有固定组成的称量形式，称定该称量形式的重量，由此计算被测组分的含量。

> **案例分析**

> **复方氯化钠注射液中氯化钾的含量测定**
>
> 　　方法：取四苯硼钠滴定液（0.02mol/L）60ml，置烧杯中，加冰醋酸1ml与水25ml，准确加入复方氯化钠注射液100ml，置50℃～55℃水浴中保温30分钟，冷却，再在冰浴中放置30分钟，用105℃恒重的4号垂熔玻璃坩埚滤过，沉淀用澄清的四苯硼钾饱和溶液20ml分4次洗涤，再用少量水洗，在105℃干燥至恒重，精密称定，所得沉淀重量与0.2081相乘，即得供试品中含有KCl的重量。《中国药典》2010年版规定含氯化钾（KCl）应为0.028%～0.032%（g/ml）。

解析：该法为沉淀法。复方氯化钠注射液中的氯化钾能与四苯硼钠反应，生成四苯硼钾沉淀，从而与注射液中其他组分分离。

$$KCl + Na[B(C_6H_5)_4] \longrightarrow K[B(C_6H_5)_4]\downarrow + NaCl$$

该实例的称量形式为四苯硼钾，通过称量四苯硼钾的重量，再乘以换算因数 F，可计算出实际测得的氯化钾重量。

$$F = \frac{M_{KCl}}{M_{K[B(C_6H_5)_4]}} = \frac{74.55}{358.3} = 0.2081$$

二、滴定分析技术

滴定分析技术按化学反应的类型不同又分为：酸碱滴定法、非水溶液滴定法、沉淀滴定法、氧化还原滴定法和配位滴定法等。滴定分析技术简便、快速，具有较高的准确度和精密度，是中外药典中广泛应用的方法，最常用于原料药的含量测定。

 课堂互动

试解释滴定、滴定液、化学计量点、滴定终点的含义。

（一）常用方法

1. 酸碱滴定法

（1）基本原理　酸碱滴定法是以酸碱中和反应为基础的定量分析法。该法用已知准确浓度的酸（碱）滴定液，通过滴定管滴加到被测物质的溶液中，以酸碱指示液或仪器指示终点，根据酸（碱）滴定液的浓度和消耗的体积，计算出被测物质的含量。

（2）滴定方法　酸碱滴定法根据滴定方式的不同主要分为直接滴定法、剩余滴定法、置换滴定法等。

案例分析

布洛芬的含量测定

方法：取本品约 0.5g，精密称定，加中性稀乙醇（对酚酞指示液显中性）50ml 溶解后，加酚酞指示液 3 滴，用氢氧化钠滴定液（0.1mol/L）滴定。每 1ml 氢氧化钠滴定液（0.1mol/L）相当于 20.63mg 的 $C_{13}H_{18}O_2$。

解析：布洛芬为解热镇痛非甾体抗炎药，结构中因含羧基而显酸性，pK_a 为 5.2，能与氢氧化钠反应生成盐，故可用氢氧化钠滴定液直接滴定。

（3）应用　酸碱滴定法广泛用于酸、碱、酯类药物的含量测定，其他能与酸、碱试剂直接或间接反应的物质，也可以用酸碱滴定法测定。一般情况下，酸类药物（$C \times K_a \geqslant 10^{-8}$）可用碱滴定液进行滴定，如《中国药典》2010年版中收载的水杨酸、阿司匹林以及某些有机酸类药物等；碱性药物（$C \times K_b \geqslant 10^{-8}$）可用酸滴定液进行滴定，如《中国药典》2010年版中收载的碳酸氢钠、硼砂以及某些有机碱类药物等。

2. 氧化还原滴定法　氧化还原滴定法是以氧化还原反应为基础的滴定分析方法。根据滴定液（氧化剂）的不同，氧化还原滴定法分为碘量法、溴量法、亚硝酸钠法、铈量法、高锰酸钾法和重铬酸钾法等。

（1）碘量法　碘量法的原理是利用 I_2 的氧化性或 I^- 的还原性进行氧化还原滴定的方法。碘量法根据滴定方式的不同分可为三种测定方法。

① 直接碘量法：直接碘量法是用碘滴定液直接滴定被测物质的方法。I_2 是较弱的氧化剂，可用于测定具有较强还原性的药物，I_2 将被测药物氧化，本身被还原为 I^-。可用淀粉指示剂指示终点，终点时稍过量的碘滴定液与淀粉结合显蓝色；还可以利用碘自身的颜色指示终点，化学计量点后，稍过量的碘使溶液显黄色而指示终点到达。

直接碘量法的应用实例见第五章第七节维生素 C 的分析。

② 剩余碘量法：剩余碘量法是在供试品溶液中加入一定量、过量的碘滴定液，待 I_2 与被测药物反应完全后，再用硫代硫酸钠滴定液滴定剩余的 I_2，根据与被测药物作用的 I_2 的量来计算被测药物的含量。

$$\text{还原性药物} + I_2（\text{定量过量}）\longrightarrow \text{氧化产物} + I_2（\text{剩余}）$$

$$I_2（\text{剩余}）+ 2Na_2S_2O_3 \longrightarrow 2NaI + Na_2S_4O_6$$

案例分析

右旋糖酐20葡萄糖注射液中葡萄糖含量测定

方法：精密量取本品2ml，置碘瓶中，精密加碘滴定液（0.05mol/L）25ml，边振摇边滴加氢氧化钠滴定液（0.1mol/L）50ml，在暗处放置30分钟，加稀硫酸5ml，用硫代硫酸钠滴定液（0.1mol/L）滴定，至近终点时，加淀粉指示液2ml，继续滴定至蓝色消失，并将滴定的结果用0.12g（6%规格）或0.20g（10%规格）右旋糖酐20做空白试验校正。每1ml碘滴定液（0.05mol/L）相当于9.909mg的 $C_6H_{12}O_6 \cdot H_2O$。

解析：葡萄糖分子中的醛基具有还原性，能在碱性条件下被 I_2 氧化。该测定方法是剩余碘量法，精密加25ml碘滴定液是定量、过量的，碘将葡萄糖氧化，剩余的碘用硫代硫酸钠滴定液滴定。由于测定过程中可能会有少量碘挥发逸失，产生误差，所以剩余碘量法需做空白试验。即不加供试品在同条件下再用硫代硫酸钠滴定液滴定一次，测定出碘的真实加入量，这样就可以消除碘挥发逸失等原因带来的误差。

滴定液：碘，硫代硫酸钠；指示液：淀粉；终点现象：蓝色消失。

③ 置换碘量法：置换碘量法主要用于氧化性物质的测定，如 $K_2Cr_2O_7$、H_2O_2 等。

方法是在供试品溶液中加入碘化钾，氧化性物质将碘化钾氧化成碘，碘再用硫代硫酸钠滴定液滴定，用淀粉指示剂指示终点。

碘量法操作中应当注意：溶液酸度的控制、指示剂加入的时机、防止碘的挥发和被空气氧化等问题。

（2）溴量法　溴量法是以溴的氧化作用或溴代作用为基础的滴定法。测定时，先将一定量、过量的溴滴定液加入供试品溶液中，待溴与被测药物反应完成后，向溶液中加入过量的 KI 使其与剩余的溴作用，置换出化学计量的碘，再用硫代硫酸钠滴定液滴定碘，以淀粉为指示剂，根据实际与药物反应的溴的量来计算药物的含量。

由于溴易挥发且腐蚀性较强，浓度不稳定，所以通常都不直接用溴配制滴定液，而是用溴酸钾与溴化钾的混合溶液作为滴定液。测定时，将该混合溶液加到供试品的酸性溶液中，溴酸钾与溴化钾立即反应生成溴，再与被测物质作用。

$$BrO_3^- + 5Br^- + 6H^+ \longrightarrow 3Br_2 + 3H_2O$$

溴量法也需做空白试验，以消除测定过程中溴挥发及仪器、试剂等带来的系统误差。

溴量法主要用于测定能和溴发生溴代反应、加成反应或能被溴氧化的药物，如《中国药典》2010 年版中苯酚、司可巴比妥钠、依他尼酸等药物的含量测定。

 课堂互动

写出溴量法的滴定液、试液、指示液及其应用。

（3）亚硝酸钠滴定法　亚硝酸钠滴定法是利用亚硝酸钠在酸性溶液中可与芳香第一胺药物发生重氮化反应，定量生成重氮盐，根据消耗亚硝酸钠滴定液的量来计算药物含量的方法。滴定反应式如下：

$$Ar-NH_2 + NaNO_2 + 2HCl \longrightarrow [Ar-N\equiv N]^+Cl^- + NaCl + 2H_2O$$
$$\text{氯化重氮盐}$$

《中国药典》2010 年版采用永停滴定法指示终点，所用仪器是永停滴定仪。终点前，线路中无电流或仅有很小电流；终点时，线路中有电流通过，电流计指针突然偏转，并不再回复。

亚硝酸钠滴定法主要用于芳香第一胺类药物的含量测定，如《中国药典》2010 年版中苯佐卡因、盐酸普鲁卡因、磺胺嘧啶等。具潜在芳香第一胺的药物如水解后能生成芳香第一胺的药物亦可用本法测定。

3. 非水溶液滴定法　在非水溶剂中进行滴定分析的方法称为非水溶液滴定法。在药物分析中，以非水酸碱滴定法应用最为广泛。

（1）基本原理　药物表现出的酸碱强度不仅取决于药物自身的酸碱性，还受溶剂性质的影响。弱酸在碱性溶剂中，可显著增强其酸性；弱碱在酸性溶剂中，可显著增强其碱性。非水溶剂能显著增大一些弱酸弱碱的酸碱强度，使在水中不能完成的滴定反应能够顺利进行，从而扩大了滴定分析的应用范围。

（2）测定方法

① 非水碱量法：非水碱量法是以高氯酸为滴定液滴定弱碱性物质的方法。高氯酸滴定有机弱碱的反应为酸碱中和反应，滴定有机碱盐的反应实际是置换反应，反应结果是高氯酸置换出与有机碱结合的较弱酸。

$$BH^+ \cdot A^- + HClO_4 \longrightarrow BH^+ClO_4^- + HA$$

该法常以冰醋酸为溶剂，以结晶紫为指示剂指示终点，少数用电位法指示终点。电位滴定时用玻璃电极为指示电极，饱和甘汞电极（玻璃套管内装氯化钾的饱和无水甲醇溶液）为参比电极。

非水碱量法主要用于有机弱碱（$K_b < 10^{-8}$）及其盐（如有机碱的氢卤酸盐、磷酸盐、硫酸盐、硝酸盐或有机酸盐等），以及有机酸碱金属盐类药物的含量测定。

 课堂互动

写出非水碱量法的溶剂、滴定液、指示液及其应用。

② 非水酸量法：本法是用强碱性滴定液如甲醇钠或氢氧化四丁基铵滴定弱酸性药物的方法。为使弱酸性药物的酸度相对增强，常将其溶解在碱性溶剂中，最常用的碱性溶剂为二甲基甲酰胺、乙二胺等。《中国药典》2010 年版中，非水酸量法的应用较少，主要用于极弱的酸如酚类、酰亚胺类等药物的含量测定。

案例分析

重酒石酸去甲肾上腺素的含量测定

方法：取本品 0.2g，精密称定，加冰醋酸 10ml，振摇（必要时微温）溶解后，加结晶紫指示液 1 滴，用高氯酸滴定液（0.1mol/L）滴定至溶液显蓝绿色，并将滴定的结果用空白试验校正。每 1ml 高氯酸滴定液（0.1mol/L）相当于 31.93mg $C_8H_{11}NO_3 \cdot C_4H_6O_6$。

解析：在冰醋酸溶剂中，重酒石酸去甲肾上腺素的碱性增强，能与高氯酸定量反应而被滴定；重酒石酸是弱酸，很容易被高氯酸置换出来，对反应无干扰。

$$C_8H_{11}NO_3 \cdot C_4H_6O_6 + HClO_4 \longrightarrow C_8H_{11}NO_3 \cdot HClO_4 + C_4H_6O_6$$

溶剂、试剂中微量水分等杂质也可消耗高氯酸，产生空白值而引起系统误差。因此非水滴定法需做空白试验，计算含量时将其消耗高氯酸滴定液的体积扣除，以校正滴定结果。

该法的滴定装置应能防止溶剂和滴定液吸收空气中的二氧化碳或水蒸气，以减少测定误差，因为这些物质会消耗强碱性滴定液。

4. 其他滴定分析法　沉淀滴定法、配位滴定法的基本原理及应用见表 4－1。

表 4 – 1　沉淀滴定法和配位滴定法的基本原理及应用

滴定分析方法	基 本 原 理	终点指示方法	主要应用
沉淀滴定法（银量法）	$Ag^+ + Cl^- \longrightarrow AgCl \downarrow$ 滴定液：硝酸银	吸附指示剂法：常用荧光黄； 电位法：银电极/饱和甘汞电极	无机卤化物以及能与 Ag^+ 或 SCN^- 形成沉淀的离子的测定
配位滴定法	$M + EDTA \Longleftrightarrow M - EDTA$ 滴定液：乙二胺四乙酸	金属指示剂法：常用铬黑 T	金属离子的测定。如钙盐、镁盐、锌盐、铁盐等

（二）结果计算

1. 滴定度的计算　滴定度(T)是指每 1ml 规定浓度的滴定液所相当的被测组分的质量，《中国药典》用毫克(mg)表示。在药品质量标准中，如果采用滴定分析法测定药物含量，在测定方法中均会给出滴定度。滴定度(T)是根据被测物(A)与滴定液(B)之间反应的摩尔关系计算得来的。通过滴定度计算被测组分的含量，因不需再考虑反应的摩尔关系问题，使含量计算变得比较简便了。滴定度的计算通式如下：

$$a\mathrm{A} + b\mathrm{B} = c\mathrm{C} + d\mathrm{D}$$

$$T = C_B \times \frac{a}{b} \times M_A$$

式中，C_B 为滴定液的摩尔浓度(mol/L)；a 为被测药物的摩尔数；b 为滴定液的摩尔数；M_A 为被测药物的摩尔质量。

案例分析

维生素 C 的含量测定

方法：取维生素 C 约 0.2g，精密称定，加新沸过的冷水 100ml 与稀醋酸 10ml 使溶解，加淀粉指示液 1ml，立即用碘滴定液(0.05mol/L)滴定，至溶液显蓝色并在 30 秒内不褪。每 1ml 碘滴定液(0.05mol/L)相当于 8.806mg 的 $C_6H_8O_6$。

解析：该法为直接碘量法。维生素 C($C_6H_8O_6$)与碘滴定液反应的摩尔关系为 1:1。已知 1mol 维生素 C 的质量为 176.13g，因此每 1mol 碘滴定液就相当于 176.13g 的维生素 C。而 1ml 碘滴定液(0.05mol/L)的摩尔数是 $0.05 \times 1 \times 10^{-3}$mol，该摩尔数的碘滴定液相当于维生素 C 的质量就是滴定度。

$$C_6H_8O_6 + I_2 \longrightarrow C_6H_6O_6 + 2HI$$

$$176.13\mathrm{g} \qquad 1\mathrm{mol}$$

$$T\mathrm{g} \qquad\quad 0.05 \times 1 \times 10^{-3}\mathrm{mol}$$

$$T = 176.13 \times 0.05 \times 1 \times 10^{-3} = 8.806 \times 10^{-3}\mathrm{g} = 8.806\mathrm{mg}$$

即，每 1ml 碘滴定液(0.05mol/L)相当于 8.806mg 的 $C_6H_8O_6$。此例也可直接用滴定度的计算通式计算。

2. 原料药百分含量的计算　《中国药典》2010 年版中原料药的含量限度用百分含量

表示：

$$含量\% = \frac{实际测得量}{供试品重量} \times 100\%$$

由于原料药的含量测定方法不同，计算公式的形式也就有所不同，但都是上式的具体表达。不同测定方法百分含量计算公式见表4-2。

表4-2　滴定分析法的原料药百分含量计算公式

测定方法	百分含量计算公式	符号意义
直接滴定法	含量$\% = \frac{(V - V_0) \times T \times F}{S} \times 100\%$	V为供试品消耗滴定液的体积(ml)；V_0为空白试验消耗滴定液的体积(ml)；T为滴定度(mg/ml)；F为滴定液浓度校正因数，$F = \frac{滴定液实际浓度}{滴定液规定浓度}$；$S$为供试品取样量(g)。
剩余滴定法	$\% = \frac{(V_0 - V) \times T \times F}{S} \times 100\%$	

注：直接滴定法中，有的测定方法需要做空白试验，计算时要将空白试验消耗的滴定液体积扣除，即以$(V - V_0)$计算，以消除系统误差；有些直接滴定法不需做空白试验，则以$V_0 = 0$计算。

案例分析

甲硝唑的含量测定

方法：取本品约0.13g，精密称定为0.1324g，加冰醋酸10ml溶解后，加萘酚苯甲醇指示液2滴，用高氯酸滴定液(0.1015mol/L)滴定至溶液显绿色，终点时消耗高氯酸滴定液(0.1015mol/L)7.54ml，空白试验消耗高氯酸滴定液(0.1015mol/L)0.05ml。每1ml高氯酸滴定液(0.1mol/L)相当于17.12mg的$C_6H_9N_3O_3$。《中国药典》2010年版规定本品按干燥品计算，含$C_6H_9N_3O_3$不得少于99.0%，通过计算判断该供试品的含量是否符合规定。

解析：该法为非水溶液滴定法，也是直接滴定法。计算时要扣除空白试验消耗高氯酸滴定液的体积，以消除系统误差。

$$甲硝唑\% = \frac{(V - V_0) \times T \times F}{S} \times 100\%$$

$$= \frac{(7.54 - 0.05) \times 17.12 \times 10^{-3} \times \frac{0.1015}{0.1}}{0.1324} \times 100\%$$

$$= 98.30\%$$

根据计算结果，98.30% < 99.0%，则该甲硝唑供试品含量不符合规定。

计算公式中的$T \times F$表示每1ml实际浓度(0.1015mol/L)的高氯酸滴定液相当于被测药物甲硝唑的质量(mg)；再乘以甲硝唑消耗高氯酸滴定液的体积，就是甲硝唑的实际测得量。

3. 制剂标示量百分含量的计算　制剂的含量限度一般用标示量的百分含量表示：

$$标示量\% = \frac{每片(每支)实测量}{标示量} \times 100\%$$

片剂的含量测定不是取一片进行分析，而是按规定取数十片研成细粉，然后取一定量片粉作为供试品进行测定。计算时将实际测得的片粉中被测组分的含量，换算成每片中含有被测组分的量。所以片剂标示量百分含量的定义式为：

$$标示量\% = \frac{\frac{实际测得量}{供试品重(g)} \times 平均片重(g)}{标示量} \times 100\%$$

同理，注射剂标示量百分含量的定义式为：

$$标示量\% = \frac{\frac{实际测得量}{供试品取量(ml)} \times 每支容量(ml)}{标示量} \times 100\%$$

将前述原料药百分含量计算公式代入制剂标示量百分含量定义式中，就可以得出片剂、注射剂含量占标示量百分比的计算公式，见表4-3。

表4-3　滴定分析法的制剂标示量百分含量计算公式

测定方法	片剂计算公式	注射剂计算公式
直接滴定法	$标示量\% = \dfrac{V \times T \times F \times \overline{W}}{S \times 标示量} \times 100\%$	$标示量\% = \dfrac{V \times T \times F \times 每支容量}{S \times 标示量} \times 100\%$
剩余滴定法	$标示量\% = \dfrac{(V_0 - V) \times T \times F \times \overline{W}}{S \times 标示量} \times 100\%$	$标示量\% = \dfrac{(V_0 - V) \times T \times F \times 每支容量}{S \times 标示量} \times 100\%$

公式中，$\overline{W}$为片剂平均片重(g)；S为供试品取样量，片剂为重量(g)，注射剂为体积(ml)；其他符号的含义同原料药百分含量计算公式。

案例分析

盐酸普鲁卡因注射液的含量测定

方法：精密量取盐酸普鲁卡因注射液（规格2ml:40mg）5ml，加水40ml，盐酸溶液（1→2）15ml，溴化钾2g，照永停滴定法，用亚硝酸钠滴定液（0.05020mol/L）滴定，消耗亚硝酸钠滴定液（0.05020mol/L）7.45ml。每1ml亚硝酸钠滴定液（0.05mol/L）相当于13.64mg的$C_{13}H_{20}N_2O_2 \cdot HCl$。《中国药典》2010年版规定本品含$C_{13}H_{20}N_2O_2 \cdot HCl$应为标示量的95.0%～105.0%，试计算本品的标示量百分含量，判断其含量是否符合《中国药典》规定。

解析：《中国药典》2010年版中盐酸普鲁卡因注射液含量测定的方法为亚硝酸钠滴定法，属于直接滴定法。

$$标示量\% = \frac{V \times T \times F \times 每支容量}{S \times 标示量} \times 100\%$$

$$= \frac{7.45 \times 13.64 \times 10^{-3} \times \frac{0.05020}{0.05} \times 2}{5 \times 0.040} \times 100\%$$

$$= 102.0\%$$

根据计算结果，102.0%在95.0%～105.0%范围内，该盐酸普鲁卡因注射液含量符合规定。

第二节　仪器分析技术

一、紫外 – 可见分光光度法

利用被测物质在紫外 – 可见光区某特定波长处或一定波长范围内的吸光度，对该物质进行定性、定量分析的方法，称为紫外 – 可见分光光度法。常用的波长范围是 200 ~ 400nm 的紫外光区与 400 ~ 760nm 的可见光区。一般具有芳香环、共轭双键等结构的药物可吸收紫外或可见光，可用紫外 – 可见分光光度法测定含量。

（一）基本原理

紫外 – 可见分光光度法对药物进行定量分析的依据是朗伯 – 比尔定律（Lambert – Beer 定律）：一束平行单色光穿过被测物质溶液时，在一定浓度范围内单色光被吸收的量与该物质的浓度和液层厚度成正比。其关系如下式：

$$A = \lg \frac{1}{T} = ECL$$

式中，A 为吸光度；T 为透光率；E 为吸收系数，常用 $E_{1cm}^{1\%}$ 表示，其物理意义为当溶液浓度为 1%（g/ml），液层厚度为 1cm 时的吸光度值；C 为溶液浓度，表示 100ml 溶液中所含被测物质的重量（g）；L 为液层厚度（cm）。

（二）测定方法

1. 对照品比较法　采用相同的溶剂和步骤，分别配制供试品溶液和对照品溶液，在规定波长处测定供试品溶液和对照品溶液的吸光度后，按下式计算供试品中被测溶液的浓度：

$$\frac{C_X}{C_R} = \frac{A_X}{A_R} \qquad C_X = \frac{A_X}{A_R} \times C_R$$

式中，C_X 为供试品溶液的浓度；A_X 为供试品溶液的吸光度；C_R 为对照品溶液的浓度；A_R 为对照品溶液的吸光度。

在紫外 – 可见分光光度法中，通常选择被测成分的最大吸收波长处测定吸光度，以提高方法的灵敏度和减少测定误差。紫外 – 可见分光光度计测量吸光度的最适宜范围在 0.3 ~ 0.7 之间，故测定时应配制适当浓度的溶液，使其吸光度落在此范围内。为了减小测定误差，对照品溶液中所含被测成分的量应为供试品溶液中被测成分标示量的 100% ± 10%。

2. 吸收系数法　按各品种项下的方法配制供试品溶液，在规定的波长处测定其吸光度，再以该品种在规定条件下的吸收系数计算含量。

$$C = \frac{A}{E_{1cm}^{1\%} L}$$

该法的优点是不需要供试药物的对照品，但对仪器性能要求较高，如波长、吸光度的准确度及狭缝的宽度等，故应注意仪器的校正和检定。用本法测定时，被测成分的吸收系数通常应大于100。

3. 比色法 供试品本身在紫外 – 可见光区没有强吸收，或虽有吸收但为了避免干扰或提高灵敏度，可加入适当的显色剂，使反应产物的最大吸收移至可见光区；另取对照品同法、同时操作，然后在规定的波长处测定供试品溶液和对照品溶液的吸光度，按上述对照品比较法计算供试品溶液浓度。这种测定方法称为比色法。

注意：①试剂空白对照。用同体积的溶剂代替供试品溶液，然后依次加入等量的相应试剂，并用同样方法处理，作为空白对照溶液。计算时减去空白读数，或由仪器自动扣除空白读数。②平行操作。用比色法测定时，由于影响显色深浅的因素较多，应取供试品与对照品同时操作，在规定的波长处测定溶液的吸光度。

（三）结果计算

1. 原料药百分含量的计算 紫外 – 可见分光光度法中原料药百分含量计算公式见表4 – 4。

表4 –4 紫外 – 可见分光光度法中原料药百分含量计算公式

测定方法	百分含量计算公式	符号含义
吸收系数法	含量% = $\dfrac{\dfrac{A}{E_{1cm}^{1\%}} \times \dfrac{1}{100} \times V \times D}{S} \times 100\%$	A 为测定的吸光度；$E_{1cm}^{1\%}$ 为被测组分的百分吸收系数；V 为供试品初次配制的体积（ml）；D 为供试品溶液的稀释倍数；S 为供试品取样量（g）
对照品比较法	含量% = $\dfrac{\dfrac{A_X}{A_R} \times C_R \times V \times D}{S} \times 100\%$	A_X 为供试品溶液的吸光度；A_R 对照品溶液的吸光度；C_R 为对照品溶液的浓度（g/ml）；V、D 和 S 含义同上

案例分析

维生素 B₁₂ 的含量测定

方法：取本品，精密称定为 0.2500g，置 200ml 量瓶中，加适量水溶解后，稀释至刻度，摇匀。精密量取 2ml，置 100ml 量瓶中，用水稀释至刻度，摇匀（浓度约 25μg/ml）。盛于 1cm 吸收池中，在 361nm 的波长处测定吸光度为 0.500，按维生素 B₁₂ 的吸收系数（$E_{1cm}^{1\%}$）为 207，计算本品的百分含量。《中国药典》2010 年版规定本品按干燥品计算，含 $C_{63}H_{88}CoN_{14}O_{14}P$ 不得少于 96.0%。

解析：该测定方法为吸收系数法。供试品的基本稀释过程如下：

$$供试品\ 0.2500g \xrightarrow{稀释至} 200ml(V)$$
$$\downarrow$$
$$取\ 2ml \xrightarrow{稀释至} 100ml(测吸光度)$$

供试品初次配制的体积 $V = 200ml$；稀释倍数 $D = \dfrac{100}{2}$

$$含量\% = \frac{\dfrac{A}{E_{1cm}^{1\%}} \times \dfrac{1}{100} \times V \times D}{S} \times 100\%$$

$$= \frac{\dfrac{0.500}{207} \times \dfrac{1}{100} \times 200 \times \dfrac{100}{2}}{0.2500} \times 100\% = 96.62\%$$

紫外 – 可见分光光度法灵敏度很高,供试品常常需要分步稀释成稀溶液后才能测定吸光度,因此计算公式中引入了稀释倍数的因素,目的是将测得的稀溶液的浓度换算成原溶液浓度。而计算公式中 1/100 的作用,是将被测组分的百分浓度(g/100ml)换算成每 1ml 中含被测组分的量(g/ml)。

根据计算结果,96.62% >96.0%,含量符合《中国药典》2010 年版规定。

2. 制剂标示量百分含量的计算 与滴定分析法一样,将原料药百分含量计算公式代入制剂标示量百分含量定义式中,就可以得出紫外 – 可见分光光度法中片剂、注射剂含量占标示量百分比的计算公式,见表 4 – 5。

表 4 – 5 紫外 – 可见分光光度法中制剂标示量百分含量计算公式

测定方法	片剂计算公式	注射剂计算公式
吸收系数法	$标示量\% = \dfrac{\dfrac{A}{E_{1cm}^{1\%}} \times \dfrac{1}{100} \times V \times D \times \overline{W}}{S \times 标示量} \times 100\%$	$标示量\% = \dfrac{\dfrac{A}{E_{1cm}^{1\%}} \times \dfrac{1}{100} \times D \times 每支容量}{标示量} \times 100\%$
对照品比较法	$标示量\% = \dfrac{\dfrac{A_X}{A_R} \times C_R \times V \times D \times \overline{W}}{S \times 标示量} \times 100\%$	$标示量\% = \dfrac{\dfrac{A_X}{A_R} \times C_R \times D \times 每支容量}{标示量} \times 100\%$

案例分析

奥沙西泮含量测定

方法:取本品约 15mg,精密称定为 0.0147g,置 200ml 量瓶中,加乙醇 150ml,置温水浴中加热,并时时振摇,使奥沙西泮溶解,放冷,用乙醇稀释至刻度,摇匀,精密量取 5ml,置 100ml 量瓶中,用乙醇稀释至刻度,摇匀,照紫外 – 可见分光光度法,在 229nm 的波长处测定吸光度为 0.470;另精密称取奥沙西泮对照品 0.0151mg,同法操作,测定吸光度为 0.485。《中国药典》2010 年版规定本品按干燥品计算,含 $C_{15}H_{11}ClN_2O_2$ 应为 98.0% ~102.0%,通过计算判断该供试品含量是否符合《中国药典》2010 年版规定。

解析:本方法为对照品比较法。供试品和对照品的基本稀释过程为:

供试品 0.0147g $\xrightarrow{溶解}$ 200ml(V)

对照品 0.0151g

↓

取 5ml $\xrightarrow{稀释至}$ 100ml

C_X ($A_X = 0.470$)

C_R ($A_R = 0.485$)

$$C_R = \frac{0.0151}{200} \times \frac{5}{100}(\text{g/ml}) \qquad D = \frac{100}{5}$$

$$含量\% = \frac{\dfrac{A_X}{A_R} \times C_R \times V \times D}{S} \times 100\%$$

$$= \frac{\dfrac{0.470}{0.485} \times \dfrac{0.0151}{200} \times \dfrac{5}{100} \times 200 \times \dfrac{100}{5}}{0.0147} \times 100\% = 99.54\%$$

根据计算结果，99.54% 在 98.0% ~ 102.0% 范围内，含量符合《中国药典》2010 年版规定。

二、高效液相色谱法

（一）基本原理

高效液相色谱法系采用高压输液泵将规定的流动相泵入装有填充剂的色谱柱，对供试品进行分离测定的色谱方法。注入的供试品，由流动相带入色谱柱内，各成分在柱内被分离，并依次进入检测器，由积分仪或数据处理系统记录和处理色谱信号。

高效液相色谱法具有分离效率高、灵敏度高、分析速度快、在线进行检测等特点，近年来广泛应用于药物的含量测定，是复方制剂含量测定的首选方法。

（二）对仪器的一般要求

1. 色谱柱　常用反相色谱系统，该系统使用非极性填充剂，以十八烷基硅烷键合硅胶最为常用。正相色谱系统使用极性填充剂，常用的填充剂有硅胶等。

2. 检测器　最常用的检测器为紫外检测器，其他常见的检测器有荧光检测器、蒸发光散射检测器、示差折光检测器、电化学检测器和质谱检测器等。检测器的响应值与待测液的浓度在一定范围内呈线性关系。

3. 流动相　反相色谱系统的流动相首选甲醇 – 水系统（采用紫外末端波长检测时，首选乙腈 – 水系统）。由于 C_{18} 链在水相环境中不易保持伸展状态，故对于十八烷基硅烷键合硅胶为固定相的反相色谱系统，流动相中有机溶剂的比例通常应不低于 5%，否则 C_{18} 链的随机卷曲将导致组分保留值变化，造成色谱系统不稳定。

（三）色谱系统适用性试验

色谱系统的适用性试验通常包括理论板数、分离度、重复性和拖尾因子等四个参数。其中，分离度和重复性尤为重要。在测定供试品之前，用规定的对照品溶液或系统适用性试验溶液对规定的色谱系统进行试验，以考察色谱系统各项指标是否达到规定的要求。必要时，可对色谱系统作适当调整，以符合要求。

（四）含量测定方法

1. 外标法　按各品种项下的规定，精密称（量）取对照品和供试品，配制成溶液，分别精密取一定量，注入仪器，记录色谱图，测量对照品溶液和供试品溶液中待测成分的峰面积（或峰高），按下式计算含量。

$$\frac{C_X}{C_R} = \frac{A_X}{A_R} \qquad\qquad C_X = \frac{A_X}{A_R} \times C_R$$

式中，C_X 为供试品的浓度；A_X 为供试品的峰面积或峰高；C_R 为对照品的浓度；A_R 为对照品的峰面积或峰高。

由于微量注射器不易精确控制进样量，当采用外标法测定供试品中成分或杂质含量时，以定量环或自动进样器进样为好。

2. 内标法

（1）校正因子（f）的测定　按各品种项下的规定，精密称（量）取对照品和内标物质，分别配成溶液，精密量取各适量，混合配成校正因子测定用的对照溶液。取一定量注入仪器，记录色谱图。测量对照品和内标物质的峰面积或峰高，按下式计算校正因子：

$$\frac{C_R}{C_S} = f \times \frac{A_R}{A_S} \qquad\qquad 校正因子(f) = \frac{A_S/C_S}{A_R/C_R}$$

式中，C_R 为对照品的浓度；C_S 为内标物质的浓度；A_R 为对照品的峰面积或峰高；A_S 为内标物质的峰面积或峰高。

（2）供试品溶液的测定　取各品种项下含有内标物质的供试品溶液，注入仪器，记录色谱图，测量供试品中待测成分和内标物质的峰面积或峰高，按下式计算含量：

$$\frac{C_X}{C_S'} = f \times \frac{A_X}{A_S'} \qquad\qquad 含量(C_X) = f \times \frac{A_X}{A_S'} C_S'$$

式中，C_X 为供试品的浓度；A_X 为供试品的峰面积或峰高；C_S' 为内标物质的浓度；A_S' 为内标物质的峰面积或峰高；f 为校正因子。

采用内标法，可避免因样品前处理及进样体积误差对测定结果的影响。

三、气相色谱法

气相色谱法系采用气体为流动相（载气）流经装有填充剂的色谱柱进行分离测定的色谱方法。物质或其衍生物汽化后，被载气带入色谱柱进行分离，各组分先后进入检测器，用数据处理系统记录色谱信号。

气相色谱法的进样方式一般可采用溶液直接进样或顶空进样。含量测定方法除了内标法与外标法外，亦可采用标准加入法。在《中国药典》2010 年版中，气相色谱主要用于维生素 E 及其制剂的含量测定、溶剂残留量的检查、乙醇量测定以及一些挥发性杂质检查等。

实训与操作　马来酸氯苯那敏片的含量测定

一、工作任务

马来酸氯苯那敏片的含量测定。

二、质量标准

《中国药典》2005 年版二部。

三、试药及仪器

1. 试药　马来酸氯苯那敏片，稀盐酸。

2. 仪器　量筒（5ml），量瓶（200ml），乳钵，漏斗，定量滤纸，擦镜纸，托盘天平，分析天平，紫外 – 可见分光光度计。

四、操作规范

（一）含量测定

取本品 10 片，精密称定，研细，精密称取适量（约相当于马来酸氯苯那敏 4mg），置 200ml 量瓶中，加稀盐酸 2ml 与水适量，振摇使马来酸氯苯那敏溶解，并用水稀释至刻度，摇匀，静置，滤过，取续滤液，照紫外 – 可见分光光度法在 264nm 的波长处测定吸光度，按 $C_{16}H_{19}ClN_2 \cdot C_4H_4O_4$ 的吸收系数（$E_{1cm}^{1\%}$）为 217 计算，即得。

（二）结果计算

$$标示量\% = \frac{\dfrac{A}{E_{1cm}^{1\%}} \times \dfrac{1}{100} \times V \times D \times \overline{W}}{S \times 标示量} \times 100\%$$

五、注意事项

1. 称取片粉的重量不能超过规定范围（含马来酸氯苯那敏 4mg 左右，不能超过 ±10%），目的是使供试品溶液有适当的浓度，仪器吸光度读数落在 0.3～0.7 范围内，这样测得的吸光度误差较小。

$$称样量范围（g）：\frac{\overline{W}}{标示量} \times 4 \times 10^{-3} \times (1 \pm 10\%)$$

2. 将片粉装入称量瓶中，用减重法称取供试品。可将称得的供试品磕到小烧杯中，加稀盐酸 2ml 与水适量使马来酸氯苯那敏溶解，再定量转移至 200ml 量瓶中，最后用滴管加水至刻度。

3. 空白对照：取稀盐酸 1ml，加水稀释至 100ml，以此溶液为空白对照，调节仪器使其透光率为 100%（或吸光度为零），即用仪器扣除空白溶剂和吸收池的吸收，然后再测定供试品溶液的吸光度。

4. 仪器暂停测定时，应关闭光路闸门，以保护光电管，延长使用寿命。

六、结果与讨论

（一）结果

药品检验记录

检品名称	马来酸氯苯那敏片		规　格	
批　号			数　量	
请验单位			请验人	
检验日期			报告日期	
检验依据			检验目的	

【含量测定】

吸收系数$(E_{1cm}^{1\%})$：　　　　体积(V)：　　　　稀释倍数(D)：　　　　标示量：

取样量：10 片　　　　10 片总重：　　　　标示量：　　g/片

数据记录：

<table>
<tr><td></td><td>样品 1</td><td>样品 2</td><td>样品 3</td></tr>
<tr><td>称量(g)：</td><td></td><td></td><td></td></tr>
<tr><td>吸光度(A)：</td><td></td><td></td><td></td></tr>
<tr><td>标示量(%)计算：</td><td></td><td></td><td></td></tr>
<tr><td>标示量(%)平均值：</td><td></td><td></td><td></td></tr>
</table>

标准规定	本品含马来酸氯苯那敏（$C_{16}H_{19}ClN_2 \cdot C_4H_4O_4$）应为标示量的 93.0% ~107.0%。
结论	
检验人	复核人

（二）讨论

（1）马来酸氯苯那敏片含量测定中，在其最大吸收波长 264nm 处测定吸光度的目的是什么？

（2）称取供试品时，规定称样范围的目的是什么？

（3）紫外 – 可见分光光度法测定药物含量时，做空白对照的目的是什么？

同 步 训 练

【A 型题】

1. 重量分析技术中，沉淀法最后称定的重量是（　　）

　　A. 沉淀的重量　　　　　B. 沉淀形式的重量　　　　　C. 称量形式的重量

　　D. 被测组分的重量　　　E. 恒重沉淀的重量

2. 广泛用于酸、碱、酯类药物含量测定的滴定分析方法是（　　）

A. 酸碱滴定法　　　　　　B. 碘量滴定法　　　　　　C. 非水溶液滴定法

D. 沉淀滴定法　　　　　　E. 配位滴定法

3. 直接碘量法测定的药物是（　　　）

A. 氧化性药物　　　　　　B. 还原性药物　　　　　　C. 中性药物

D. 酸性药物　　　　　　　E. 无机药物

4. 非水滴定法测定碱性药物含量时，常用的滴定液是（　　　）

A. 高氯酸　　　　　　　　B. 高碘酸　　　　　　　　C. 三氯醋酸

D. 甲醇钠　　　　　　　　E. 冰醋酸

5. 在非水溶液滴定中，溶解弱碱性药物以增强其碱性，常用的溶剂是（　　　）

A. 乙二胺　　　　　　　　B. 二甲基甲酰胺　　　　　C. 甲醇

D. 冰醋酸　　　　　　　　E. 乙醚

6. $\dfrac{V \times T \times F \times \overline{W}}{S \times 标示量} \times 100\%$ 为下列哪类药物含量测定结果的计算公式（　　　）

A. 直接滴定法测定原料药含量

B. 剩余滴定法测定原料药含量

C. 直接滴定法测定片剂含量

D. 剩余滴定法测定片剂含量

E. 直接滴定法测定注射液含量

7. $A = E_{1cm}^{1\%}CL$ 式中的 C 是（　　　）

A. 百分吸收系数　　　　　B. 摩尔吸收系数　　　　　C. 液体的厚度

D. 被测溶液的百分浓度（g/100ml）　　　　E. 被测溶液的浓度（g/ml）

8. 采用紫外 – 可见分光光度法测定药物含量时，为了减少测定误差，应调整溶液的浓度使吸光度（　　　）

A. 尽量大　　　　　　　　B. 在 0.3 ~ 0.7 之间　　　C. 大于 0.7

D. 大于 1.0　　　　　　　E. 在 0.7 ~ 1.2 之间

9. 以十八烷基硅烷键合硅胶为固定相的反相色谱系统，流动相中有机溶剂的比例通常应不低于（　　　）

A. 0.5%　　　　B. 5%　　　　C. 10%　　　　D. 15%　　　　E. 20%

10. 下列含量测定方法中，可利用"被测组分与对照品的浓度之比等于其峰面积之比"计算被测组分含量的是（　　　）

A. 紫外 – 可见分光光度法的对照品比较法

B. 紫外 – 可见分光光度法的吸收系数法

C. 高效液相色谱法的面积归一化法

D. 高效液相色谱法的内标法

E. 高效液相色谱法的外标法

【B 型题】

A. 酸碱滴定法　B. 非水溶液滴定法　C. 碘量法　D. 亚硝酸钠滴定法　E. 银量法

11. 具有还原性的药物如维生素 C 的含量测定可采用（　　　）

12. $C \cdot K_b \leq 10^{-8}$ 有机弱碱的含量测定可采用（　　）

13. $C \cdot K_a \geq 10^{-8}$ 芳酸的含量测定可采用（　　）

14. 无机卤化物离子的含量测定可采用（　　）

15. 芳香第一胺类药物的含量测定可采用（　　）

    A. 铬黑 T 指示剂　　　　　B. 荧光黄指示液　　　　　C. 结晶紫指示液

    D. 酚酞指示液　　　　　　E. 淀粉指示液

16. 酸碱滴定法测定水杨酸含量可选用（　　）

17. 非水溶液滴定法测定有机碱含量可选用（　　）

18. 剩余碘量法测定右旋糖酐 20 葡萄糖注射液中葡萄糖含量可选用（　　）

19. 银量法测定氯化钠含量可选用（　　）

20. 配位滴定法测定硫酸锌含量可选用（　　）

【X 型题】

21. 溴量法中所用的滴定液有（　　）

    A. 铬酸钾滴定液　　　　　B. 高氯酸滴定液　　　　　C. 硫代硫酸钠滴定液

    D. 碘滴定液　　　　　　　E. 溴滴定液

22. 滴定分析技术与仪器分析技术比较，主要优点有（　　）

    A. 简便、快速　　　　　　B. 灵敏度高　　　　　　C. 专属性强

    D. 准确度较高　　　　　　E. 精密度好

23. 下列药物中，可采用非水碱量法进行含量测定的是（　　）

    A. 有机弱酸类　　　　　　B. 有机弱碱类　　　　　　C. 有机弱碱盐类

    D. 有机酸碱金属盐类　　　E. 还原性药物

24. 紫外－可见分光光度法应用于含量测定的方法有（　　）

    A. 比色法　　　　　　　　B. 吸收系数法　　　　　C. 对照品比较法

    D. 内标法　　　　　　　　E. 归一化法

25. 下列关于紫外－可见分光光度法的叙述，正确的是（　　）

    A. 200～400nm 波长的光为紫外光

    B. 0.76～50μm 波长的光为可见光

    C. 具有芳香环或共轭双键结构的药物可吸收紫外或可见光

    D. 具饱和烃结构的药物可吸收紫外或可见光

    E. 在被测成分最大吸收波长处测定吸光度以减小误差

第五章 化学原料药物检验技术

 知识要点

水杨酸类药物主要有阿司匹林、贝诺酯和对氨基水杨酸钠，常用化学法和紫外－可见分光光度法进行鉴别；阿司匹林检查的特殊杂质有游离水杨酸和有关物质；《中国药典》2010 年版采用直接酸碱滴定法测定阿司匹林的含量，对氨基水杨酸钠的含量测定可采用亚硝酸钠滴定法和高效液相色谱法。

胺类药物主要有盐酸普鲁卡因、盐酸丁卡因、对乙酰氨基酚、盐酸利多卡因、肾上腺素、重酒石酸去甲肾上腺素、硫酸沙丁胺醇、马来酸氯苯那敏等，常用化学法和分光光度法进行鉴别。盐酸普鲁卡因检查的特殊杂质有对氨基苯甲酸，对乙酰氨基酚检查的特殊杂质有乙醇溶液的澄清度与颜色、对氨基酚及有关物质、对氯苯乙酰胺，肾上腺素检查的特殊杂质有酮体、有关物质。《中国药典》2010 年版采用亚硝酸钠滴定法测定盐酸普鲁卡因的含量，采用紫外－可见分光光度法测定对乙酰氨基酚的含量，肾上腺素及马来酸氯苯那敏的含量测定可采用非水溶液滴定法。

磺胺类药物主要有磺胺嘧啶、磺胺甲噁唑、磺胺异噁唑和磺胺醋酰钠等，常利用其芳香第一胺或取代基的反应进行鉴别；《中国药典》2010 年版采用亚硝酸钠滴定法测定磺胺类药物的含量。

杂环类药物主要有吡啶类、吩噻嗪类和喹诺酮类。吡啶类药物主要有异烟肼、尼可刹米、硝苯地平、碘解磷定；吩噻嗪类药物主要有盐酸氯丙嗪、盐酸异丙嗪、氟奋乃静；喹诺酮类药物主要有诺氟沙星、氧氟沙星、吡哌酸。杂环类药物的鉴别试验主要有吡啶环的开环反应、酰肼基的氧化还原反应、沉淀反应、显色反应、紫外－可见分光光度法、薄层色谱法等。杂质检查主要有异烟肼中游离肼检查、碘解磷定中总碘量的检查及有关物质检查。含量测定主要有铈量法测定硝苯地平，非水溶液滴定法测定尼可刹米、吡哌酸，紫外－可见分光光度法测定盐酸氯丙嗪。

生物碱类药物有苯烃胺类、托烷类、喹啉类、异喹啉类、吲哚类、黄嘌呤类等，其特征鉴别反应主要有双缩脲反应、维他立反应、绿奎宁反应、紫脲酸铵反应等；特殊杂质检查主要有有关物质和其他生物碱；生物碱类药物常采用非水溶液滴定法、提取酸碱滴定法、酸性染料比色法、紫外－可见分光光度法、高效液相色谱法测定含量。

糖类药物主要有葡萄糖、蔗糖、乳糖及淀粉，主要用斐林试剂和红外分光光度法进行鉴别。葡萄糖原料药需检查的特殊杂质有乙醇溶液澄清度、亚硫酸盐和淀粉。

维生素类药物分为水溶性维生素和脂溶性维生素。常用化学法和红外分光光度法进行鉴别；维生素 B_1 主要检查硝酸盐、有关物质和总氯量等，维生素 C 主要检查溶液澄清度与颜色，铁、铜离子等；维生素 A 主要检查酸值和过氧化值；维生素 E 主要检查酸度、生育酚（天然型）、有关物质（合成型）及残留溶剂正己烷（天然型）。《中国药典》2010 年版采用非水滴定法测定维生素 B_1 的含量，采用碘量法测定维生素 C 的含量，采用紫外－可见分光光度法和高效液相色谱法测定维生素 A 含量，采用气相色谱法测定维生素 E 含量。

第一节　水杨酸类药物的检验技术

《中国药典》2010 年版收载的水杨酸类药物有消毒防腐药水杨酸（salicylic acid）；消炎镇痛药水杨酸乙二胺（diethylamine salicylate）；解热镇痛非甾体抗炎药水杨酸镁（magnesium salicylate）和阿司匹林（aspirin）；解热、消炎镇痛药贝诺酯（benorilate）；抗结核病药对氨基水杨酸钠（sodium aminosalicylate）等。本节主要讨论常用药物阿司匹林、贝诺酯和对氨基水杨酸钠的检验技术。

一、基础知识

（一）性状描述

阿司匹林、贝诺酯和对氨基水杨酸钠的性状描述见表 5 - 1。

表 5 - 1　阿司匹林、贝诺酯和对氨基水杨酸钠的性状描述

药物名称	外观	溶解度	物理常数
阿司匹林	为白色结晶或结晶性粉末；无臭或微带醋酸臭，味微酸，遇湿气即缓缓水解	在乙醇中易溶，在三氯甲烷或乙醚中溶解，在水或无水乙醚中微溶；在氢氧化钠溶液或碳酸钠溶液中溶解，但同时分解	
贝诺酯	为白色结晶或结晶性粉末；无臭，无味	在沸乙醇中易溶，在沸甲醇中溶解，在甲醇或乙醇中微溶，在水中不溶	熔点为 177℃ ~ 181℃。吸收系数（$E_{1cm}^{1\%}$）为 730 ~ 760
对氨基水杨酸钠	为白色或类白色的结晶或结晶性粉末；无臭，味甜带咸	在水中易溶，在乙醇中略溶，在乙醚中不溶	

从表可看出，除对氨基水杨酸钠易溶于水外，阿司匹林和贝诺酯在水中分别为微溶与不溶；在乙醇、乙醚和三氯甲烷等有机溶剂中有不同程度的溶解度。溶解度常作为质量检测中制备供试品溶液时溶解介质选择的依据。

（二）结构特点与化学性质

阿司匹林、贝诺酯和对氨基水杨酸钠的结构和主要化学性质见表5-2。

表5-2　阿司匹林、贝诺酯和对氨基水杨酸钠的结构和主要化学性质

药物名称及化学结构	结构特点	化学性质
阿司匹林（COOH，OCOCH₃）	（1）酯键，水解后产生酚羟基 （2）羧基 （3）苯环	（1）水解性，水解后可发生三氯化铁反应 （2）酸性
贝诺酯（COO—NHCOCH₃，OCOCH₃）	（1）酯键，水解后产生酚羟基 （2）酰胺键，水解后有芳香第一胺 （3）苯环	（1）水解性，水解后可发生三氯化铁反应 （2）重氮化-偶合反应 （3）紫外特征吸收
对氨基水杨酸钠（COONa，OH，NH₂·2H₂O）	（1）芳香第一胺 （2）酚羟基 （3）有机酸的钠盐	（1）重氮化-偶合反应 （2）三氯化铁反应 （3）钠盐的鉴别反应

二、鉴别

（一）化学法

1. 三氯化铁反应　此反应为酚羟基的反应，结构中含有酚羟基的药物可利用此反应进行鉴别。

（1）对氨基水杨酸钠的鉴别　取本品约10mg，加水10ml溶解后，加稀盐酸2滴使成酸性，加三氯化铁试液1滴，应显紫红色；放置3小时，不得发生沉淀（与5-氨基水杨酸钠的区别）。反应式如下：

$$6 \left(\text{COONa, OH, NH}_2 \right) + 3HCl + FeCl_3 \longrightarrow H_3\left[Fe\left(\text{COOH, O, NH}_2 \right)_6 \right]_{（紫红色）} + 6NaCl$$

（2）阿司匹林的鉴别　取本品约0.1g，加水10ml，煮沸，放冷，加三氯化铁试液1滴，即显紫堇色。

阿司匹林、贝诺酯分子结构中均无游离酚羟基，与三氯化铁试液不发生显色反应。但其水溶液加热，或较长时间放置，或加少量碱，即能水解产生水杨酸，水杨酸结构中有游离的酚羟基，可与三氯化铁试液作用，生成紫堇色的配位化合物。如阿司匹林的鉴别反应：

$$\text{(COOH, OCOCH}_3\text{苯环)} + H_2O \longrightarrow \text{(COOH, OH苯环)} + CH_3COOH$$

$$6\ \text{(COOH, OH苯环)} + 4FeCl_3 \longrightarrow \left[\left(\text{(COO, O苯环)}\right)_2 Fe\right]_3 \cdot Fe + 12HCl\ _{(紫堇色)}$$

2. 水解反应　阿司匹林分子结构中具有酯键，与碳酸钠试液共热，水解生成水杨酸钠和醋酸钠，放冷后用稀硫酸酸化，析出白色的水杨酸沉淀，并产生醋酸的臭气，可供鉴别。反应式如下：

$$\text{(COOH, OCOCH}_3\text{苯环)} + Na_2CO_3 \xrightarrow{\triangle} \text{(COONa, OH苯环)} + CH_3COONa + CO_2\uparrow$$

$$2\ \text{(COONa, OH苯环)} + H_2SO_4 \longrightarrow 2\ \text{(COOH, OH苯环)}\downarrow_{(白色)} + Na_2SO_4$$

$$2CH_3COONa + H_2SO_4 \longrightarrow 2CH_3COOH\uparrow + Na_2SO_4$$

3. 重氮化 - 偶合反应　对氨基水杨酸钠分子结构中具有芳香第一胺，显芳香第一胺的鉴别反应。即与亚硝酸钠及盐酸作用，生成重氮盐，再加碱性 β - 萘酚，生成猩红色的偶氮化合物沉淀，可供鉴别。反应式如下：

$$\text{(COONa, OH, NH}_2\text{苯环)} \xrightarrow{HCl} \text{(COOH, OH, NH}_2\text{苯环)} \xrightarrow{NaNO_2,\ HCl} \text{(COOH, OH, N}^+\equiv N\cdot Cl^-\text{苯环)} \xrightarrow[,\ NaOH]{\text{(OH萘)}} \text{(COOH, OH, HO, N=N萘环)}\downarrow_{(猩红色)}$$

贝诺酯的水解产物对氨基酚分子结构中具有芳香第一胺，也可发生芳香第一胺的鉴别反应。

 课堂互动

写出用化学法鉴别贝诺酯的具体方法？

（二）分光光度法

1. 紫外 – 可见分光光度法　贝诺酯在240nm的波长处有最大吸收。取贝诺酯，精密称定，加无水乙醇溶解并定量稀释制成每1ml约含7.5μg的溶液，照紫外 – 可见分光光度法测定，在240nm的波长处测定吸光度，吸收系数（$E_{1cm}^{1\%}$）为730～760。

2. 红外分光光度法　《中国药典》2010年版对阿司匹林、贝诺酯、对氨基水杨酸钠均采用红外分光光度法鉴别，其红外光吸收图谱应依次与对照的图谱一致。

三、杂质检查

（一）阿司匹林的杂质检查

除检查"炽灼残渣"、"重金属"和"易炭化物"等一般杂质外，还应检查以下特殊杂质：

1. 溶液的澄清度　检查碳酸钠试液中不溶物，如原料苯酚以及副产物醋酸苯酯、水杨酸苯酯、乙酰水杨酸苯酯等。检查原理系利用药物与杂质在溶解行为上的差异，检查碳酸钠试液中不溶物。方法：取供试品0.50g，加温热至约45℃的碳酸钠试液10ml溶液后，溶液应澄清。

2. 游离水杨酸　由生产过程中乙酰化不完全或贮藏过程中水解产生。水杨酸对人体有毒性，而且分子中酚羟基在空气中被逐渐氧化成一系列醌型有色物质，在空气中可逐渐变为淡黄、红棕甚至深棕色，使阿司匹林成品变色，因而需加以控制。《中国药典》2010年版采用高效液相色谱法进行游离水杨酸的检查，其限量为0.1%。

3. 有关物质　《中国药典》2010年版采用高效液相色谱法进行有关物质的检查。

（二）对氨基水杨酸钠的杂质检查

1. 溶液的澄清度与颜色　对氨基水杨酸钠受热、见光、吸潮时易脱羧生成间氨基酚，进一步被氧化成联苯醌衍生物，当其氨基被羟基取代生成3,5,3′,5′ – 四羟基联苯醌时呈现明显的红棕色，故应进行溶液的澄清度与颜色检查。方法：取本品1.0g(供口服用)或2.0g(供注射用)，加水10ml溶解后，溶液应澄清无色；如显浑浊，与1号浊度标准液比较，不得更浓；如显色，与黄色6号标准比色液比较，不得更深。

2. 酸碱度　对氨基水杨酸钠在酸性溶液中易脱羧，在中性或碱性时脱羧较慢。本品可供注射用，为保证药品质量同时减少注射时的刺激性，应控制其酸碱度。方法：取本品0.40g，加水20ml溶解后，依法测定pH值，其pH值应为6.5～8.5。

3. 有关物质　对氨基水杨酸钠在合成过程中，可能引入未反应完全的原料；贮存过程中，由于对氨基水杨酸钠性质不稳定，遇湿、光或热时，易分解产生有色、有毒性的有关物质，因此，《中国药典》2010年版采用高效液相色谱法进行有关物质的检查。

知识链接

贝诺酯中有关物质的检查

　　贝诺酯中含有对乙酰氨基酚、阿司匹林、水杨酸等多种特殊杂质，《中国药典》2010 年版将这些特殊杂质检查规定为"有关物质"检查，采用高效液相色谱法进行检查。

　　方法为：取本品，加甲醇溶解并制成每 1ml 中含 0.4mg 的溶液，摇匀，作为供试品溶液（临用新制）；精密量取 1ml，置 100ml 量瓶中，用甲醇稀释至刻度，摇匀，作为对照溶液。另取对乙酰氨基酚对照品，加甲醇溶解并稀释制成每 1ml 中含 10μg 的溶液，作为对照品溶液。照含量测定项下的色谱条件，取对照溶液 10μl，注入液相色谱仪，调节检测灵敏度，使主成分色谱峰的峰高约为满量程的 20%；再精密量取供试品溶液、对照品溶液和对照溶液各 10μl，分别注入液相色谱仪，记录色谱图至主成分峰保留时间的 2.5 倍，供试品溶液的色谱图中如有与对照品溶液主成分峰保留时间一致的色谱峰，其峰面积不得大于对照溶液主峰面积的 0.1 倍（0.1%）；其他单个杂质峰面积均不得大于对照溶液主峰面积的 0.5 倍（0.5%）；各杂质峰面积的和不得大于对照溶液主峰面积（1.0%）。

四、含量测定

（一）阿司匹林的含量测定

《中国药典》2010 年版采用直接酸碱滴定法测定含量，利用阿司匹林游离羧基的酸性，以标准碱滴定液直接滴定。反应式如下：

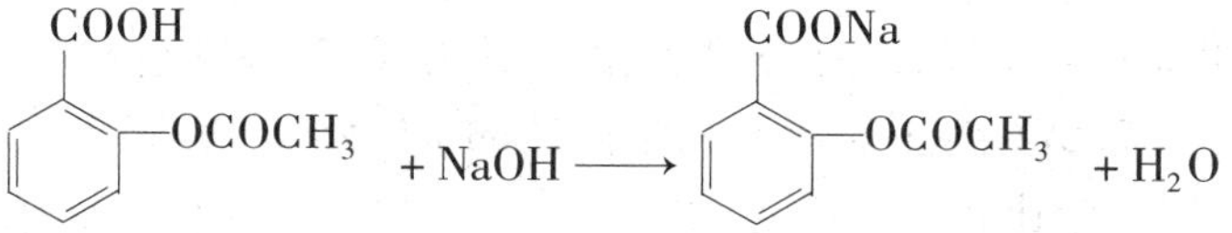

注意事项：

（1）因阿司匹林在水中溶解度小，同时阿司匹林酯结构在滴定时易水解，致使测定结果偏高，故不用水作溶剂，而用中性乙醇溶液溶解样品进行滴定。

（2）本品为弱酸，用强碱进行滴定时，化学计量点偏碱性，故选用碱性区变色的酚酞作为指示剂。

（3）中性乙醇的配制是取乙醇加酚酞指示剂几滴，用 0.1mol/L 的氢氧化钠滴定液滴至显粉红色。

案例分析

阿司匹林的含量测定

方法：取本品约 0.4g，精密称定为 0.3981g，加中性乙醇（对酚酞指示液显中性）20ml 溶解后，加酚酞指示液 3 滴，用氢氧化钠滴定液（0.1034mol/L）滴定，消耗氢氧化钠滴定液（0.1034mol/L）20.10ml。每 1ml 氢氧化钠滴定液（0.1mol/L）相当于 18.02mg 的 $C_9H_8O_4$。《中国药典》2010 年版规定，本品按干燥品计算，含 $C_9H_8O_4$ 不得少于 99.5%。通过计算判断该供试品的含量是否符合规定。

解析：阿司匹林% $= \dfrac{V \times T \times F}{S} \times 100\%$

$$= \dfrac{20.10 \times 18.02 \times 10^{-3} \times \dfrac{0.1034}{0.1}}{0.3981} \times 100\% = 94.01\%$$

根据计算结果，94.01% < 99.5%，则该阿司匹林供试品含量不符合《中国药典》2010 年版规定。

（二）对氨基水杨酸钠的含量测定

1. 亚硝酸钠滴定法　《中国药典》2005 年版采用亚硝酸钠滴定法测定对氨基水杨酸钠的含量。本品分子中有芳香第一胺结构，在盐酸酸性条件下与亚硝酸钠定量发生重氮化反应，生成重氮盐，《中国药典》2005 年版采用永停滴定法指示终点。反应式如下：

方法：取本品约 0.4g，精密称定，加水 180ml 与盐酸溶液（1→2）15ml，照永停滴定法，用亚硝酸钠滴定液（0.1mol/L）滴定。每 1ml 亚硝酸钠滴定液（0.1mol/L）相当于 17.51mg 的 $C_7H_6NNaO_3$。

$$对氨基水杨酸钠\% = \dfrac{V \times T \times F}{S} \times 100\%$$

注意事项：

（1）重氮盐在酸性溶液中比较稳定。若酸度不够，重氮盐会和未反应的对氨基水杨酸钠偶合生成偶氮化合物，致使结果偏低。

（2）由于本品的重氮化反应较慢，需加入溴化钾催化。

（3）为保证反应完全，滴定速度不宜过快，特别是临近终点时，更应缓缓滴定，并要随时搅拌。

（4）重氮化反应可在 15℃～25℃ 条件下进行，温度过高会使重氮盐和亚硝酸发生分解。

2. 高效液相色谱法　《中国药典》2010 年版采用高效液相色谱法测定对氨基水杨酸钠的含量。

第二节　胺类药物的检验技术

一、芳胺类药物的检验技术

(一) 基础知识

芳胺类药物的基本结构有两类：一类为芳香第一胺未被取代，而在芳环对位有取代的对氨基苯甲酸酯类。《中国药典》2010 年版收载的对氨基苯甲酸酯类药物有盐酸普鲁卡因 (procaine hydrochloride)、盐酸丁卡因 (tetracaine hydrochloride) 和苯佐卡因 (benzocaine) 等；另一类为芳香第一胺被酰化，并在芳环对位有取代的酰胺类药物。《中国药典》2010 年版收载的酰胺类药物有对乙酰氨基酚 (paracetamol)、盐酸利多卡因 (lidocaine hydrochloride)、盐酸布比卡因 (bupivacaine hydrochloride) 和醋氨苯砜 (acedapsone) 等。

1. 对氨基苯甲酸酯类

(1) 性状描述　盐酸普鲁卡因、盐酸丁卡因和苯佐卡因的性状描述见表 5 - 3。

表 5 - 3　盐酸普鲁卡因、盐酸丁卡因和苯佐卡因的性状描述

药物名称	外　观	溶解度	物理常数
盐酸普鲁卡因	为白色结晶或结晶性粉末；无臭，味微苦，随后有麻痹感	在水中易溶，在乙醇中略溶，在三氯甲烷中微溶，在乙醚中几乎不溶	熔点：为 154℃ ~157℃
盐酸丁卡因	为白色结晶或结晶性粉末；无臭，味微苦，有麻舌感	在水中易溶，在乙醇中溶解，在乙醚中不溶	熔点：为 147℃ ~150℃
苯佐卡因	为白色结晶性粉末；无臭，味微苦，随后有麻痹感；遇光色渐变黄	在乙醇、三氯甲烷或乙醚中易溶，在脂肪油中略溶，在水中极微溶解	熔点：为 88℃ ~91℃

(2) 结构特点与化学性质　盐酸普鲁卡因、盐酸丁卡因和苯佐卡因的结构和主要化学性质见表 5 - 4。

表 5 - 4　盐酸普鲁卡因、盐酸丁卡因和苯佐卡因的结构和主要化学性质

药物名称及化学结构	结构特点	化学性质
盐酸普鲁卡因	(1) 芳香第一胺 (2) 酯键 (3) 叔胺氮原子 (4) 共轭结构	(1) 重氮化 - 偶合反应；与芳醛缩合生成希夫碱 (2) 水解性 (3) 弱碱性 (4) 紫外特征吸收
盐酸丁卡因	(1) 酯键 (2) 叔胺氮原子 (3) 共轭结构	(1) 水解性 (2) 弱碱性 (3) 紫外特征吸收

药物名称及化学结构	结构特点	化学性质
H₂N—⟨苯环⟩—C(=O)—OCH₂CH₃ 苯佐卡因	（1）芳香第一胺 （2）酯键 （3）共轭结构	（1）重氮化 - 偶合反应；与芳醛缩合生成希夫碱 （2）水解性 （3）紫外特征吸收

2. 酰胺类

（1）**性状描述** 对乙酰氨基酚、盐酸利多卡因、盐酸布比卡因和醋氨苯砜的性状描述见表 5 - 5。

表 5 - 5 对乙酰氨基酚、盐酸利多卡因、盐酸布比卡因和醋氨苯砜的性状描述

药物名称	外观	溶解度	物理常数
对乙酰氨基酚	为白色结晶或结晶性粉末；无臭，味微苦	在热水或乙醇中易溶，在丙酮中溶解，在水中略溶	熔点：为 168℃ ~ 172℃
盐酸利多卡因	为白色结晶性粉末；无臭，味苦，继有麻木感	在水或乙醇中易溶，在三氯甲烷中溶解，在乙醚中不溶	熔点：为 75℃ ~ 79℃
盐酸布比卡因	为白色结晶性粉末；无臭，味苦	在乙醇中易溶，在水中溶解，在三氯甲烷中微溶，在乙醚中几乎不溶	
醋氨苯砜	为白色至微黄色结晶或结晶性粉末；无臭，无味	在乙醇中极微溶解，在水、乙醚、稀盐酸或氢氧化钠试液中几乎不溶	

（2）**结构特点与化学性质** 对乙酰氨基酚、盐酸利多卡因、盐酸布比卡因和醋氨苯砜的结构和主要化学性质见表 5 - 6。

表 5 - 6 对乙酰氨基酚、盐酸利多卡因、盐酸布比卡因和醋氨苯砜的结构和主要化学性质

药物名称及化学结构	结构特点	化学性质
对乙酰氨基酚（扑热息痛）	（1）酚羟基 （2）酰胺	（1）三氯化铁反应 （2）水解性：水解产生对氨基酚，可发生重氮化 - 偶合反应
盐酸利多卡因 · HCl · H₂O	（1）叔胺 （2）酰胺 （3）共轭结构	（1）弱碱性；与重金属离子发生沉淀反应 （2）空间位阻，不易水解 （3）紫外特征吸收
盐酸布比卡因 · HCl	（1）叔胺 （2）酰胺 （3）共轭结构	（1）弱碱性；与重金属离子发生沉淀反应 （2）空间位阻，不易水解 （3）紫外特征吸收
醋氨苯砜	（1）酰胺 （2）共轭结构	（1）水解性：水解产生对氨基酚，可发生重氮化 - 偶合反应 （2）紫外特征吸收

（二）鉴别

1. 重氮化－偶合反应

（1）盐酸普鲁卡因、苯佐卡因鉴别　分子中都有芳香第一胺结构，在盐酸溶液中，可直接与亚硝酸钠发生重氮化反应，生成重氮盐，再与碱性 β－萘酚偶合生成有色的偶氮染料。如盐酸普鲁卡因的鉴别：取供试品约 50mg，加稀盐酸 1ml，必要时缓缓煮沸使溶解，放冷，加 0.1mol/L 亚硝酸钠溶液数滴，再滴加碱性 β－萘酚试液数滴，生成猩红色沉淀。反应式如下：

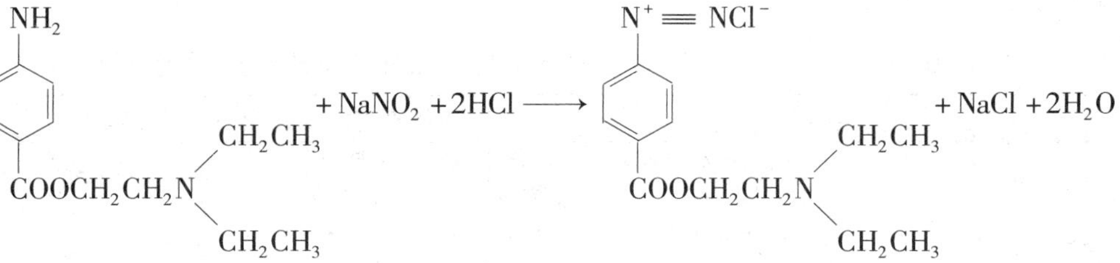

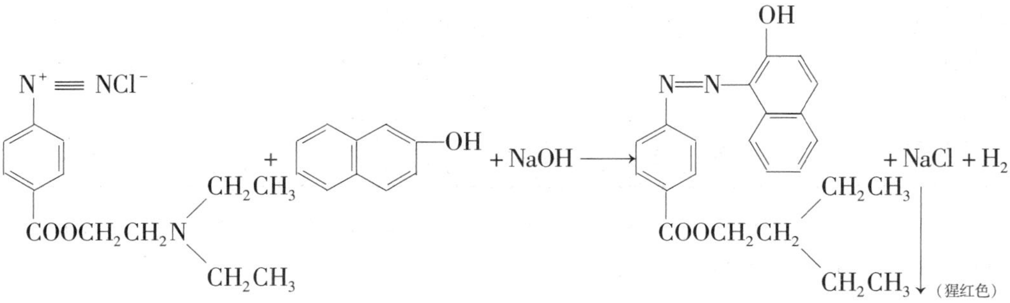

（2）对乙酰氨基酚鉴别　取本品约 0.1g，加稀盐酸 5ml，置水浴中加热 40 分钟，放冷；取 0.5ml，滴加亚硝酸钠试液 5 滴，摇匀，用水 3ml 稀释后，加碱性 β－萘酚试液 2ml 振摇，即显红色。

对乙酰氨基酚具有潜在芳香第一胺结构，在酸性溶液中加热水解生成芳香第一胺，也可发生重氮化－偶合反应。反应式如下：

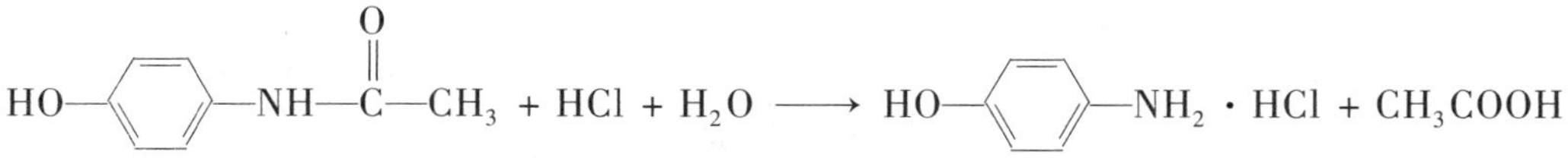

（3）盐酸丁卡因鉴别　其结构为芳香仲胺，不能发生重氮化－偶合反应，但可在酸性溶液中与亚硝酸钠反应，生成 N－亚硝基化合物的乳白色沉淀，可与芳香第一胺结构的同类药物区别。反应式如下：

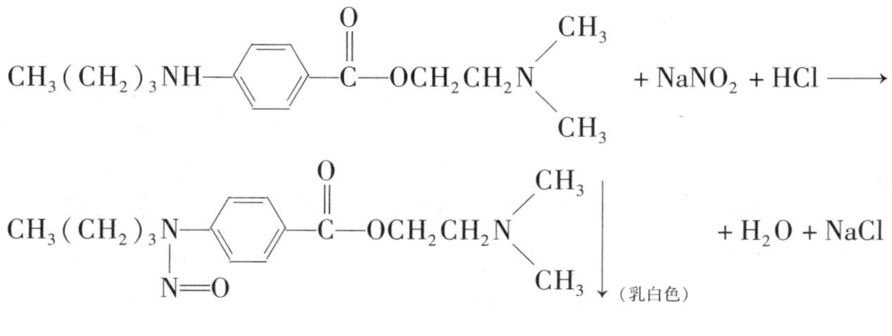

2. 水解反应　本类药物具有芳酸酯结构，可在碱性条件下水解，利用其水解产物进行鉴别。盐酸普鲁卡因遇氢氧化钠试液即生成白色沉淀，加热变为油状物（普鲁卡因）；继续加热则水解，产生的二乙氨基乙醇碱性气体，能使湿润的红色石蕊试纸变为蓝色，同时生成可溶于水的对氨基苯甲酸钠，溶液放冷，加盐酸酸化，即生成对氨基苯甲酸的白色沉淀。反应式如下：

$$H_2N\text{—}\langle\bigcirc\rangle\text{—}\overset{O}{\overset{\|}{C}}\text{—OCH}_2\text{CH}_2\text{N}\begin{smallmatrix}CH_2CH_3\\ \\CH_2CH_3\end{smallmatrix}\cdot HCl\ \xrightarrow{NaOH}\ H_2N\text{—}\langle\bigcirc\rangle\text{—}\overset{O}{\overset{\|}{C}}\text{—OCH}_2\text{CH}_2\text{N}\begin{smallmatrix}CH_2CH_3\\ \\CH_2CH_3\downarrow\end{smallmatrix}$$

$$\xrightarrow{NaOH}\ H_2N\text{—}\langle\bigcirc\rangle\text{—COONa}\ +\ HOCH_2CH_2N\begin{smallmatrix}CH_2CH_3\uparrow\\ \\CH_2CH_3\end{smallmatrix}$$

$$H_2N\text{—}\langle\bigcirc\rangle\text{—COONa}\ \xrightarrow{HCl}\ H_2N\text{—}\langle\bigcirc\rangle\text{—COOH}\ \downarrow\text{（白色）}$$

3. 三氯化铁反应　对乙酰氨基酚分子结构中具有酚羟基，可与三氯化铁发生显色反应，而使溶液呈蓝紫色。反应式如下：

$$3\ \overset{OH}{\underset{NHCOCH_3}{\langle\bigcirc\rangle}}\ +FeCl_3\longrightarrow\left[\ \overset{O}{\underset{NHCOCH_3}{\langle\bigcirc\rangle}}\ \right]_3\ Fe+3HCl\quad\text{（蓝紫色）}$$

4. 重金属离子反应　盐酸利多卡因分子中具有芳酰胺结构，在碳酸钠试液中，可与硫酸铜反应生成蓝紫色配位化合物，此有色物转溶于三氯甲烷中显黄色。方法：取本品 0.2g，加水 20ml 溶解后，取溶液 2ml，加硫酸铜试液 0.2ml 与碳酸钠试液 1ml，即显蓝紫色；加三氯甲烷 2ml，振摇后放置，三氯甲烷层显黄色。

　　盐酸普鲁卡因、盐酸丁卡因和苯佐卡因等，在同样条件下不发生此反应。

 课堂互动

　　　根据对乙酰氨基酚、盐酸利多卡因的结构特点，分别讨论可采用哪些化学方法进行鉴别。

5. 氯化物反应　盐酸普鲁卡因、盐酸丁卡因、盐酸利多卡因、盐酸布比卡因的水溶液显氯化物的鉴别反应。

6. 分光光度法

（1）紫外–可见分光光度法　本类药品分子结构中均有苯环，因此具有紫外吸收光谱特征。其主要特征表现在吸收峰的位置和吸收强度上。

盐酸布比卡因的鉴别　取盐酸布比卡因适量，用 0.01mol/L 的盐酸溶液溶解并制成每 1ml 约含 0.40mg 的溶液，照紫外 – 可见分光光度法测定，在 263nm 与 271nm 的波长处有最大吸收，其吸光度分别为 0.53 ~ 0.58 与 0.43 ~ 0.48。

（2）红外分光光度法　红外吸收光谱具有特征性强，专属性好的特点。《中国药典》2010 年版对此类药物都采用红外分光光度法鉴别，要求供试品的红外光吸收图谱与《药品红外光谱集》中对照图谱比较应一致。

（三）杂质检查

1. 盐酸普鲁卡因的杂质检查

（1）溶液的澄清度　系利用药物与杂质在溶解行为上的差异，检查水中不溶物。方法：取供试品 2.0g，加水 10ml 溶解后，溶液应澄清。

（2）酸度　取供试品 0.40g，加水 10ml 溶解后，加甲基红指示液 1 滴，如显红色，加氢氧化钠滴定液(0.02mol/L)0.2ml，应变为橙色。

（3）对氨基苯甲酸　盐酸普鲁卡因分子结构中有酯键，易发生水解反应。在储藏过程中，由于受光线、湿度等因素的影响，可发生水解反应，生成对氨基苯甲酸。对氨基苯甲酸经长期贮藏或高温受热，可进一步脱羧转化为苯胺，苯胺又可被氧化为有色物质。反应式如下：

$$H_2N \!\!-\!\!\!\bigcirc\!\!\!-\!\!COOH \xrightarrow{-CO_2} H_2N\!\!-\!\!\!\bigcirc \xrightarrow{[O]} O\!\!=\!\!\!\bigcirc\!\!\!=\!\!O$$

《中国药典》2010 年版采用高效液相色谱法检查盐酸普鲁卡因中的对氨基苯甲酸杂质，按外标法以峰面积计算，盐酸普鲁卡因中对氨基苯甲酸不得过 0.5%。

2. 对乙酰氨基酚的杂质检查

（1）乙醇溶液的澄清度与颜色　对乙酰氨基酚的生产工艺中使用铁粉作为还原剂，可能带入成品中，致使乙醇溶液产生浑浊；中间体对氨基酚的有色氧化产物，在乙醇中显橙红色或棕色。其方法：取本品 1.0g，加乙醇 10ml 溶解后，溶液应澄清无色；如显浑浊，与 1 号浊度标准液比较，不得更浓；如显色，与棕红色 2 号标准比色液比较，不得更深。

（2）对氨基酚及有关物质　由于对乙酰氨基酚的生产工艺较多，不同的生产工艺所带入的杂质也有所不同，这些杂质主要包括中间体、副产物及分解产物。如对氨基酚是对乙酰氨基酚在合成过程中，由于乙酰化反应不完全或因贮藏不当发生水解而引入的，其毒性较大，应予以控制其限量。《中国药典》2010 年版采用高效液相色谱法检查对氨基酚及有关物质。其限量为对氨基酚不得超过 0.005%；杂质总量不得超过 0.5%。

由于对乙酰氨基酚制剂在贮藏过程中易水解产生对氨基酚，因此，《中国药典》2010

年版规定，对乙酰氨基酚的口服制剂及注射液均采用高效液相色谱法控制对氨基酚的限量，规定其限量均不得过标示量的0.1%。对乙酰氨基酚注射液还需检查有关物质，规定其他各杂质峰面积的和不得大于对照溶液的主峰面积(1.0%)。

（3）对氯苯乙酰胺　《中国药典》2010年版采用高效液相色谱法检查对氯苯乙酰胺。以对氯苯乙酰胺标准品作为对照品，按外标法以峰面积计算，含对氯苯乙酰胺不得过0.005%。

（四）含量测定

1. 亚硝酸钠滴定法　分子结构中具有芳香第一胺的药物(如盐酸普鲁卡因、苯佐卡因)以及水解后具有芳香第一胺的药物(如对乙酰氨基酚)，在酸性溶液中可与亚硝酸钠反应，可用亚硝酸钠滴定法测定含量。

（1）原理　芳香第一胺药物在酸性溶液中与亚硝酸钠定量反应，生成重氮盐。反应式如下：

$$Ar—NH_2 + NaNO_2 + 2HCl \longrightarrow [Ar—N \equiv N]^+Cl^- + NaCl + 2H_2O$$
氯化重氮盐

（2）测定条件　重氮化反应的速度受多种因素影响，亚硝酸钠滴定液及反应生成的重氮盐也不够稳定，因此在测定中应注意以下反应条件：

① 反应速度：加入适量溴化钾可加快重氮化反应的速度。在盐酸存在下，重氮化反应的历程如下。

$$NaNO_2 + HCl \longrightarrow HNO_2 + NaCl$$
$$HNO_2 + HCl \longrightarrow NOCl + H_2O$$

下列反应过程中

$$Ar—NH_2 \xrightarrow[慢]{NOCl} Ar—NH—NO \xrightarrow{快} Ar—N \equiv N—OH \xrightarrow{快} [Ar—N \equiv N]^+Cl^-$$

第一步反应的速度较慢，后两步反应的速度较快，所以整个反应速度取决于第一步。向供试品溶液中加入适量溴化钾，溴化钾与盐酸作用产生溴化氢，后者与亚硝酸作用生成NOBr：

$$HNO_2 + HBr \longrightarrow NOBr + H_2O \qquad\qquad (Ⅰ)$$

若供试品溶液中仅有HCl，则生成NOCl：

$$HNO_2 + HCl \longrightarrow NOCl + H_2O \qquad\qquad (Ⅱ)$$

由于(Ⅰ)式的平衡常数比(Ⅱ)式约大300倍，即加入溴化钾后溶液中NOBr的量远远大于NOCl的量，因此，加入溴化钾可以加快重氮化反应的速度。

 课堂互动

写出亚硝酸钠滴定法测定芳胺类药物含量时加入溴化钾和过量的盐酸的作用。

② 酸度：由重氮化反应可知，1mol 的芳胺需与 2mol 的盐酸作用，但实际测定中盐酸用量要大得多，这是因为重氮盐在酸性溶液中比较稳定，同时，过量的盐酸有利于加快重氮化反应的速度，还可防止生成偶氮氨基化合物而影响测定结果。

$$[Ar—N \equiv N]^+Cl^- + H_2N—Ar \rightleftharpoons Ar—N \equiv N—NH—Ar + HCl$$

由反应式可知，酸度增强，反应向左进行，可以抑制偶氮氨基化合物副反应的发生。但是，酸度过大，会阻碍芳香第一胺的游离，反而影响重氮化反应速度，而且在浓度过高的盐酸中还可使亚硝酸分解。所以芳香第一胺类药物与盐酸的摩尔比应控制在 1:2.5~1:6。

③ 温度：通常情况下，温度高，重氮化反应速度快；但温度太高，可使亚硝酸逸失和分解；反应生成的重氮盐亦随温度的升高而迅速分解。

$$3HNO_2 \longrightarrow HNO_3 + H_2O + 2NO\uparrow$$

$$[Ar—N \equiv N]^+Cl^- + H_2O \longrightarrow Ar—OH + N_2\uparrow + HCl$$

经试验，反应在室温（10℃~30℃）下进行可得到满意结果。

④ 滴定方式和速度：液面下滴定，先快后慢。重氮化反应为分子反应，反应速度较慢。为了加快反应速度，同时避免滴定过程中亚硝酸的挥发和分解，滴定时需将滴定管尖端插入液面下约 2/3 处，一次将大部分亚硝酸钠滴定液在搅拌条件下迅速加入，使生成的亚硝酸迅速分散并与芳香第一胺反应。在近终点时，因尚未反应的芳香第一胺药物的浓度极低，反应速度很慢，可将滴定管尖端提出液面，用少量水冲洗尖端后，再缓缓滴定至终点。

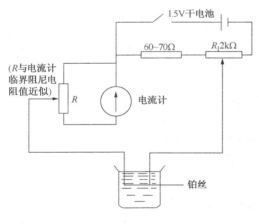

图 5-1 永停滴定仪装置

（3）指示终点的方法 亚硝酸钠滴定法终点指示的方法有电位法、永停滴定法、外指示剂法和内指示剂法等。《中国药典》2010 年版采用永停滴定法指示终点，其装置见图 5-1。

电极应为铂-铂电极系统。用此装置指示终点时，先将电极插入供试品的盐酸溶液中，调节 R_1 使加在电极上的电压约为 50mV，电流计灵敏度为 10^{-9}A/格。用亚硝酸钠液滴定，终点前，溶液中无亚硝酸（即无可逆电对 HNO_2/NO），线路无电流或仅有很小电流。终点时，亚硝酸钠稍过量（溶液中的 HNO_2 及其微量分解产物 NO 构成可逆电对），在两个电极上同时发生氧化还原反应：

阳极　$NO + H_2O \longrightarrow HNO_2 + H^+ + e$

阴极　$HNO_2 + H^+ + e \longrightarrow NO + H_2O$

此时线路中即有电流通过，电流计指针突然偏转，并不再回复，即为滴定终点。永停法装置简单，方法准确。缺点是电极易钝化，若发现此情况可用浓硝酸（加有 1~2 滴三氯化铁试液）浸洗活化。

案例分析

盐酸普鲁卡因的含量测定

方法：取盐酸普鲁卡因约 0.6g，精密称量为 0.5653g，加水 40ml 与盐酸液（1→2）15ml，置电磁搅拌器上，搅拌使溶解，再加入溴化钾 2g，采用永停滴定法滴定。滴定时，将滴定管尖端插入液面下约 2/3 处，用亚硝酸钠滴定液（0.1017mol/L）迅速滴定，随滴随搅拌，至近终点时将滴定管尖端提出液面，用少量水淋洗，继续缓缓滴定，至电流计指针突然偏转不再回复，即为滴定终点，消耗亚硝酸钠滴定液（0.1017mol/L）20.10ml。每 1ml 亚硝酸钠滴定液（0.1mol/L）相当于 27.28mg 的 $C_{13}H_{20}N_2O_2 \cdot HCl$。《中国药典》2010 年版规定，按干燥品计算，含 $C_{13}H_{20}N_2O_2 \cdot HCl$ 不得少于 99.0%，通过计算判断该供试品的含量是否符合规定。

解析：

$$盐酸普鲁卡因\% = \frac{V \times T \times F}{S} \times 100\%$$

$$= \frac{20.10 \times 27.28 \times 10^{-3} \times \frac{0.1017}{0.1}}{0.5653} \times 100\% = 98.65\%$$

根据计算结果，98.65% < 99.0%，则该盐酸普鲁卡因供试品含量不符合规定。

2. 非水溶液滴定法　盐酸丁卡因、盐酸布比卡因、盐酸利多卡因呈弱碱性，可在冰醋酸溶剂中用高氯酸滴定液滴定，根据消耗高氯酸滴定液的量计算其含量。

3. 酸碱滴定法　盐酸丁卡因、盐酸布比卡因等药物为强酸弱碱盐，在一定条件下也可用氢氧化钠滴定液滴定，根据消耗氢氧化钠滴定液的量计算其含量。

案例分析

盐酸布比卡因的含量测定

方法：取本品约 0.2g，精密称定为 0.2140g，加冰醋酸 20ml 与醋酐 20ml 溶解后，照电位滴定法，用高氯酸滴定液（0.09866mol/L）滴定，终点时消耗高氯酸滴定液（0.09866mol/L）6.70ml，空白试验消耗高氯酸滴定液（0.09866mol/L）0.05ml。1ml 高氯酸滴定液（0.1mol/L）相当于 32.49mg 的 $C_{18}H_{28}N_2O \cdot HCl$。《中国药典》2010 年版规定本品按干燥品计算，含 $C_{18}H_{28}N_2O \cdot HCl$ 不得少于 98.5%，通过计算判断该供试品的含量是否符合规定。

解析：本法为非水溶液滴定法。所用溶剂是冰醋酸，加入醋酐 20ml 的目的是使布比卡因的碱性进一步增强，有利于高氯酸滴定液的滴定。反应结果是高氯酸将盐酸从结合状态中置换出来，高氯酸与布比卡因结合成盐。该法一般用电位法指示终点，因电位法比指示剂法更灵敏、准确。

$$C_{18}H_{28}N_2O \cdot HCl + HClO_4 \longrightarrow C_{18}H_{28}N_2O \cdot HClO_4 + HCl$$

$$盐酸布比卡因\% = \frac{(V - V_0) \times T \times F}{S} \times 100\%$$

$$= \frac{(6.70 - 0.05) \times 32.49 \times 10^{-3} \times \frac{0.09866}{0.1}}{0.2140} \times 100\% = 99.61\%$$

根据计算结果，99.61% >98.5%，则该盐酸布比卡因供试品含量符合规定。

案例分析

盐酸丁卡因的含量测定

方法：取本品约 0.25g，精密称定为 0.2486g，加乙醇 50ml 振摇使溶解，加 0.01mol/L 盐酸溶液 5ml，摇匀，照电位滴定法，用氢氧化钠滴定液（0.1015mol/L）滴定，第一个突跃点时消耗氢氧化钠滴定液（0.1015mol/L）4.55ml，继续滴定至第二个突跃点消耗氢氧化钠滴定液（0.1015mol/L）12.68ml，两个突跃点体积的差作为滴定体积。每 1ml 氢氧化钠滴定液（0.1mol/L）相当于 30.08mg 的 $C_{15}H_{24}N_2O_2 \cdot HCl$。《中国药典》2010 年版规定，按干燥品计算，含 $C_{15}H_{24}N_2O_2 \cdot HCl$ 不得少于 99.0%，通过计算判断该供试品的含量是否符合规定。

解析：本法为酸碱滴定法，盐酸丁卡因是作为弱酸滴定的。氢氧化钠滴定液与结合状态盐酸部分反应，将丁卡因置换出来。

$$C_{15}H_{24}N_2O_2 \cdot HCl + NaOH \longrightarrow C_{15}H_{24}N_2O_2 + NaCl + H_2O$$

$$盐酸丁卡因\% = \frac{(V_2 - V_1) \times T \times F}{S} \times 100\%$$

$$= \frac{(12.68 - 4.55) \times 30.08 \times 10^{-3} \times \frac{0.1015}{0.1}}{0.2486} \times 100\% = 99.85\%$$

根据计算结果，99.85% > 99.0%，则该盐酸丁卡因供试品含量符合规定。

滴定前加入少量盐酸溶液，是为了确保盐酸丁卡因完全以盐酸盐的形式存在。该滴定法有两个滴定突跃点，第一个突跃点消耗氢氧化钠滴定液的体积是由溶剂中游离盐酸产生的，随后氢氧化钠继续滴定与丁卡因结合的盐酸，产生第二个突跃。电位法能准确测出两个突跃点，两个突跃点之间的滴定液体积，就是盐酸丁卡因消耗氢氧化钠滴定液的体积。

4. 紫外－可见分光光度法　若用亚硝酸钠滴定法测定对乙酰氨基酚含量，需先用稀盐酸将其水解，因水解时间长，操作较繁琐，《中国药典》2010 年版采用紫外－可见分光光度法测定对乙酰氨基酚的含量。该法是利用对乙酰氨基酚在 0.4% 氢氧化钠溶液中，于 257nm 波长处有最大吸收的性质，用吸收系数法测定含量。

案例分析

对乙酰氨基酚的含量测定

方法：取本品约 40mg，精密称量为 0.0415g，置 250ml 量瓶中，加 0.4% 氢氧化钠溶液 50ml 溶解后，加水至刻度，摇匀，精密量取 5ml，置 100ml 量瓶中，加 0.4% 氢氧化钠溶液 10ml，加水至刻度，摇匀。依照分光光度法，在 257nm 波长处测得吸光度为 0.594。按 $C_8H_9NO_2$ 的吸收系数（$E_{1cm}^{1\%}$）为 715 计算。《中国药典》2010 年版规定，本品按干燥品计算，含 $C_8H_9NO_2$ 应为 98.0% ~ 102.0%。通过计算判断该供试品的含量是否符合规定。

解析：供试品的稀释过程如下：

$$供试品\ Sg \xrightarrow{稀释至} 250ml(V)$$
$$\downarrow$$
$$取\ 5ml \xrightarrow{稀释至} 100ml \rightarrow A$$

$$对乙酰氨基酚\% = \frac{\dfrac{A}{E_{1cm}^{1\%}} \times \dfrac{1}{100} \times V \times D}{S} \times 100\%$$

$$= \frac{\dfrac{0.594}{715} \times \dfrac{1}{100} \times 250 \times \dfrac{100}{5}}{0.0415} \times 100\% = 100.1\%$$

根据计算结果，100.1% 在 98.0% ~ 102.0% 范围之内，该对乙酰氨基酚供试品含量符合规定。

二、苯乙胺类药物的检验技术

（一）基础知识

1. **性状描述**　肾上腺素（adrenaline）、重酒石酸去甲肾上腺素（noradrenaline bitartrate）、盐酸异丙肾上腺素（isoprenaline hydrochloride）、盐酸多巴胺（dopamine hydrochloride）、盐酸克仑特罗（clenbuterol hydrochloride）、硫酸沙丁胺醇（salbutamol sulfate）的性状描述见表 5 – 7。

表 5 – 7　苯乙胺类典型药物的性状描述

药物名称	外　观	溶解度	物理常数
肾上腺素	为白色或类白色结晶性粉末；无臭，味苦；与空气接触或受日光照射，易氧化变质	在水中极微溶解，在乙醇、三氯甲烷、乙醚、脂肪油或挥发油中不溶；在无机酸或氢氧化钠溶液中易溶，在氨溶液或碳酸氢钠溶液中不溶	熔点为 206℃ ~ 212℃。比旋度：－ 50.0° ~ － 53.5°
重酒石酸去甲肾上腺素	为白色或类白色结晶性粉末；无臭，味苦；遇光或空气易变质	在水中易溶，在乙醇中微溶，在三氯甲烷或乙醚中不溶	熔点为 100℃ ~ 106℃。比旋度：－ 10.0° ~ － 12.0°

续表

药物名称	外 观	溶解度	物理常数
盐酸异丙肾上腺素	为白色或类白色结晶性粉末；无臭，味微苦；遇光或空气渐变色，在碱性溶液中更易变色	在水中易溶，在乙醇中略溶，在三氯甲烷或乙醚中不溶	熔点为 165.5℃ ～ 170℃
盐酸多巴胺	白色或类白色有光泽的结晶或结晶性粉末；无臭，味微苦；露置空气中及遇光色渐变深	在水中易溶，在无水乙醇中微溶，在三氯甲烷或乙醚中极微溶解	
盐酸克仑特罗	白色或类白色结晶性粉末；无臭，味微苦	在水或乙醇中溶解，在三氯甲烷或丙酮中微溶，在乙醚中不溶	熔点为 172℃ ～ 176℃
硫酸沙丁胺醇	白色或类白色粉末；无臭，味微苦	在水中易溶，在乙醇中极微溶解，在三氯甲烷或乙醚中几乎不溶	旋光度：– 0.10° ～ + 0.10°

2. 结构特点与化学性质 本类药物为拟肾上腺素类药物，基本结构为苯乙胺，多数在苯环上有 1～2 个酚羟基取代。基本结构为：

$$R_1—CH—CH—NH—R_2$$
$$\quad\ OH\quad R_3$$

苯乙胺类药物的结构和主要化学性质见表 5－8。

表 5－8 苯乙胺类药物的结构和主要化学性质

药物名称	R_1	R_2	R_3	HX	结构特点	化学性质
肾上腺素	HO—⬡—HO	—CH₃	—H		（1）仲胺氮 （2）邻苯二酚 （3）手性碳原子 （4）共轭结构	（1）弱碱性 （2）还原性；三氯化铁显色反应 （3）旋光性 （4）紫外特征吸收
重酒石酸去甲肾上腺素	HO—⬡—HO	—H	—H	CH(OH)COOH | CH(OH)COOH	（1）仲胺氮 （2）邻苯二酚 （3）手性碳原子 （4）共轭结构	（1）弱碱性 （2）还原性；三氯化铁显色反应 （3）旋光性 （4）紫外特征吸收
盐酸异丙肾上腺素	HO—⬡—HO	—CH(CH₃)CH₃	—H	HCl	（1）仲胺氮 （2）邻苯二酚 （3）共轭结构	（1）弱碱性 （2）还原性；三氯化铁显色反应 （3）紫外特征吸收
盐酸多巴胺	HO—⬡—HO	—H （侧链无 –OH 取代）	—H	HCl	（1）仲胺氮 （2）邻苯二酚 （3）共轭结构	（1）弱碱性 （2）还原性；三氯化铁显色反应 （3）紫外特征吸收

续表

药物名称	R_1	R_2	R_3	HX	结构特点	化学性质
盐酸克仑特罗	H_2N (2,6-二氯苯胺结构)	$-C(CH_3)(CH_3)CH_3$	$-H$	HCl	（1）仲胺氮 （2）芳香第一胺 （3）共轭结构	（1）弱碱性 （2）重氮化-偶合反应 （3）紫外特征吸收
硫酸沙丁胺醇	HO / HOH_2C (苯环)	$-C(CH_3)(CH_3)CH_3$	$-H$	H_2SO_4	（1）仲胺氮 （2）手性碳原子 （3）共轭结构	（1）弱碱性 （2）旋光性 （3）紫外特征吸收

（二）鉴别

1. 三氯化铁反应　分子中具有酚羟基特别是邻二酚羟基的药物，易与 Fe^{3+} 离子配位显色，加入碱性溶液，随即被 Fe^{3+} 氧化而显紫色或紫红色，见表 5-9。

表5-9　苯乙胺类药物与三氯化铁和甲醛-硫酸的显色反应

药　物	三氯化铁反应	甲醛-硫酸反应
肾上腺素	盐酸溶液(9→1000)中显翠绿色，加氨试液显紫色→紫红色	红色
重酒石酸去甲肾上腺素	翠绿色，加碳酸氢钠试液显蓝色→红色	淡红色
盐酸异丙肾上腺素	深绿色，滴加新制的5%碳酸氢钠溶液，显蓝色→红色	棕→暗紫
盐酸多巴胺	墨绿色，滴加1%氨溶液，紫红色	
盐酸去氧肾上腺素	紫色	玫瑰红→红橙→深棕色
硫酸沙丁胺醇	紫色，加碳酸氢钠试液显橙黄色浑浊液	

2. 甲醛-硫酸反应　肾上腺素和盐酸去氧肾上腺素等药物可与甲醛在硫酸中反应，形成具有醌式结构的有色化合物，见表 5-9。

3. 氧化反应　本类药物分子结构中多数具有酚羟基，易被碘、过氧化氢、铁氰化钾等氧化剂氧化而呈现不同的颜色。肾上腺素在酸性条件下，被碘或过氧化氢氧化后，生成肾上腺素红，放置可变为棕色多聚体；盐酸异丙肾上腺素在偏酸性条件下被碘迅速氧化，生成异丙肾上腺素红，加硫代硫酸钠使剩余碘的棕色褪去，溶液显淡红色。反应式如下：

肾上腺素红　　　　　　　　棕色多聚体

重酒石酸去甲肾上腺素在酸性条件下比较稳定，几乎不被碘氧化，借此可与肾上腺素和盐酸异丙肾上腺素相区别。重酒石酸去甲肾上腺素用酒石酸氢钾饱和溶液（pH值3.56）溶解，加碘试液放置5分钟后，加硫代硫酸钠试液，溶液为无色或仅显微红色或淡紫色。但在近中性（pH值6.5的缓冲液）条件下，这三种药物均可被碘氧化产生红色，无法相互区别。

4. 紫外-可见分光光度法　《中国药典》2010年版利用紫外-可见分光光度法鉴别的典型苯乙胺类药物见表5-10。

表5-10　用紫外-可见分光光度法鉴别的苯乙胺类药物

药　物	溶　剂	浓度（mg/ml）	λ_{max}（nm）	A
盐酸异丙肾上腺素	水	0.05	280	0.5
盐酸多巴胺	0.5%硫酸	0.03	280	
盐酸克仑特罗	0.1mol/L盐酸	0.03	243，296	
硫酸沙丁胺醇	水	0.08	276	

（三）杂质检查

1. 酮体　多数苯乙胺类药物都是由其酮体氢化制得，若氢化不完全，易引入酮体杂质，所以《中国药典》2010年版规定检查酮体。检查方法为紫外-可见分光光度法，检查条件及要求见表5-11。

表5-11　紫外-可见分光光度法检查酮体的条件及要求

药　物	检查的杂质	溶　剂	样品浓度（mg/ml）	测定波长（nm）	A
肾上腺素	酮体	盐酸溶液（9→2000）	2.0	310	不得过0.05
重酒石酸去甲肾上腺素	酮体	水	2.0	310	不得过0.05
盐酸去氧肾上腺素	酮体	水	4.0	310	不得大于0.20
盐酸异丙肾上腺素	酮体	水	2.0	310	不得大于0.15

2. 有关物质检查　本类药物多需检查有关物质。由于酮体、氧化产物、降解产物等有关物质的结构与药物相近，《中国药典》2010年版多用高效液相色谱法检查，个别药物用薄层色谱法或纸色谱法检查有关物质。

（四）含量测定

1. 非水溶液滴定法　本类药物烃胺侧链有弱碱性，可用非水溶液滴定法测定含量。以冰醋酸为溶剂，高氯酸为滴定液，用结晶紫指示液指示终点。硫酸沙丁胺醇游离碱的碱性较弱，终点突跃不明显，指示剂颜色变化难以判断，因此测定时加入醋酐，以增强其碱性，可使终点颜色变化明显。非水溶液滴定法测定苯乙胺类药物含量的主要条件、指示剂及终点判断见表5-12。

表5-12　非水溶液滴定法测定苯乙胺类药物含量的主要条件、指示剂及终点判断

药物	取样量(g)	加冰醋酸量(ml)	加醋酸汞试液量(ml)	指示剂	终点颜色
肾上腺素	0.15	10	–	结晶紫	蓝绿色
重酒石酸去甲肾上腺素	0.20	10	–	结晶紫	蓝绿色
盐酸多巴胺	0.15	25	5	结晶紫	蓝绿色
盐酸异丙肾上腺素	0.15	30	5	结晶紫	蓝色
硫酸沙丁胺醇	0.40	10	(醋酐15)	结晶紫	蓝绿色

(1) 重酒石酸去甲肾上腺素含量测定　取本品0.2g，精密称定，加冰醋酸10ml，振摇(必要时微温)溶解后，加结晶紫指示液1滴，用高氯酸滴定液(0.1mol/L)滴定至溶液显蓝绿色，并将滴定的结果用空白试验校正。每1ml高氯酸滴定液(0.1mol/L)相当于31.93mg的$C_8H_{11}NO_3 \cdot C_4H_6O_6$。

由于重酒石酸在冰醋酸溶液中酸性较弱，不干扰高氯酸的滴定和结晶紫指示液终点颜色的变化，故可以高氯酸滴定液直接滴定。

(2) 硫酸沙丁胺醇　取本品约0.4g，精密称定，加冰醋酸10ml，微温使溶解，放冷，加醋酐15ml与结晶紫指示液1滴，用高氯酸滴定液(0.1mol/L)滴定至溶液显蓝绿色，并将滴定的结果用空白试验校正。每1ml高氯酸滴定液(0.1mol/L)相当于57.67mg的$(C_{13}H_{21}NO_3)_2 \cdot H_2SO_4$。

加入醋酐应注意防止氨基被乙酰化，乙酰化物碱性很弱，如为伯氨基的乙酰化物，以结晶紫为指示剂时不能被滴定，用电位滴定尚可测定，但突跃很小，会使滴定结果偏低。仲胺基的乙酰化物，以指示剂法和电位滴定法都不能被滴定。但在低温时可防止乙酰化，所以加入冰醋酸溶解样品后，应在放冷的条件下再加醋酐。

案例分析

盐酸异丙肾上腺素的含量测定

方法：取本品约0.15g，精密称定，加冰醋酸30ml，微温使溶解，放冷，加醋酸汞试液5ml与结晶紫指示液1滴，用高氯酸滴定液(0.1mol/L)滴定至溶液显蓝色，并将滴定结果用空白试验校正。每1ml的高氯酸滴定液(0.1mol/L)相当于24.77mg的$C_{11}H_{17}NO_3 \cdot HCl$。

解析：非水滴定法测定有机碱盐酸盐时，被高氯酸置换出的氢卤酸酸性较强，不利于滴定反应的进行。一般在滴定前加入醋酸汞试液，使氢卤酸形成在冰醋酸中难解离的卤化汞，以消除其对滴定反应的影响。

$$2C_{11}H_{17}NO_3 \cdot HCl + Hg(Ac)_2 \longrightarrow 2C_{11}H_{17}NO_3 \cdot HAc + HgCl_2$$
$$C_{11}H_{17}NO_3 \cdot HAc + HClO_4 \longrightarrow C_{11}H_{17}NO_3 \cdot HClO_4 + HAc$$

但醋酸汞对人体有害，对环境有污染。《中国药典》2010年版中，采用醋酸汞消除氢卤酸干扰的方法已逐渐减少，而是采用更"绿色"、对环境更友好的分析方法。

2. 溴量法　重酒石酸间羟胺、盐酸去氧肾上腺素都可采用溴量法测定含量。因其分子结构中均有苯酚结构，在酸性溶液中酚羟基的邻、对位活泼氢能与过量的溴定量地发生溴代反应，再以碘量法测定剩余的溴，根据消耗的硫代硫酸钠滴定液的量，即可计算出供试品的含量。溴量法测定盐酸去氧肾上腺素含量的反应式为：

$$Br_2 + 2KI \longrightarrow 2KBr + I_2$$
（剩余）
$$I_2 + 2Na_2S_2O_3 \longrightarrow 2NaI + Na_2S_4O_6$$

方法：取本品约 0.1g，精密称定，置碘瓶中，加水 20ml 使溶解，精密加溴滴定液（0.05mol/L）50ml，再加盐酸 5ml，立即密塞，放置 15 分钟并时时振摇，注意微开瓶塞，加碘化钾试液 10ml，立即密塞，振摇后，用硫代硫酸钠滴定液（0.1mol/L）滴定，至近终点时，加淀粉指示液，继续滴定至蓝色消失，并将滴定的结果用空白试验校正。每 1ml 溴滴定液（0.05mol/L）相当于 3.395mg 的 $C_9H_{13}NO_2 \cdot HCl$。

根据测定原理可知，1mol 的 Br 相当于 1/6mol 的盐酸去氧肾上腺素，所以 1ml 溴滴定液（0.05mol/L）相当于 0.01667mmol 的盐酸去氧肾上腺素，即相当于盐酸去氧肾上腺素 3.395mg（盐酸去氧肾上腺素的分子量为 203.67）。依据滴定度，按剩余滴定的计算方法，即可计算出盐酸去氧肾上腺素的含量。

三、丙胺类药物的检验技术

（一）基础知识

1. 性状描述　马来酸氯苯那敏（chlorphenamine maleate）为白色结晶性粉末；无臭，味苦。在水、乙醇或三氯甲烷中易溶，在乙醚中微溶。熔点为 131.5℃ ~ 135℃。

2. 结构特点与化学性质

（1）结构

（2）性质　马来酸氯苯那敏分子结构中的顺丁烯二酸是较强的有机酸（$K_a = 1.2 \times 10^{-2}$），故其水溶液显酸性反应（pH 为 4.0 ~ 5.0）。分子结构中有叔胺结构，可发生叔胺特有的显色反应。

（二）鉴别

1. 顺丁烯二酸的还原反应　马来酸氯苯那敏分子结构中的顺丁烯二酸具有碳碳双

键，能使高锰酸钾还原，红色消失。

2. 枸橼酸－醋酐试验　取本品约 10mg，加枸橼酸醋酐试液 1ml，置水浴上加热，即显红紫色。这是叔胺特有的显色反应。无论是脂肪族、脂环族，还是芳香族的叔胺，与枸橼酸醋酐试液在水浴上共热时，会分别显现红色、紫色或蓝色。

3. 紫外－可见分光光度法　马来酸氯苯那敏分子结构中有取代苯基及吡啶环，在紫外光区有特征吸收，将其溶于盐酸溶液（稀盐酸 1ml 加水至 100ml）溶解并定量稀释制成每 1ml 中约含 20μg 的溶液，测定其紫外吸收光谱，在 264nm 的波长处有最大吸收峰，吸收系数（$E_{1cm}^{1\%}$）为 212 ~ 222。

（三）杂质检查

1. 酸度　取本品 0.1g，加水 10ml 溶解后，依法测定，pH 值应为 4.0 ~ 5.0。
2. 有关物质检查　《中国药典》2010 年版采用高效液相色谱法检查有关物质。

（四）含量测定

马来酸氯苯那敏分子结构中含有两个氮原子，在冰醋酸中均表现为较强碱性，能与高氯酸反应生成二高氯酸盐。《中国药典》2010 年版采用非水溶液滴定法测定马来酸氯苯那敏的含量。

方法：取本品约 0.15g，精密称定，加冰醋酸 10ml 溶解后，加结晶紫指示液 1 滴，用高氯酸滴定液（0.1mol/L）滴定至溶液显蓝绿色，并将滴定的结果用空白试验校正。每 1ml 高氯酸滴定液（0.1mol/L）相当于 19.54mg 的 $C_{16}H_{19}ClN_2 \cdot C_4H_4O_4$。

第三节　磺胺类药物的检验技术

磺胺类药物是一类用于治疗细菌感染性疾病的化学合成药物。《中国药典》2010 版收载的磺胺类药物有磺胺嘧啶（sulfadiazine）、磺胺甲噁唑（sulfamethoxazole）、磺胺异噁唑（sulfafurazole）和磺胺醋酰钠（sulfacetamide sodium）等。

一、基础知识

（一）性状描述

磺胺嘧啶、磺胺甲噁唑、磺胺异噁唑和磺胺醋酰钠的性状描述见表 5 - 13。

表 5 – 13   磺胺嘧啶、磺胺甲噁唑、磺胺异噁唑和磺胺醋酰钠的性状描述

药物名称	外观	溶解度	物理常数
磺胺嘧啶	为白色或类白色的结晶或粉末；无臭，无味；遇光色渐变暗	在乙醇或丙酮中微溶，在水中几乎不溶；在氢氧化钠或氨试液中易溶，在稀盐酸中溶解	
磺胺甲噁唑	为白色结晶性粉末；无臭，味微苦	在水中几乎不溶；在稀盐酸、氢氧化钠试液或氨试液中易溶	熔点为168℃~172℃
磺胺异噁唑	为白色至微黄色结晶性粉末；无臭，味苦	在甲醇中溶解，在乙醇中略溶，在水中几乎不溶；在稀盐酸、氢氧化钠试液或氨试液中溶解	熔点为192℃~197℃
磺胺醋酰钠	白色结晶性粉末；无臭，味微苦	在水中易溶，在乙醇中略溶	

（二）结构特点与化学性质

磺胺嘧啶、磺胺甲噁唑、磺胺异噁唑和磺胺醋酰钠的结构和主要化学性质见表 5 – 14。

表 5 –14   磺胺嘧啶、磺胺甲噁唑、磺胺异噁唑和磺胺醋酰钠的结构和主要化学性质

药物名称及化学结构	结构特点	化学性质
H_2N——SO_2NH——嘧啶 磺胺嘧啶	(1) 芳香第一胺 (2) 磺酰胺基 (3) 嘧啶	(1) 碱性；重氮化 - 偶合反应；芳醛缩合反应 (2) 酸性；与硫酸铜试液反应 (3) 与生物碱沉淀剂发生沉淀反应
H_2N——SO_2NH——异噁唑 CH_3 磺胺甲噁唑	(1) 芳香第一胺 (2) 磺酰胺基 (3) 噁唑	(1) 碱性；重氮化 - 偶合反应；芳醛缩合反应 (2) 酸性；与硫酸铜试液反应 (3) 与生物碱沉淀剂发生沉淀反应
H_2N——SO_2NH—— H_3C CH_3 磺胺异噁唑	(1) 芳香第一胺 (2) 磺酰胺基 (3) 异噁唑	(1) 碱性；重氮化 - 偶合反应；芳醛缩合反应 (2) 酸性；与硫酸铜试液反应 (3) 与生物碱沉淀剂发生沉淀反应
H_2N—— Na SO_2N—$COCH_3$ 磺胺醋酰钠	(1) 芳香第一胺 (2) 磺酰胺基 (3) 钠盐	(1) 碱性；重氮化 - 偶合反应；芳醛缩合反应 (2) 酸性，可与碱成盐；与硫酸铜试液反应 (3) 钠盐鉴别反应

二、鉴别

（一）芳香第一胺的鉴别反应

1. 重氮化 - 偶合反应   凡具有芳香第一胺结构的磺胺类药物均可利用重氮化 - 偶合反应进行鉴别。反应式为：

$$H_2N \text{——} SO_2NHR + NaNO_2 + 2HCl \longrightarrow \quad \underset{SO_2NHR}{\overset{N^+ \equiv NCl^-}{\bigcirc}} + NaCl + 2H_2O$$

（偶合反应化学结构式图）

方法：取供试品约 50mg，加稀盐酸 1ml，必要时缓缓煮沸使溶解，放冷，加 0.1mol/L 亚硝酸钠溶液数滴，滴加碱性 β－萘酚数滴，生成橙黄到猩红色沉淀。

课堂互动

写出重氮化－偶合反应的条件、加入的试剂和出现的现象。

2. **芳醛缩合反应**　芳香第一胺能与多种芳醛（对二甲氨基苯甲醛、香草醛等）在酸性溶液中缩合为有颜色的希夫碱，用于鉴别。如能与对二甲氨基苯甲醛在酸性溶液中反应，生成黄色希夫碱。

（芳醛缩合反应化学结构式图）

（二）与硫酸铜试液反应

磺胺类药物磺酰胺基上的氢原子可被重金属离子（银、铜、钴）取代，生成不同颜色的难溶性的金属盐沉淀。《中国药典》2010 年版使用与硫酸铜试液反应鉴别本类药物。如磺胺甲噁唑的鉴别：取本品约 0.1g，加水与 0.4% 氢氧化钠溶液各 3ml，振摇使溶解，滤过，取滤液，加硫酸铜试液 1 滴，即生成草绿色沉淀（与磺胺异噁唑的区别）。在生成钠盐的过程中，所加的氢氧化钠应使磺胺类药物恰好溶解，过量则会生成蓝色 $Cu(OH)_2$ 沉淀，影响鉴别。其反应式为：

（化学反应式图）

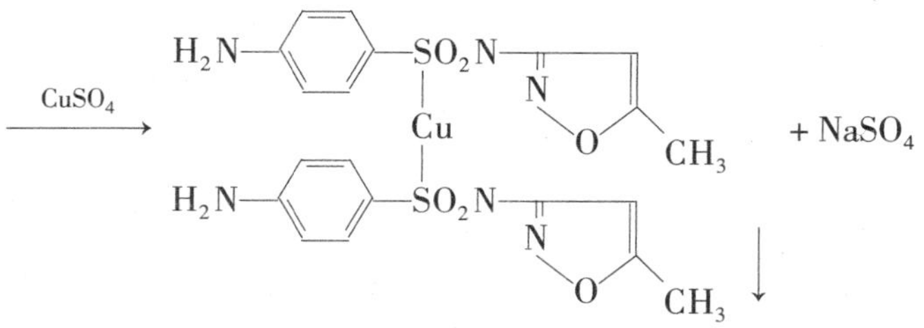

不同的磺胺类药物与硫酸铜试液反应，生成铜盐沉淀的颜色和颜色变化是不同的，常用磺胺类药物铜盐沉淀的颜色和颜色变化见表5-15。

表5-15　常用磺胺类药物铜盐沉淀的颜色和颜色变化

磺胺类药物	铜盐沉淀的颜色和颜色变化
磺胺嘧啶	黄绿色→紫色
磺胺甲噁唑	草绿色
磺胺异噁唑	淡棕色→暗绿色
磺胺醋酰钠	蓝绿色

（三）取代基的鉴别反应

磺胺嘧啶、磺胺甲噁唑、磺胺异噁唑的 R 取代基均为含氮杂环，显碱性，可与生物碱沉淀剂发生沉淀反应。如磺胺嘧啶能与碘化铋钾试液、碘-碘化钾试液反应生成红棕色沉淀。

（四）红外分光光度法

磺胺类药物数量较多，且具有相同的基本结构。为了区别不同的磺胺类药物，《中国药典》2010年版收载了红外分光光度法鉴别本类药物。

三、杂质检查

《中国药典》2010年版规定磺胺类药物除需检查一般杂质外，还应检查的特殊杂质见表5-16。

表5-16　常用磺胺类药物检查的特殊杂质

磺胺类药物	特　殊　杂　质
磺胺嘧啶	酸度、溶液的澄清度与颜色
磺胺甲噁唑	酸度、溶液的澄清度与颜色、有关物质
磺胺异噁唑	酸度、溶液的澄清度与颜色、有关物质
磺胺醋酰钠	碱度、溶液的澄清度与颜色、有关物质

四、含量测定

磺胺类药物分子结构中有芳香第一胺，可用亚硝酸钠滴定法测定含量。磺胺甲噁唑的含量测定：取本品约0.5g，精密称定，加盐酸溶液（1→2）25ml，再加水25ml，振摇使溶解，照永停滴定法，用亚硝酸钠滴定液（0.1mol/L）滴定，每1ml亚硝酸钠滴定液

(0.1mol/L) 相当于 25.33mg 的 $C_{10}H_{11}N_3O_3S$。

第四节 杂环类药物的检验技术

一、吡啶类药物的分析

(一) 基础知识

《中国药典》2010 年版收载的吡啶类药物品种较多，常用药物有抗结核药异烟肼(isoniazid)、中枢兴奋药尼可刹米(nikethamide)、抗高血压药硝苯地平(nifedipine)、有机磷中毒解救药碘解磷定(pralidoxime iodide)等。

1. **性状描述** 异烟肼、尼可刹米、硝苯地平、碘解磷定的性状描述见表5-17。

表5-17 异烟肼、尼可刹米、硝苯地平、碘解磷定的性状描述

药物名称	外观	溶解度	物理常数
异烟肼	为无色结晶，白色或类白色的结晶性粉末；无臭，味微甜后苦；遇光渐变质	本品在水中易溶，在乙醇中微溶，在乙醚中极微溶解	熔点为170℃~173℃
尼可刹米	为无色至淡黄色的澄清油状液体，放置冷处，即成结晶；有轻微的特臭，味苦；有引湿性	能与水、乙醇、三氯甲烷或乙醚任意混合	相对密度为1.058~1.066(25℃)；凝点为22℃~24℃；折光率为1.522~1.524(25℃)
硝苯地平	黄色结晶性粉末；无臭，无味；遇光不稳定	丙酮或三氯甲烷中易溶，乙醇中略溶，在水中几乎不溶	熔点为171℃~175℃
碘解磷定	为黄色颗粒状结晶或结晶性粉末；无臭，味苦；遇光易变质	在水或热乙醇中溶解，在乙醇中微溶，在乙醚中不溶	熔点为220℃~227℃，熔融时同时分解。吸收系数($E_{1cm}^{1\%}$)为464~494

2. **结构特点与化学性质** 异烟肼、尼可刹米、硝苯地平、碘解磷定的结构和主要化学性质见表5-18。

表5-18 异烟肼、尼可刹米、硝苯地平、碘解磷定的结构和主要化学性质

药物名称及化学结构	结构特点	化学性质
CONHNH₂ 异烟肼	(1) 吡啶环 (2) 酰肼基	(1) 弱碱性；开环反应；紫外特征吸收；与碱共热，可发生脱羧降解，并有吡啶臭 (2) 易水解；具还原性；缩合反应
C₂H₅—CON—C₂H₅ 尼可刹米	(1) 吡啶环 (2) 酰胺基	(1) 弱碱性；开环反应；紫外特征吸收；与碱共热，可发生脱羧降解，并有吡啶臭 (2) 易水解，水解产物二乙胺，能使湿润的红色石蕊试纸变蓝

续表

药物名称及化学结构	结构特点	化学性质
硝苯地平	二氢吡啶环	光化学歧化反应
碘解磷定	（1）甲醛肟 （2）季铵基团 （3）碘离子	（1）易分解；与三氯化铁产生黄色肟的铁盐 （2）与碘化铋钾产生红棕色沉淀 （3）与硝酸银反应

（二）鉴别

1. 化学法

（1）戊烯二醛反应　当溴化氰作用于吡啶环，使环上氮原子由 3 价转变为 5 价，吡啶环水解开环，生成戊烯二醛，再与芳香第一胺（苯胺、联苯胺）缩合，形成有色的戊烯二醛衍生物。所用芳胺不同沉淀颜色随之变化，如与苯胺缩合形成黄至黄棕色；与联苯胺则形成粉红至红色。

尼可刹米的鉴别：取本 1 滴，加水 50ml，摇匀，分取 2ml，加溴化氰试液 2ml 与 2.5% 苯胺溶液 3ml，摇匀，溶液渐显黄色。

此法适用于 α、α′ 未取代及吡啶环 β、γ 位为烷基或羧基取代的吡啶衍生物。故也可用于异烟肼鉴别，需先用高锰酸钾或溴水将其氧化为异烟酸，再与溴化氰作用，然后再与芳胺缩合形成有色的戊烯二醛衍生物。

（2）水解反应　尼可刹米的鉴别：取本品 10 滴，加氢氧化钠试液 3ml，加热，即发生二乙胺的臭气，能使湿润的红色石蕊试纸变蓝色。反应如下：

$$\underset{N}{\overset{CON(C_2H_5)_2}{\bigcirc}} \xrightarrow[\triangle]{NaOH} \underset{N}{\overset{COONa}{\bigcirc}} + (C_2H_5)_2NH\uparrow$$

（3）**沉淀反应** 尼可刹米的鉴别：取本品 2 滴，加水 1ml，摇匀，加硫酸铜试液 2 滴与硫氰酸铵试液 3 滴，即生成草绿色沉淀。反应如下：

$$2\underset{N}{\overset{CON(C_2H_5)_2}{\bigcirc}} + CuSO_4 + 2NH_4SCN \longrightarrow$$

$$\left[\underset{N}{\overset{CON(C_2H_5)_2}{\bigcirc}}\right]_2 \cdot Cu(SCN)_2\downarrow + (NH_4)_2SO_4$$

（4）**银镜反应** 异烟肼的鉴别：取本品约 10mg，置试管中，加水 2ml 溶解后，加氨制硝酸银试液 1ml，即发生气泡与黑色浑浊，并在试管壁上生成银镜。反应如下：

$$\underset{N}{\overset{CONHNH_2}{\bigcirc}} + AgNO_3 + H_2O \longrightarrow \underset{N}{\overset{COOAg}{\bigcirc}}\downarrow + H_2N-NH_2 + HNO_3$$

$$H_2N-NH_2 + 4AgNO_3 \longrightarrow 4Ag\downarrow + N_2\uparrow + 4HNO_3$$

此为异烟肼的酰肼基的还原性，本品还可与溴、碘、溴酸钾发生氧化还原反应。

 课堂互动

尼可刹米可用银镜反应鉴别吗？

（5）**碘解磷定的鉴别** 取本品约 0.2g，加水 20ml 溶解后，照下列方法试验：

① 取溶液 5ml，加碘化铋钾试液数滴，即生成红棕色沉淀。

本品为季铵盐，可与碘化铋钾试液作用形成红棕色沉淀。

② 取溶液 10ml，加三氯化铁试液 1 滴，即显黄色；再加三氯化铁试液 1 滴，即生成棕色沉淀（与氯解磷定的区别）。

本品 1% 的水溶液加三氯化铁试液少许即可生成肟酸铁，使溶液显黄色，再加三氯化铁试液，则可氧化分子中的 I^- 为 I_2，而与季铵盐生成棕色复盐沉淀。氯解磷定无此反应可予以区别。

2. **分光光度法**

（1）**紫外－可见分光光度法** 硝苯地平：取本品适量，加三氯甲烷 2ml 使溶解，加无水乙醇制成每 1ml 约含 15μg 的溶液，照紫外－可见分光光度法测定，在 237nm 的波长处有最大吸收，在 320~355nm 的波长处有较大的宽幅吸收。

（2）红外分光光度法　异烟肼、尼可刹米、硝苯地平、碘解磷定均采用红外分光光度法鉴别，其红外光吸收图谱应依次与对照图谱一致。

3. 高效液相色谱法　《中国药典》2010 年版异烟肼的鉴别增加了高效液相色谱法，是在含量测定项下记录的色谱图中，供试品主峰的保留时间与对照品主峰的保留时间一致。

（三）杂质检查

1. 异烟肼的杂质检查

（1）溶液的澄清度与颜色　取本品 1.0g，加水 10ml 溶解后，溶液应澄清无色；如显浑浊，与 1 号浊度标准液（附录Ⅸ B）比较，不得更浓；如显色，与同体积的对照液（取比色用重铬酸钾液 3.0ml 与比色用硫酸铜液 0.10ml，加水稀释至 250ml）比较，不得更深。

（2）游离肼　异烟肼在制备时可由原料反应不完全或贮藏中易降解而引入游离肼。肼是一种诱变剂和致癌物质，因此，国内外药典规定了异烟肼及其制剂中游离肼的限度检查。《中国药典》2010 年版采用薄层色谱法进行游离肼的检查：

取本品，加丙酮－水（1:1）溶解并稀释制成每 1ml 中含 100mg 异烟肼的溶液，作为供试品溶液；另精密称取硫酸肼对照品，加丙酮－水（1:1）溶解并稀释成每 1ml 中含 0.08mg 硫酸肼（相当于游离肼 20μg）的溶液，作为对照品溶液。取异烟肼与硫酸肼各适量，加丙酮－水（1:1）溶解并稀释成每 1ml 中含异烟肼 100mg 及硫酸肼 0.08mg 的混合溶液，作为系统适用性试验溶液。照薄层色谱法（附录Ⅴ B）试验，吸取上述三种溶液各 5μl，分别点于同一硅胶 G 薄层板上，以异丙醇－丙酮（3:2）为展开剂，展开，晾干，喷以乙醇制对二甲氨基苯甲醛试液，15 分钟后检视。系统适用性试验溶液所显游离肼与异烟肼的斑点应完全分离，游离肼的 R_f 值约为 0.75，异烟肼的 R_f 值约为 0.56，在供试品主斑点前方与硫酸肼斑点相应的位置上，不得显黄色斑点。

（3）有关物质　《中国药典》2010 年版采用高效液相色谱法进行有关物质的检查，结果要求：供试品溶液的色谱图中如有杂质峰，单个杂质峰的面积不得大于对照溶液主峰面积的 0.35 倍（0.35%），各杂质峰面积的和不得大于对照溶液主峰面积（1.0%）。

杂质游离肼、有关物质除异烟肼原料需检查外，异烟肼片和注射用异烟肼均应检查。

2. 尼可刹米的杂质检查

（1）有关物质　有关物质包括合成过程中的副产物乙基烟酰胺及原料烟酸中的硝基化合物等。《中国药典》2010 年版采用高效液相色谱法进行有关物质检查。结果要求：供试品溶液的色谱图中如有杂质峰，各杂质峰面积的和不得大于对照溶液主峰面积的

0.5 倍(0.5%)。

（2）水分

检查方法：取本品 0.5g，加二硫化碳 5ml，立即摇匀观察，溶液应澄清。

原理：尼可刹米能溶于二硫化碳，而水不能溶于二硫化碳，当尼可刹米的含水量达一定程度时，加入二硫化碳会出现浑浊。本法最低检出量约为 1%。

注意：本法操作要快。因为尼可刹米有较强的吸湿性，加之取样量较少，易受环境湿度的影响，故操作应尽可能迅速。

3. 硝苯地平的杂质检查

有关物质：硝苯地平遇光极不稳定，在生产和贮藏过程中，分子内部发生光化学歧化作用，降解为硝苯吡啶衍生物（杂质Ⅰ）及亚硝苯吡啶衍生物（杂质Ⅱ）。《中国药典》2010 年版采用高效液相色谱法进行检查：配制供试品溶液(1ml 含供试品硝苯地平 1mg)及对照品溶液（含硝苯地平对照品 2μg、杂质Ⅰ1μg、杂质Ⅱ1μg），取 20μl 进样，供试品溶液的色谱图中如有与杂质Ⅰ峰、杂质Ⅱ峰保留时间一致的色谱峰，按外标法以峰面积计算，均不得过 0.1%；其他单个杂质峰的面积不得大于对照溶液中硝苯地平面积(0.2%)；杂质总量不得过 0.5%。

（A）
杂质Ⅰ

（B）
杂质Ⅱ

4. 碘解磷定的杂质检查

（1）游离碘　取本品 0.10g，加水 3ml 溶解后，加淀粉指示液 0.5ml，不得显蓝色或紫色。

（2）总碘量　取本品约 0.5g，精密称定，加水 50ml 溶解后，加稀醋酸 10ml 与曙红钠指示液 10 滴，用硝酸银滴定液(0.1mol/L)滴定至溶液由玫瑰红色转变为紫红色。每 1ml 硝酸银滴定液(0.1mol/L)相当于 12.69mg 的 I。按干燥品计算，含碘(I)量应为 47.6% ~ 48.5%。

 课堂互动

写出总碘量检查的化学反应式？

（四）含量测定

1. 尼可刹米的含量测定　《中国药典》2010 年版采用非水溶液滴定法测定含量。

案例分析

尼可刹米的含量测定

方法：取本品约 0.15g，精密称定为 0.1512g，加冰醋酸 10ml 与结晶紫指示液 1 滴，用高氯酸滴定液(0.1012mol/L)滴定至溶液显蓝绿色，消耗高氯酸滴定液 8.24ml，同时做空白试验消耗高氯酸滴定液 0.06ml。每 1ml 高氯酸滴定液(0.1mol/L)相当于 17.82mg 的 $C_{10}H_{14}N_2O$。《中国药典》2010 年版规定，本品含 $C_{10}H_{14}N_2O$ 不得少于 98.5%(g/g)。试计算本品含量是否符合规定限度。

解析：尼可刹米% $= \dfrac{(V-V_0)\times T\times F}{S}\times 100\%$

$= \dfrac{(8.24-0.06)\times 17.82\times 10^{-3}\times \frac{0.1012}{0.1}}{0.1512}\times 100\%$

$= 98.28\%$

根据计算结果，98.28% < 98.5%，则该尼可刹米供试品含量不符合《中国药典》2010 年版规定限度。

2. 硝苯地平的含量测定 《中国药典》2010 年版利用硝苯地平具有还原性的特点，采用铈量法进行含量测定。

方法：取本品约 0.4g，精密称定，加无水乙醇 50ml，微热使溶解，加高氯酸溶液(取 70% 高氯酸 8.5ml，加水至 100ml)50ml、邻二氮菲指示液 3 滴，立即用硫酸铈滴定液(0.1mol/L)滴定，至近终点时，在水浴中加热至 50℃左右，继续缓缓滴定至橙红色消失，并将滴定的结果用空白试验校正。每 1ml 硫酸铈滴定液(0.1mol/L)相当于 17.32mg 的 $C_{17}H_{18}N_2O_6$。

注意：

(1) 邻二氮菲指示液由硫酸亚铁、硫酸和邻二氮菲组成，邻二氮菲和亚铁离子形成配合物离子为红色。终点时，微过量的 Ce^{4+} 将指示剂中的 Fe^{2+} 氧化成 Fe^{3+}，而使配合物离子由橙红色转变成淡蓝色或无色以指示滴定终点的到达。邻二氮菲指示液应临用新制。

(2) 硫酸铈滴定液由硫酸铈和硫酸组成，硫酸的作用是增强滴定液的稳定性。

(3) Ce^{4+} 易水解而生成碱式盐沉淀，因此不适合在弱酸性或碱性溶液中滴定，故本品在高氯酸溶液中滴定。

3. 异烟肼的含量测定 《中国药典》2010 年版采用高效液相色谱法进行含量测定。

色谱条件与系统适用性试验：用十八烷基硅烷键合硅胶为填充剂；以 0.02mol/L 磷

酸氢二钠溶液(用磷酸调 pH 值至 6.0) – 甲醇(85∶15)为流动相;检测波长为 262nm。理论板数按异烟肼峰计算应不低于 4000。

测定法:取本品,精密称定,适量加水溶解并定量稀释成每 1ml 中约含 0.1mg 的溶液,精密量取 10μl 注入液相色谱仪,记录色谱图;另取异烟肼对照品,同法测定。按外标法以峰面积计算,即得。

二、吩噻嗪类药物的分析

(一)基础知识

吩噻嗪类药物为苯并噻嗪的衍生物,其分子结构中均含有硫氮杂蒽母核。基本结构为:

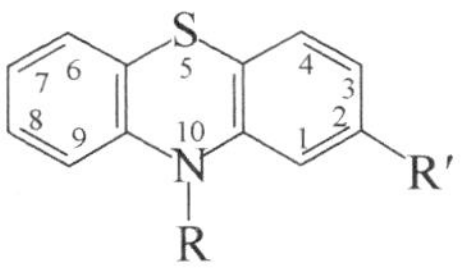

本类药物在结构上的差异,主要表现在 10 位氮原子上的 R 取代基和 2 位碳原子上的 R′取代基的不同。《中国药典》2010 年版收载的吩噻嗪类药物品种较多。常用的药物有:盐酸氯丙嗪(chlorpromazine hydrochloride)、盐酸异丙嗪(promethazine hydrochloride)、奋乃静(perphenazine)、盐酸氟奋乃静(fluphenazine hydrochloride)和盐酸三氟拉嗪(trifluoperazine hydrochloride)等。

1. 性状描述 盐酸氯丙嗪、盐酸异丙嗪、盐酸氟奋乃静、盐酸三氟拉嗪的性状描述见表 5 – 19。

表 5 – 19 盐酸氯丙嗪、盐酸异丙嗪、盐酸氟奋乃静、盐酸三氟拉嗪的性状描述

药物名称	外 观	溶解度	物理常数
盐酸氯丙嗪	为白色或乳白色结晶性粉末;有微臭,味极苦;有引湿性;遇光渐变色;水溶液显酸性反应	在水、乙醇或三氯甲烷中易溶,在乙醚或苯中不溶	熔点为 194℃ ~198℃
盐酸异丙嗪	为白色或类白色的粉末或颗粒;几乎无臭。味苦;在空气中日久变为蓝色	在水中极易溶解,在乙醇或三氯甲烷中易溶。在丙酮或乙醚中几乎不溶	吸收系数($E_{1cm}^{1\%}$)为 883 ~937
盐酸氟奋乃静	为白色或类白色的结晶性粉末;无臭,味微苦;遇光易变色	在水中易溶,在乙醇中略溶,在丙酮中极微溶,在苯及乙醚中不溶	熔点为 226℃ ~233℃。熔融同时分解 吸收系数($E_{1cm}^{1\%}$)为 553 ~593
盐酸三氟拉嗪	为白色至微黄色的结晶性粉末;无臭或几乎无臭,味苦;微有引湿性;遇光渐变色	在水中易溶,在乙醇中溶解,在三氯甲烷中微溶,在乙醚中不溶	

2. 结构特点与化学性质 盐酸氯丙嗪、盐酸异丙嗪、盐酸氟奋乃静、盐酸三氟拉嗪的结构和主要化学性质见表 5 – 20。

表 5－20　盐酸氯丙嗪、盐酸异丙嗪、盐酸氟奋乃静、盐酸三氟拉嗪的结构和主要化学性质

药物名称及化学结构	结构特点	化学性质
盐酸氯丙嗪	（1）吩噻嗪环 （2）10 位侧链叔胺	（1）弱碱性　本类药物母核中的氮原子碱性极弱，10 位取代基的烃胺（－NR₂）、哌嗪基具有弱碱性 （2）还原性　母核硫氮杂蒽中的二价硫易氧化，遇不同氧化剂如硫酸、硝酸、三氯化铁试液及过氧化氢等，其母核易被氧化成亚砜、砜等不同产物，随着取代基的不同，而呈不同的颜色 （3）与金属离子呈色　母核结构中未被氧化的二价硫，可与金属钯离子形成有色配位化合物，该性质具有专属性，氧化产物砜和亚砜则无此反应，可消除其干扰 （4）紫外特征吸收　硫氮杂蒽母核为共轭三环系统，一般在紫外区有三个吸收峰值，分别在 205nm、254nm、300nm，最强峰多在 254nm 附近 其氧化产物亚砜和砜具有四个峰值
盐酸异丙嗪	（1）吩噻嗪环 （2）10 位侧链叔胺	
盐酸氟奋乃静	（1）吩噻嗪环 （2）10 位侧链叔胺（哌嗪环）	
盐酸三氟拉嗪	（1）吩噻嗪环 （2）10 位侧链叔胺（哌嗪环）	

（二）鉴别

1. 化学法

（1）显色反应　吩噻嗪类药物可被不同氧化剂如硫酸、硝酸、过氧化氢氧化而呈色。由于取代基不同，各种药物所显颜色有所不同。盐酸氯丙嗪、盐酸异丙嗪、盐酸氟奋乃静、盐酸三氟拉嗪与氧化剂的显色反应见表 5－21。

表 5－21　盐酸氯丙嗪、盐酸异丙嗪、盐酸氟奋乃静、盐酸三氟拉嗪与氧化剂的显色反应

药物名称	硫　酸	硝　酸	其　他
盐酸氯丙嗪	－	红色，渐变淡黄色	
盐酸异丙嗪	樱桃红色，放置后色渐变深	红色沉淀；加热即沉淀溶解，溶液由红色变为橙黄色	
盐酸氟奋乃静	淡红色，温热后变成红褐色	－	
盐酸三氟拉嗪	－	与稀硝酸反应产生微带红色的白色沉淀，放置后红色变深，加热变黄色	取重铬酸钾的硫酸溶液（1→100）约 1ml，置小试管 中，转动试管，溶液应能均匀涂于管壁；然后加本品的细粉约数毫克，微热，转动试管，溶液应不能再均匀涂于管壁，而类似油垢存在于管壁

（2）与钯离子配合反应　本类药物分子结构中未被氧化的硫能与金属钯离子作用形成有色的配位化合物。氧化产物砜和亚砜则无此反应。

$$2 \quad \begin{array}{c} \text{(phenothiazine structure with N-R and R')} \end{array} + PdCl_2 \longrightarrow \left[\begin{array}{c} \text{(Pd}^{2+}\text{ complex)} \end{array} \right] + 2Cl^-$$

（3）分解产物的反应　含氟吩噻嗪药物，在一定条件下分解成氟化物，加酸性茜素锆试液，生成 $[ZrF_6]^{2-}$ 配位离子，茜素游离使溶液由红色变为黄色。

盐酸氟奋乃静注射液的鉴别：取本品适量（约相当于盐酸氟奋乃静 20mg），加碳酸钠及碳酸钾各约 100mg，混合均匀，先用小火小心加热，并蒸干，然后在 600℃灰化，加水 2ml 使溶解，加盐酸（1:2）酸化，滤过，滤液加茜素锆试液 0.5ml，溶液由红变黄。

（4）氯化物反应　本类药物常用盐酸盐，故显氯化物反应。

2. 分光光度法

（1）紫外 – 可见分光光度法　《中国药典》2010 年版盐酸氯丙嗪的鉴别：取本品，加盐酸溶液（9→1000）制成每 1ml 中含 5μg 的溶液，照紫外 – 可见分光光度法测定，在 254nm 与 306nm 的波长处有最大吸收，在 254nm 的波长处吸光度约为 0.46。

（2）红外分光光度法　盐酸氯丙嗪、盐酸异丙嗪、盐酸氟奋乃静、盐酸三氟拉嗪均采用红外分光光度法鉴别，其红外光吸收图谱应依次与对照图谱一致。

（三）杂质检查

有关物质：本类药物除检查溶液的澄清度与颜色、干燥失重、炽灼残渣外，尚需检查有关物质。《中国药典》2010 年版对本类药物中有关物质的检查大多采用高效液相色谱法。

 课堂互动

根据盐酸氯丙嗪的化学性质，"有关物质"检查应注意什么？

（四）含量测定

1. 非水溶液滴定法　吩噻嗪类药物大多采用非水溶液滴定法测定含量，如盐酸氯丙嗪的含量测定。

原理：吩噻嗪类母核上的氮原子碱性极弱，不能进行滴定，但其 10 位取代基（—NR$_2$或 —N⬡N—R 等烃胺）具有一定的碱性，可在非水介质中以高氯酸液滴定。

方法：取本品约 0.2g，精密称定，加冰醋酸 10ml 与醋酐 30ml 溶解后，照电位滴定法，用高氯酸滴定液（0.1mol/L）滴定，并将滴定结果用空白试验校正。每 1ml 高氯酸滴定液（0.1mol/L）相当于 35.53mg 的 C$_{17}$H$_{19}$ClN$_2$S·HCl。

注意：

（1）本类药物大多以冰醋酸为溶剂，也可用冰醋酸-醋酐混合溶剂，结晶紫为指示剂；也可用近中性溶剂丙酮或二氧六环，甲基橙（丙酮饱和溶液）为指示剂；指示终点的方法还有电位法。

（2）加入醋酸汞试液可消除盐酸盐的影响。

2. 酸碱滴定法 吩噻嗪类药物均为其盐酸盐，可与氢氧化钠定量反应，《中国药典》2010 年版采用酸碱滴定法测定盐酸异丙嗪的含量。

方法：取本品约 0.25g，精密称定，加 0.01mol/L 盐酸溶液 5ml，与乙醇 50ml 使溶解。照电位滴定法，用氢氧化钠滴定液（0.1mol/L）滴定，出现第一个突跃点时记下消耗的毫升数 V_1，继续滴定至出现第二个突跃点时记下消耗的毫升数 V_2，V_2 与 V_1 之差即为本品消耗滴定液的体积。每 1ml 氢氧化钠滴定液（0.1mol/L）相当于 32.09mg 的 C$_{17}$H$_{20}$N$_2$S·HCl。

3. 紫外-可见分光光度法 吩噻嗪类药物基本母核为三环共轭系统，在紫外光区具有特征吸收，可采用紫外-可见分光光度法测定含量。

4. 高效液相色谱法 由于吩噻嗪类药物结构相似，易氧化分解，杂质较多，对含量测定有干扰，为此，《中国药典》2010 年版采用用高效液相色谱法测定含量。如盐酸氟奋乃静的含量测定：

色谱条件与系统适用性试验：用十八烷基硅烷键合硅胶为填充剂；以 0.01mol/L 磷酸氢二钠溶液（用磷酸调 pH 值至 2.5）-甲醇-乙腈（52:28:20）为流动相 A；以甲醇-乙腈（58:42）为流动相 B，梯度洗脱，检测波长为 259nm。理论板数按盐酸氟奋乃静峰计算应不低于 3000。

测定：取本品约 20mg，精密称定，置 50ml 量瓶中，加流动相 A 溶解并稀释至刻度，摇匀，精密量取 10ml，置 50ml 量瓶中，用流动相 A 稀释至刻度，摇匀，精密量取 20μl 注入液相色谱仪，记录色谱图；另取盐酸氟奋乃静对照品，同法测定。按外标法以峰面积计算，即得。

三、喹诺酮类药物的分析

（一）基础知识

喹诺酮类药物属于吡酮酸的衍生物，具有 4-吡啶酮-3 羧酸的基本结构。

常用的药物有：诺氟沙星（norfloxacin）、氧氟沙星（ofloxacin）、吡哌酸（pipemidic acid）、环丙沙星（ciprofloxacin）、依诺沙星（enoxacin）等，本节主要介绍典型代表药的质量检测方法。

1. **性状描述**　诺氟沙星、氧氟沙星、吡哌酸、环丙沙星的性状描述见表 5 – 22。

表 5 – 22　诺氟沙星、氧氟沙星、吡哌酸、环丙沙星的性状描述

药物名称	外　观	溶解度	物理常数
吡哌酸	本品为微黄色至淡黄色的结晶性粉末；无臭，味苦	在甲醇或二甲基甲酰胺中微溶，在水或三氯甲烷中极微溶解，在乙醇、乙醚或苯中不溶；在氢氧化钠试液或冰醋酸中易溶	熔点为 251℃ ~ 256℃，熔融时同时分解
诺氟沙星	本品为类白色至淡黄色结晶性粉末；无臭，味苦；在空气中能吸收水分，遇光色渐变深	在二甲基甲酰胺中略溶，在水或乙醇中极微溶解；在醋酸、盐酸或氢氧化钠溶液中易溶	熔点为 218℃ ~ 224℃
氧氟沙星	本品为白色至微黄色结晶性粉末；无臭，味苦；遇光渐变色	在三氯甲烷中略溶，在甲醇中微溶；在冰醋酸中易溶，在稀酸或 0.1mol/L 氢氧化钠溶液中略溶	比旋度为 – 1° 至 + 1°（本品每 1ml 中约含 10mg 的三氯甲烷溶液）
环丙沙星	本品为白色至微黄色结晶性粉末；几乎无臭，味苦	在乙酸中溶解，在乙醇和三氯甲烷中极微溶解，在水中几乎不溶	

2. **结构特点与化学性质**　诺氟沙星、氧氟沙星、吡哌酸、环丙沙星的结构和主要化学性质见表 5 – 23。

表 5 – 23　诺氟沙星、氧氟沙星、吡哌酸、环丙沙星的结构和主要化学性质

药物名称及化学结构	结构特点	化学性质
 吡哌酸	（1）芳杂环 （2）哌嗪环 （3）羧基	（1）酸碱两性　本类药物结构中羧基呈酸性，哌嗪基呈碱性，故显酸碱两性 （2）还原性　本类药物分子结构中的哌嗪基具有还原性，遇光易被氧化，颜色渐变深 （3）紫外吸收特征　本类药物分子结构中均有共轭体系，在一定的紫外光区有特征吸收 （4）氟元素特性　有机破坏使有机氟转化为 F^- 后，可用于鉴别、含量测定 （5）环丙沙星临床常用盐酸盐，故有氯化物的鉴别反应
 诺氟沙星	（1）芳杂环 （2）哌嗪环 （3）羧基 （4）氟原子	

药物名称及化学结构	结构特点	化学性质
氧氟沙星	（1）芳杂环 （2）哌嗪环 （3）羧基 （4）氟原子	（1）酸碱两性　本类药物结构中羧基呈酸性，哌嗪基呈碱性，故显酸碱两性 （2）还原性　本类药物分子结构中的哌嗪基具有还原性，遇光易被氧化，颜色渐变深 （3）紫外吸收特征　本类药物分子结构中均有共轭体系，在一定的紫外光区有特征吸收 （4）氟元素特性　有机破坏使有机氟转化为 F⁻后，可用于鉴别、含量测定 （5）环丙沙星临床常用盐酸盐，故有氯化物的鉴别反应
环丙沙星	（1）芳杂环 （2）哌嗪环 （3）羧基 （4）氟原子	

（二）鉴别

1. 化学法

（1）丙二酸反应　该反应是叔胺基团的特殊反应，本类药物分子中因有叔胺基团，可与丙二酸和醋酐共热，生成有色化合物。

诺氟沙星软膏的鉴别：精密称取本品适量（约相当于诺氟沙星 5mg），置分液漏斗中，加三氯甲烷 15ml，振摇后，用 0.1mol/L 盐酸溶液 25ml、20ml、20ml 和 20ml 分次提取，合并提取液，置 200ml 量瓶中，加 0.1mol/L 盐酸溶液稀释至刻度，摇匀，取该供试品溶液 5ml，置水浴上蒸干，残渣中加丙二酸约 50mg 与醋酐 1ml，置 80℃ ~90℃ 水浴上加热数分钟，溶液显红棕色。

（2）氟元素反应　本类药物大多含氟元素，经氧瓶燃烧法破坏后，使有机氟化物转化为氟化氢，用稀氢氧化钠溶液吸收（以氟离子形式存在），加入醋酸盐缓冲液及茜素氟蓝、硝酸亚铈试液即显蓝紫色。

（3）氯化物的鉴别　本类药物的盐酸盐均可利用氯化物鉴别反应进行鉴别。

2. 分光光度法

（1）紫外-可见分光光度法　利用本类药物分子结构中的共轭体系（苯环或芳杂环），在一定的紫外光区有特征吸收，进行鉴别。

吡哌酸的鉴别：取本品，加 0.01mol/L 盐酸溶液溶解并稀释制成每 1ml 中约含 3μg 的溶液，照紫外-可见分光光度法测定，在 275nm 的波长处有最大吸收。

（2）红外分光光度法　吡哌酸、氧氟沙星、环丙沙星均采用红外分光光度法鉴别，其红外光吸收图谱应依次与对照图谱一致。

3. 色谱法

（1）薄层色谱法　诺氟沙星的鉴别：取本品与诺氟沙星对照品适量，分别加三氯甲

烷 – 甲醇(1∶1)制成每 1ml 中含 2.5mg 的溶液，作为供试品溶液与对照品溶液，照薄层色谱法试验，吸取上述两种溶液各 10μl，分别点于同一硅胶 G 薄层板上，以三氯甲烷 – 甲醇 – 浓氨溶液(15∶10∶3)为展开剂，展开，晾干，置紫外光灯(365nm)下检视。供试品溶液所显主斑点的位置与荧光应与对照品溶液主斑点的位置与荧光相同。

 课堂互动

　　用高效液相色谱法鉴别诺氟沙星，得到的结果是供试品溶液与对照品溶液主峰的保留时间一致，你能绘出正确的色谱图吗？

　　(2) 高效液相色谱法　《中国药典》2010 年版对诺氟沙星、氧氟沙星、吡哌酸、环丙沙星均采用该法进行鉴别，规定在含量测定项下记录的色谱图中，供试品溶液主峰的保留时间应与对照品溶液主峰的保留时间一致。

(三) 杂质检查

　　《中国药典》2010 年版规定本类药物应检查溶液澄清度、有关物质、吸光度、干燥失重、炽灼残渣、重金属、结晶性(环丙沙星)等。

　　1. 溶液澄清度　主要是检查碱中不溶性杂质，如哌嗪等碱性化合物及中间体。其原理是利用喹诺酮类药物在碱性溶液中易溶，而碱性化合物及中间体均不溶于碱性溶液。如氧氟沙星溶液澄清度检查：

　　方法：取本品 5 份，各 0.50g，加氢氧化钠试液 10ml 溶解后，溶液应澄清；如显浑浊，与 2 号浊度标准液比较，不得更浓。

　　注意：

　　(1) 检查时要迅速观察，因时间稍长，杂质可分解而溶解。

　　(2) 环丙沙星需检查酸中不溶性杂质。

　　2. 有关物质　本类药物均需检查有关物质，《中国药典》2010 年版对本类药物中有关物质的检查大多采用高效液相色谱法。主要控制喹诺酮类药物在生产及贮存中可能引入的原料、中间体、副产物、分解产物等影响疗效或产生毒副作用的有关物质。

　　3. 吸光度　《中国药典》2010 年版规定检查氧氟沙星中杂质的吸光度，利用氧氟沙星与杂质在 450nm 处吸光度不同进行检查，其方法：取本品 0.1g，精密称定，精密加氢氧化钠试液 10ml 溶解后，照紫外 – 可见分光光度法，在 450nm 的波长处测定吸光度，不得过 0.25。

(四) 含量测定

　　1. 非水溶液滴定法　喹诺酮类药物结构中的哌嗪基具有碱性，在冰醋酸溶剂中可增强其碱性，可用高氯酸滴定液进行滴定。

案例分析

吡哌酸的含量测定

方法：取本品约 0.2g，精密称定，加冰醋酸 20ml 溶解后，加结晶紫指示液 1 滴，用高氯酸滴定液(0.1mol/L)滴定至溶液显纯蓝色，并将滴定的结果用空白试验校正。每 1ml 高氯酸滴定液(0.1mol/L)相当于 30.33mg 的 $C_{14}H_{17}N_5O_3$。若称取吡哌酸样品 0.2103g，高氯酸滴定液浓度为 0.1029mol/L，样品消耗高氯酸滴定液 6.19ml；另取 20ml 冰醋酸，同法滴定，消耗同批高氯酸滴定液 0.03ml，通过计算判断该供试品的含量是否符合规定。《中国药典》2010 年版规定按干燥品计算，含 $C_{14}H_{17}N_5O_3$ 不得少于 98.5%。

解析：

$$吡哌酸\% = \frac{(V - V_0) \times T \times F}{S} \times 100\%$$

$$= \frac{(6.19 - 0.03) \times 30.33 \times 10^{-3} \times \dfrac{0.1029}{0.1}}{0.2103} \times 100\%$$

$$= 91.42\%$$

根据计算结果，91.42% < 98.5%，则该批吡哌酸含量不符合《中国药典》2010 年版规定。

2. 高效液相色谱法　2010 年版《中国药典》对喹诺酮类药物(除吡哌酸外)的含量测定均采用高效液相色谱法。

第五节　生物碱类药物的检验技术

一、基础知识

(一)苯烃胺类

苯烃胺类药物主要有盐酸麻黄碱(ephedrine hydrochloride)、盐酸伪麻黄碱(pseudo-ephedrine hydrochloride)、秋水仙碱(colchicine)等。

1. 性状描述　盐酸麻黄碱、盐酸伪麻黄碱的性状描述见表 5-24。

表 5-24　盐酸麻黄碱、盐酸伪麻黄碱的性状描述

药物名称	外　观	溶解度	物理常数
盐酸麻黄碱	为白色针状结晶或结晶性粉末；无臭。味苦	在水中易溶，在乙醇中溶解，在三氯甲烷或乙醚中不溶	熔点为 217℃～220℃ 比旋度为 −35.5°～−33°(每 1ml 中约含 50mg 的水溶液)
盐酸伪麻黄碱	为白色结晶性粉末；无臭，味苦	在水中极易溶解，在乙醇中易溶，在三氯甲烷中微溶	熔点为 183℃～186℃ 比旋度为 +61.0°～+62.5°(每 1ml 中约含 50mg 的水溶液)

2. 结构特点与化学性质　盐酸麻黄碱、盐酸伪麻黄碱的结构和主要化学性质见表5-25。

表5-25　盐酸麻黄碱、盐酸伪麻黄碱的结构和主要化学性质

药物名称及化学结构	结构特点	化学性质
OH NHCH₃ （芳环）-C-C-CH₃·HCl H H 盐酸麻黄碱	(1) 仲胺侧链 (2) 手性碳原子 (3) 氨基醇 (4) 芳环	(1) 碱性较一般生物碱碱性强，易与酸成盐 (2) 旋光性（左旋） (3) 双缩脲反应 (4) 紫外特征吸收
H NHCH₃ （芳环）-C-C-CH₃·HCl OH H 盐酸伪麻黄碱	(1) 仲胺侧链 (2) 手性碳原子 (3) 氨基醇 (4) 芳环	(1) 碱性较一般生物碱碱性强，易与酸成盐 (2) 旋光性（右旋） (3) 双缩脲反应 (4) 紫外特征吸收

（二）托烷类

托烷类药物是由莨菪烷的衍生物莨菪醇与莨菪酸缩合而成的酯类生物碱，常用药物有硫酸阿托品（atropine sulfate）、氢溴酸山莨菪碱（anisodamine hydrobromide）、氢溴酸东莨菪碱（scopolamine hydrobromide）。

1. 性状描述　硫酸阿托品、氢溴酸山莨菪碱、氢溴酸东莨菪碱的性状描述见表5-26。

表5-26　硫酸阿托品、氢溴酸山莨菪碱、氢溴酸东莨菪碱的性状描述

药物名称	外观	溶解度	物理常数
硫酸阿托品	为无色结晶或白色结晶性粉末；无臭	在水中极易溶解，在乙醇中易溶	熔点不得低于189℃，熔融时同时分解。（120℃干燥3小时后，立即依法测定）
氢溴酸山莨菪碱	为白色结晶或结晶性粉末；无臭	在水中极易溶解，在乙醇中易溶，在丙酮中微溶	熔点为176℃~181℃ 比旋度为-11.5°~-9.0°（每1ml中约含0.1g的水溶液）
氢溴酸东莨菪碱	为无色结晶或白色结晶性粉末；无臭；微有风化性	在水中易溶，在乙醇中略溶，在三氯甲烷中极微溶解，在乙醚中不溶	熔点为195℃~199℃，熔融时同时分解 比旋度为-27°~-24°（每1ml中约含50mg的水溶液）

2. 结构特点与化学性质　硫酸阿托品、氢溴酸山莨菪碱、氢溴酸东莨菪碱的结构和主要化学性质见表5-27。

（三）喹啉类

喹啉类药物为苯并吡啶的衍生物（氮原子在α位），主要有硫酸奎宁（quinine sulfate）、硫酸奎尼丁（quinidine sulfate）等。

1. 性状描述　硫酸奎宁、硫酸奎尼丁的性状描述见表5-28。

表5-27 硫酸阿托品、氢溴酸山莨菪碱、氢溴酸东莨菪碱的结构和主要化学性质

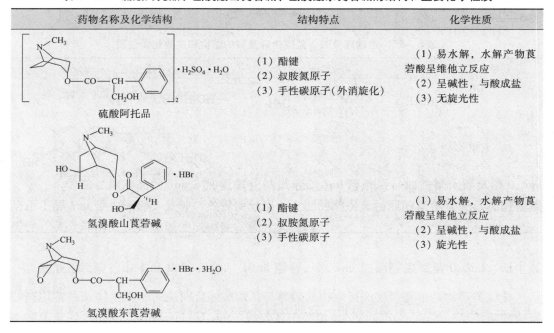

药物名称及化学结构	结构特点	化学性质
硫酸阿托品	(1) 酯键 (2) 叔胺氮原子 (3) 手性碳原子(外消旋化)	(1) 易水解，水解产物莨菪酸呈维他立反应 (2) 呈碱性，与酸成盐 (3) 无旋光性
氢溴酸山莨菪碱 氢溴酸东莨菪碱	(1) 酯键 (2) 叔胺氮原子 (3) 手性碳原子	(1) 易水解，水解产物莨菪酸呈维他立反应 (2) 呈碱性，与酸成盐 (3) 旋光性

表5-28 硫酸奎宁、硫酸奎尼丁的性状描述

药物名称	外观	溶解度	物理常数
硫酸奎宁	为白色细微的针状结晶，轻柔，易压缩；无臭，味极苦；遇光渐变色；水溶液显中性反应	在三氯甲烷－无水乙醇(2:1)中易溶，在水、乙醇、三氯甲烷或乙醚中微溶	比旋度为 －244°～－237°(每1ml 中含20mg 的0.1mol/L 盐酸溶液)
硫酸奎尼丁	为白色细针状结晶；无臭，味极苦；遇光渐变色	在沸水中易溶，在三氯甲烷或乙醇中溶解，在水中微溶，在乙醚中几乎不溶	比旋度应为 ＋275°～＋290°(每1ml 中含20mg 的0.1mol/L 盐酸溶液)

2. 结构特点与化学性质 硫酸奎宁、硫酸奎尼丁的结构和主要化学性质见表5-29。

表5-29 硫酸奎宁、硫酸奎尼丁的结构和主要化学性质

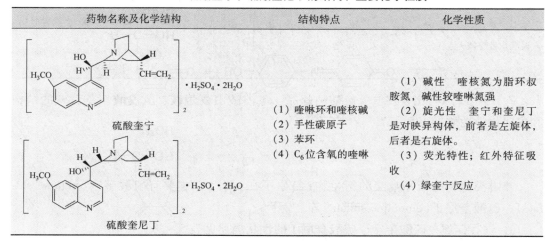

药物名称及化学结构	结构特点	化学性质
硫酸奎宁 硫酸奎尼丁	(1) 喹啉环和喹核碱 (2) 手性碳原子 (3) 苯环 (4) C_6位含氧的喹啉	(1) 碱性 喹核氮为脂环叔胺氮，碱性较喹啉氮强 (2) 旋光性 奎宁和奎尼丁是对映异构体，前者是左旋体，后者是右旋体。 (3) 荧光特性；红外特征吸收 (4) 绿奎宁反应

（四）异喹啉类

异喹啉类药物为苯并吡啶的衍生物（氮原子在 β 位），主要有盐酸吗啡（morphine hydrochloride）、磷酸可待因（codeine phosphate）等。

1. 性状描述　盐酸吗啡、磷酸可待因的性状描述见表 5-30。

表 5-30　盐酸吗啡、磷酸可待因的性状描述

药物名称	外观	溶解度	物理常数
盐酸吗啡	为白色、有丝光的针状结晶或结晶性粉末；无臭；遇光易变质	在水中溶解，在乙醇中略溶，在三氯甲烷或乙醚中几乎不溶	比旋度为 -115.0° ~ -110.0°（本品 2% 的水溶液）
磷酸可待因	为白色细微的针状结晶性粉末；无臭；有风化性；水溶液显酸性反应	在水中易溶，在乙醇中微溶，在三氯甲烷或乙醚中极微溶解	

2. 结构特点与化学性质　盐酸吗啡、磷酸可待因的结构和主要化学性质见表 5-31。

表 5-31　盐酸吗啡、磷酸可待因的结构和主要化学性质

药物名称及化学结构	结构特点	化学性质
盐酸吗啡	（1）酚羟基 （2）叔胺基团 （3）异喹啉环 （4）盐酸盐	（1）酸碱两性，但碱性略强 （2）酚羟基邻位（C_2）具有弱还原性 （3）生物碱显色反应；红外特征吸收 （4）氯化物的鉴别反应
磷酸可待因	（1）叔胺基团 （2）异喹啉环 （3）磷酸盐	（1）碱性 （2）红外特征吸收 （3）磷酸盐的鉴别反应

（五）吲哚类

吲哚类生物碱为苯并吡咯的衍生物，主要有利血平（reserpine）、马来酸麦角新碱（ergometrine maleate）等。

1. 性状描述　利血平、马来酸麦角新碱的性状描述见表 5-32。

2. 结构特点与化学性质　利血平、马来酸麦角新碱的结构和主要化学性质见表 5-33。

表 5-32　利血平、马来酸麦角新碱的性状描述

药物名称	外观	溶解度	物理常数
利血平	为白色至淡黄褐色的结晶或结晶性粉末；无臭，几乎无味，遇光色渐变深	在三氯甲烷中易溶，在丙酮或苯中微溶，在水、甲醇、乙醇或乙醚中几乎不溶	比旋度为 -131° ~ -115°（每 1ml 中约含 10mg 的三氯甲烷溶液）
马来酸麦角新碱	为白色或类白色的结晶性粉末；无臭；微有引湿性；遇光易变质	在水中略溶，在乙醇中微溶，在三氯甲烷或乙醚中不溶	比旋度为 +53° ~ +56°（每 1ml 中约含 10mg 的水溶液）

表 5 – 33　利血平、马来酸麦角新碱的结构和主要化学性质

药物名称及化学结构	结构特点	化学性质
利血平	（1）吲哚氮，脂环叔胺氮 （2）酯键 （3）吲哚杂环	（1）碱性极弱，不与酸呈盐 （2）与碱接触或受热易水解 （3）还原性，荧光特性，与香草醛显色
马来酸麦角新碱	（1）吲哚氮，脂环叔胺氮 （2）酰胺基 （3）吲哚杂环	（1）脂环叔胺氮碱性强于吲哚氮 （2）易水解 （3）荧光特性（水溶液显蓝色荧光），与对二甲氨基苯甲醛显色。

（六）黄嘌呤类

黄嘌呤类药物是由咪唑和嘧啶并合的双杂环化合物，常用药物有咖啡因（caffeine）和茶碱（theophylline）。

1. **性状描述**　咖啡因和茶碱的性状描述见表 5 – 34。

表 5 – 34　咖啡因和茶碱的性状描述

药物名称	外　观	溶解度	物理常数
咖啡因	为白色或带极微黄绿色、有丝光的针状结晶；无臭，味苦；有风化性	在热水或三氯甲烷中易溶，在水、乙醇或丙酮中略溶，在乙醚中极微溶解	熔点为 235℃ ~ 238℃
茶碱	为白色结晶性粉末；无臭，味苦	在乙醇或三氯甲烷中微溶，在水中极微溶解，在乙醚中几乎不溶；在氢氧化钾溶液或氨溶液中易溶	

2. **结构特点与化学性质**　咖啡因和茶碱的结构和主要化学性质见表 5 – 35。

表 5 – 35　咖啡因和茶碱的结构和主要化学性质

药物名称及化学结构	结构特点	化学性质
咖啡因 茶碱	（1）双杂环共四个氮原子 （2）黄嘌呤结构	（1）咖啡因四个氮原子受邻位羰基吸电子基团的影响，碱性极弱，不易与酸成盐。茶碱分子中7位 N 上未取代，可解离出氢质子，显弱酸性，与乙二胺结合成氨茶碱 （2）紫脲酸胺特征反应 （3）生物碱沉淀、显色反应

二、鉴别

（一）一般鉴别试验

1. 显色反应　大多数生物碱可与生物碱显色试剂反应，产生不同的颜色，可用于鉴别。常见的显色剂有：浓硫酸、浓硝酸、钼硫酸、钒硫酸、硒硫酸、甲醛硫酸和硫酸铈铵等。《中国药典》2010 年版收载的部分生物碱类药物的显色反应见表 5 - 36。

表 5 - 36　2010 年版《中国药典》收载的部分生物碱类药物的显色反应

药　物	显色试剂	现　象
硫酸奎宁	溴试液与氨试液	翠绿色
硫酸奎尼丁	同上	同上
磷酸可待因	含亚硒酸的硫酸溶液	显绿色，渐变蓝色
盐酸吗啡	甲醛硫酸试液	显紫堇色
	钼硫酸试液	显紫色，继变蓝色，最后变为棕绿色
	稀铁氰化钾试液	显蓝绿色
利血平	0.1% 钼酸钠的硫酸溶液	显黄色，渐变蓝色
茶碱	重氮苯磺酸试液	红色
	铜 - 吡啶试液	三氯甲烷层显绿色

案例分析

磷酸可待因的鉴别

　　方法：取本品约 1mg，置白瓷板上，加含亚硒酸 2.5mg 的硫酸 0.5ml，立即显绿色，渐变蓝色。

　　解析：磷酸可待因为异喹啉类生物碱，故与生物碱显色试剂硒硫酸显色，以供鉴别。

2. 沉淀反应　大多数生物碱在酸性水溶液中可与生物碱沉淀剂反应，生成沉淀，用于生物碱类药物的鉴别。常见的生物碱沉淀剂有重金属盐类（碘化铋钾、碘化汞钾、碘 - 碘化钾、二氯化汞等）和大分子的酸类（磷钼酸、硅钨酸等）。

氢溴酸东莨菪碱的鉴别：取本品 10mg，加水 1ml 溶解后，置分液漏斗中，加氨试液使成碱性后，加三氯甲烷 5ml，振摇，分取三氯甲烷液，置水浴上蒸干，残渣中加二氯化汞的乙醇溶液 1.5ml，即生成白色沉淀。

3. 其他鉴别试验　生物碱类药物大多具有一定的熔点，对某些生物碱可采用测定游离生物碱熔点的方法进行鉴别；具有旋光性的生物碱类药物可测定比旋度作为鉴别的依据。

（二）特征鉴别试验

1. 双缩脲反应　为芳环侧链具有氨基醇结构的生物碱的特征反应。盐酸麻黄碱和盐酸伪麻黄碱均具有此结构，故可发生此反应。

盐酸麻黄碱的鉴别：取本品约 10mg，加水 1ml 溶解后，加硫酸铜试液 2 滴与 20% 氢氧化钠溶液 1ml，即显蓝紫色；加乙醚 1ml，振摇后，放置，乙醚层即显紫红色，水层变成蓝色。

 课堂互动

指出盐酸麻黄碱结构中的氨基醇官能团。

盐酸麻黄碱的氨基醇结构为仲胺基，在碱性溶液中与 Cu^{2+} 作用，形成含不同分子结晶水的紫堇色配位化合物。无水配位化合物及含 2 个结晶水的配位化合物在醚层显紫红色；具有 4 个结晶水的铜配位化合物在水层呈蓝色。

$$2\left[\begin{array}{c} \text{HO NHCH}_3 \\ \bigcirc\text{—C—C—CH}_3 \\ \text{H H} \end{array}\right]\text{HCl} + \text{CuSO}_4 + 4\text{NaOH} \longrightarrow$$

$$\left[\begin{array}{c} \text{H CH}_3\text{OH} \\ \text{H}_3\text{C—N—C—C—}\bigcirc \\ \text{H H} \\ \text{Cu} \\ \text{H}_3\text{C—N—CH—C—}\bigcirc \\ \text{H CH}_3 \text{ OH} \end{array}\right](\text{OH})_2 + \text{Na}_2\text{SO}_4 + 2\text{NaCl} + 2\text{H}_2\text{O}$$

2. **维他立反应** 为含莨菪酸的托烷类生物碱的特征反应。阿托品、东莨菪碱、山莨菪碱均可用此反应鉴别，如硫酸阿托品的鉴别。

原理：阿托品与发烟硝酸作用，生成黄色三硝基衍生物，遇醇制氢氧化钾即生成紫色的醌型化合物。

方法：取本品约 10mg，加发烟硝酸 5 滴，置水浴上蒸干，得黄色的残渣，放冷，加乙醇 2~3 滴湿润，加固体氢氧化钾一小粒，即显深紫色。

3. **绿奎宁反应** 为含氧喹啉类生物碱的特征反应。硫酸奎宁、硫酸奎尼丁等均可用该法鉴别。

硫酸奎宁的鉴别：取本品约 20mg，加水 20ml 溶解后，取溶液 5ml，加溴试液 3 滴与氨试液 1ml，即显翠绿色。

含氧喹啉类生物碱在微酸性水溶液中，滴加微过量的溴水或氯水，再加入过量的氨溶液，应呈翠绿色。

4. **异喹啉类生物碱的特征反应**

（1）Marquis 反应 吗啡、可待因等药物遇甲醛 – 硫酸可形成具有醌式结构的有色化合物。盐酸吗啡的鉴别：取本品约 1mg，加甲醛硫酸 1 滴，应即显紫堇色。

（2）Frohde 反应 为吗啡生物碱的特征反应。取盐酸吗啡约 1mg，加钼硫酸试液 0.5ml，即显紫色，继变为蓝色，最后变为棕绿色。

（3）还原反应 吗啡具弱还原性，其水溶液中加入稀铁氰化钾试液，吗啡被氧化生成伪吗啡，而铁氰化钾被还原为亚铁氰化钾，再与试液中三氯化铁，进一步反应生成普鲁士蓝而显色，可用于鉴别。

可待因无还原性，故该反应可以区别吗啡与可待因。

5. 与芳醛缩合显色 为吲哚类生物碱的特征反应。如利血平结构中吲哚环 β 位氢原子较活泼，可与芳香醛缩合显色，以供鉴别。

（1）取本品约 1mg，加新制的香草醛试液 0.2ml，约 2 分钟后显玫瑰红色。

（2）取本品约 0.5mg，加对二甲氨基苯甲醛 5mg、冰醋酸 0.2ml 与硫酸 0.2ml，混匀，即显绿色；再加冰醋酸 1ml，转变为红色。

6. 紫脲酸胺反应 为咖啡因、茶碱等黄嘌呤类生物碱的特征反应。咖啡因的鉴别：取本品约 10mg，加盐酸 1ml 与氯酸钾 0.1g，置水浴上蒸干，残渣遇氨气即显紫色，再加氢氧化钠液数滴，紫色即消失。

咖啡因、茶碱等黄嘌呤类生物碱均有此反应。

三、杂质检查

生物碱类药物结构复杂，引入杂质的途径较多，特别是生产和贮藏过程中易引入结构相近的其他生物碱，且它们一般也具有强烈的生物活性及毒性。《中国药典》2010 年版收载的常用生物碱类药物检查的特殊杂质见表 5 - 37。

表 5 -37 《中国药典》2010 年版收载的常用生物碱类药物检查的特殊杂质

药 物	特殊杂质
盐酸麻黄碱	有关物质
盐酸伪麻黄碱	有关物质
硫酸阿托品	莨菪碱、有关物质
氢溴酸山莨菪碱	其他生物碱
氢溴酸东莨菪碱	有关物质
硫酸奎宁	三氯甲烷 - 乙醇中不溶物、其他金鸡纳碱
硫酸奎尼丁	三氯甲烷 - 乙醇中不溶物、有关物质
盐酸吗啡	阿扑吗啡、罂粟酸、有关物质
磷酸可待因	有关物质
利血平	氧化产物、有关物质
马来酸麦角新碱	有关物质

一般将生物碱类药物中存在的结构不太明确的或结构与药物相近的特殊杂质，称为有关物质，大多生物碱均需检查该项目。生物碱类药物中特殊杂质的检查，是利用药物与杂质在物理性质（溶解行为、旋光性、对光选择性吸收）、化学性质（酸碱性、显色反应）及色谱行为上的差异进行检查。

（一）利用药物和杂质在物理性质上的差异

1. 溶解行为的差异 硫酸奎尼丁中三氯甲烷 - 乙醇中不溶物的检查：取本品 2.0g，

置三氯甲烷－无水乙醇(2∶1)混合液 15ml 中，于 50℃加热 10 分钟，冷却后，用恒重的垂熔玻璃滤器缓缓抽气滤过，滤器用三氯甲烷－无水乙醇(2∶1)溶液洗涤 5 次，每次 10ml，于 105℃干燥 1 小时，称重，残渣重量不得过 0.1%。

硫酸奎尼丁中三氯甲烷－乙醇中不溶物为制备过程中引入的无机盐和其他生物碱等杂质，利用硫酸奎尼丁与杂质在三氯甲烷－乙醇中溶解性不同进行检查。

2. 旋光性的差异　硫酸阿托品是莨菪碱消旋化的产物，为消旋体，莨菪碱为左旋体，因生产过程中消旋化不完全而引入，利用二者旋光性的差异，可以对莨菪碱进行限量检查。

案例分析

硫酸阿托品中莨菪碱的检查

方法：取本品，按干燥品计算，加水制成每 1ml 中含 50mg 的溶液，依法测定，旋光度不得过 −0.40°。已知莨菪碱的 $[\alpha]_D^{20}$ 为 −32.5°，其限量为多少？

解析：莨菪碱的最大允许量 $C\% = \dfrac{\alpha}{[\alpha]_\lambda^t l} \times 100\%$

$$= \frac{0.40}{32.5 \times 1} \times 100\% = 1.2308\,(\text{g}/100\text{ml})$$

$$L = \frac{\text{莨菪碱最大允许量}}{\text{供试品的量}} \times 100\%$$

$$= \frac{1.2308}{50 \times 100 \times 10^{-3}} \times 100\% = 24.6\%$$

硫酸阿托品中的莨菪碱的限量为 24.6%。

3. 对光选择性吸收的差异　利用药物与杂质对光的吸收不同进行杂质检查，如利血平生产或储存过程中，在光照及空气中氧的作用下氧化变质，其氧化产物在 388nm 波长处有吸收，而利血平在此波长处无吸收。《中国药典》2010 年版采用控制 388nm 波长处吸光度的方法检查利血平中的氧化产物。方法：取本品 20mg，置 100ml 量瓶中，加冰醋酸溶解并稀释至刻度，摇匀，照紫外－可见分光光度法，在 388nm 的波长处测定吸光度，不得过 0.10。

（二）利用药物和杂质在化学性质上的差异

1. 酸碱性的差异　氢溴酸东莨菪碱中其他生物碱的检查：取本品 0.10g，加水 2ml 溶解后，分成两等份：一份中加氨试液 2～3 滴，不得发生浑浊；另一份中加氢氧化钾试液数滴，只许发生瞬即消失的类白色浑浊。其原理是利用其他生物碱的碱性比氢溴酸东莨菪碱弱的性质检查之。

2. 呈色反应的差异　利用药物与杂质化学性质的不同，与一定的化学试剂或试纸显色有差异而进行检查。盐酸吗啡中阿扑吗啡的检查：取本品 50mg，加水 4ml 溶解后，加碳酸氢钠0.10g与0.1mol/L碘溶液1滴，加乙醚5ml，振摇提取，静置分层后，乙醚层不得显红色，水层不得显绿色。

吗啡在酸性溶液中加热，可以脱水，经分子重排，生成阿扑吗啡杂质。阿扑吗啡的水溶液在碳酸氢钠碱性条件下，经碘试液氧化，生成水溶性绿色化合物，能溶于乙醚并显深宝石红色，而水层仍显绿色。

盐酸吗啡中罂粟酸的检查　取本品0.15g，加水5ml溶解后，加稀盐酸5ml与三氯化铁试液2滴，不得显红色。

（三）利用药物和杂质色谱行为的差异（色谱法）

1. 薄层色谱法　利用生物碱类药物与杂质在色谱行为上的差异进行检查。一般常用方法有：

（1）对照品法　该法需要对照品作参照。如《中国药典》2010年版氢溴酸山莨菪碱中其他生物碱的检查：取本品与氢溴酸山莨菪碱对照品，分别加甲醇制成每1ml中含10mg的溶液，各吸取10μl点于同一中性氧化铝（活度Ⅱ～Ⅲ级）薄层板上，以三氯甲烷－无水乙醇（95：5）为展开剂，展开，晾干，喷以稀碘化铋钾试液－碘化钾碘试液（1：1），供试品溶液除显一个与对照品溶液主斑点位置相同的灰黑色斑点外，不得显其他斑点。

（2）供试品自身稀释对照法　本法先配制成较浓的供试品溶液，再将其稀释成一定浓度作为杂质的对照品溶液，二者分别点于同一薄层板上展开显色，供试品所显杂质斑点数目不得多于规定数目，颜色不得深于对照液所显主斑点的颜色。硫酸奎宁中其他金鸡纳碱的检查：取本品，加稀乙醇制成每1ml中含10mg的溶液，作为供试品溶液；精密称取适量，用稀乙醇制成每1ml中含50μg的溶液，作为对照品溶液。照薄层色谱法试验，吸取上述两种溶液各5μl，分别点于同一硅胶G薄层板上，以氯仿－丙酮－二乙胺（5：4：1.25）为展开剂，展开后，微热使展开剂挥散，喷以碘铂酸钾试液使显色。供试品溶液如显杂质斑点，与对照品溶液的主斑点比较，不得更深。

2. 高效液相色谱法　本法具有专属性强、分离效果好和灵敏度高的特点，在杂质检查方面的应用日趋广泛。《中国药典》2010年版生物碱药物中有关物质的检查多采用该法。盐酸伪麻黄碱中有关物质的检查：取本品，加流动相溶解并制成每1ml中含2mg的溶液，作为供试品溶液；精密量取适量，加流动相稀释制成每1ml中含10μg的溶液作为对照溶液（1）；取盐酸麻黄碱对照品10mg，置100ml量瓶中，加供试品溶液5ml，用流动相溶解并稀释至刻度，摇匀，作为对照溶液（2）。照高效液相色谱法测定。用苯基硅烷键合硅胶为填充剂，以1.16%醋酸铵溶液－甲醇（94：6，用醋酸调节pH值至4.0）为流动相，检测波长为257nm。理论板数按伪麻黄碱峰计算不低于2000，且伪麻黄碱峰和麻黄碱峰的分离度应大于2.0。取对照溶液（2）20μl，注入液相色谱仪，调整检测灵敏度，使两主成分色谱峰的峰高为满量程的50%以上，精密量取供试品溶液与对照溶液（1）各20μl，分别注入液相色谱仪中，记录色谱图至伪麻黄碱峰保留时间的2倍。供试品溶液的色谱图中如有杂质峰，单个杂质峰面积不得大于对照溶液（1）主峰面积（0.5%）；各杂质峰面积的和不得大于对照溶液（1）主峰面积的2倍（1.0%），小于对照溶液(1)主峰面积0.1倍的峰可忽略不计。

四、含量测定

（一）非水溶液滴定法

1. 基本原理 生物碱类药物除少数（如咖啡因）以游离碱的形式存在外，大多以盐的形式存在，非水溶液滴定法测定生物碱的盐类，实质上是一个置换滴定，即用强酸（高氯酸）置换出与生物碱结合的较弱的酸：

$$BH^+ \cdot A^- + HClO_4 \rightleftharpoons BH^+ \cdot ClO_4^- + HA$$

式中，$BH^+ \cdot A^-$ 表示生物碱盐；HA 表示被置换出的弱酸。

被置换出的酸（HA）酸性强弱不同，对滴定反应的影响也不同。当 HA 酸性较强时，反应不能定量完成。因此，不同的生物碱盐，可采取不同的测定条件，以使反应顺利完成。

 课堂互动

取供试品适量，是指消耗多少毫升的高氯酸滴定液？

2. 基本方法 除另有规定外，取供试品适量，精密称定，加冰醋酸 10～30ml 使溶解，加各药品项下规定的指示液 1～2 滴，用高氯酸滴定液（0.1mol/L）滴定。并将滴定的结果用空白试验校正。

3. 适用范围与溶剂选择 本法主要用于 $K_b < 10^{-8}$（$pK_b > 8$）的有机碱或其盐（氢卤酸盐、硫酸盐、磷酸盐、硝酸盐、有机酸盐），以及有机酸碱金属盐类的含量测定。

溶剂的选择对滴定能否等量完成关系密切：当生物碱的 K_b 在 10^{-8}～10^{-10}时，选用冰醋酸做溶剂；K_b 值为 10^{-10}～10^{-12}时，采用冰醋酸与醋酐的混合物做溶剂；K_b 小于 10^{-12}时，采用醋酐做溶剂。

4. 指示终点的方法 非水溶液滴定法的终点指示常采用电位法和指示剂法，电位法采用玻璃-饱和甘汞电极系统。指示剂多采用结晶紫，也可用二甲基黄。结晶紫作指示剂，滴定不同强度的碱，终点颜色不同。滴定较强生物碱（如硫酸阿托品、氢溴酸东莨菪碱）时，蓝色为终点色；滴定碱性略弱的药物（二盐酸奎宁、马来酸麦角新碱等），终点是蓝绿色或绿色；滴定较弱碱（咖啡因）时，黄色或黄绿色为终点。

5. 注意事项

（1）高氯酸滴定液的浓度。高氯酸滴定液通常以冰醋酸为溶剂配制，而冰醋酸的挥发性较大，体积膨胀系数也大，易受温度等贮藏条件的影响而改变浓度。一般滴定样品和标定高氯酸滴定液时温度差小于 10℃，可通过以下公式，校正高氯酸浓度；而温差大于 10℃，则应重新对滴定液进行标定。

$$N_1 = \frac{N_0}{1 + 0.0011(t_1 - t_0)}$$

式中 0.0011 为冰醋酸的体积膨胀系数；t_0 为标定高氯酸滴定液时环境的温度；t_1 为滴定样品时环境的温度；N_0 为 t_0 时高氯酸滴定液的浓度；N_1 为 t_1 时高氯酸滴定液的浓度。

（2）水分影响滴定突跃，整个滴定过程中应防止水分的引入，对于冰醋酸和高氯酸中的水分，可加入计算量的醋酐消除，所用器皿应干燥无水。

（3）常见无机酸、有机酸类在冰醋酸中的酸性强弱顺序：

$$HClO_4 > HBr > H_2SO_4 > HCl > HSO_4^- > HNO_3 > H_3PO_4 > 有机酸$$

非水溶液滴定置换出的酸可能对终点有影响，不同酸根其影响、排除方法也不同，将在以下应用实例中重点介绍。

6. 应用

（1）咖啡因的含量测定　取咖啡因约 0.15g，精密称定，加醋酐 – 冰醋酸(5∶1)的混合液 25ml，微温使溶解，放冷，加结晶紫指示液 1 滴，用高氯酸滴定液(0.1mol/L)滴定至溶液显黄色，并将滴定结果用空白试验校正。每 1ml 高氯酸滴定液(0.1mol/L)相当于 19.42mg 的无水咖啡因($C_8H_{10}N_4O_2$)。

咖啡因(K_b 值 $10^{-14} \sim 10^{-15}$)是碱性极弱的生物碱，在冰醋酸中用高氯酸滴定，滴定突跃不明显，在醋酐 – 冰醋酸(5∶1)溶剂中，可定量反应。咖啡因分子中有 4 个氮原子，仅有 1 个氮原子碱性稍强，故滴定时，1mol 的 $HClO_4$ 相当于 1mol 的咖啡因。

（2）盐酸伪麻黄碱的含量测定　取本品约 0.3g，精密称定，加冰醋酸 10ml，微温溶解后，加醋酸汞试液 6ml 与结晶紫指示液 1 滴，用高氯酸滴定液(0.1mol/L)滴定至溶液显蓝绿色，并将滴定的结果用空白试验校正。每 1ml 高氯酸滴定液(0.1mol/L)相当于 20.17mg 的 $C_{10}H_{15}NO \cdot HCl$。

用高氯酸滴定液滴定生物碱的氢卤酸盐时，因置换出的氢卤酸在冰醋酸中的酸性较强，滴定反应不易完全，故需在滴定前消除氢卤酸的干扰。其方法是：预先加入过量的醋酸汞冰醋酸溶液，使氢卤酸生成在醋酸中难解离的卤化汞，而生物碱氢卤酸盐则转化为醋酸盐：

$$2BH^+ \cdot X^- + Hg(Ac)_2 \longrightarrow 2BH^+ Ac^- + HgX_2$$
$$BH^+ \cdot Ac^- + HClO_4 \longrightarrow BH^+ \cdot ClO_4^- + HAc$$

式中，$BH^+ \cdot X^-$ 表示生物碱的氢卤酸盐；$BH^+ \cdot Ac^-$ 表示生物碱的醋酸盐；$BH^+ \cdot ClO_4^-$ 表示生物碱的高氯酸盐。

实验表明，加入的醋酸汞量应为为理论量的 2～3 倍。

（3）硫酸盐的含量测定　硫酸为二元酸，在水溶液中能二级电离生成 SO_4^{2-}，但在冰醋酸介质中，它只能发生一级电离，离解为酸性很弱的 HSO_4^-，不与高氯酸反应。

$$(BH^+)_2 \cdot SO_4^{2-} + HClO_4 \longrightarrow BH^+ \cdot ClO_4^- + BH^+ \cdot HSO_4^-$$

硫酸阿托品的含量测定：取本品约 0.5g，精密称定，加冰醋酸与醋酐各 10ml 溶解后，加结晶紫指示液 1～2 滴，用高氯酸滴定液(0.1mol/L)滴定至溶液显纯蓝色，并将滴定的结果用空白试验校正。每 1ml 的高氯酸滴定液(0.1mol/L)相当于 67.68mg 的 $C_{17}H_{23}NO_3 \cdot H_2SO_4$。

硫酸阿托品为碱性较强的一元碱，其滴定反应为：

$$(C_{17}H_{23}NO_3)_2 \cdot H_2SO_4 + HClO_4 \longrightarrow C_{17}H_{23}NO_3H^+ \cdot ClO_4^- + C_{17}H_{23}NO_3H^+ \cdot HSO_4^-$$

故 1mol 的硫酸阿托品消耗 1mol 的高氯酸。

硫酸奎宁的含量测定：取本品约 0.2g，精密称定，加冰醋酸 10ml 溶解后，加醋酐 5ml 与结晶紫指示液 1～2 滴，用高氯酸滴定液（0.1mol/L）滴定，至溶液显蓝绿色，并将滴定结果用空白试验校正。每 1ml 的高氯酸滴定液（0.1mol/L）相当于 24.90mg 的 $(C_{20}H_{24}N_2O_2)_2 \cdot H_2SO_4$。

奎宁分子结构中仅喹核碱的碱性较强，与硫酸成盐，而喹啉环的碱性极弱，保持游离状态，因此硫酸奎宁由两分子奎宁和一分子硫酸组成。在冰醋酸中滴定时，喹啉环氮原子也显较强的碱性，因此喹核碱和喹啉环上的氮原子均可与质子成盐，即 1 分子硫酸奎宁结合了 4 个质子。其中 1 个质子来自于成盐的硫酸，其他 3 个质子由高氯酸提供，故 1mol 硫酸奎宁需消耗 3mol 的高氯酸。

（4）硝酸盐的含量测定　硝酸在冰醋酸介质中虽为弱酸，但具有氧化性，可使指示剂变色，故测定时一般用电位法指示终点。

（5）有机酸盐和磷酸盐的测定　滴定中被高氯酸置换出的有机酸和磷酸在冰醋酸介质中均为弱酸，不影响滴定结果，直接滴定即可。马来酸麦角新碱的含量测定：取本品约 60mg，精密称定，加冰醋酸 20ml 溶解后，加结晶紫指示液 1 滴，用高氯酸滴定液（0.05mol/L）滴定，至溶液显蓝绿色，并将滴定的结果用空白试验校正。每 1ml 的高氯酸滴定液（0.05mol/L）相当于 22.07mg 的 $C_{19}H_{23}N_3O_2 \cdot C_4H_4O_4$。

（二）提取酸碱滴定法

1. 基本原理　利用生物碱及其盐类溶解性质上的差异（生物碱的盐类能溶于水，而游离生物碱不溶于水可溶于有机溶剂），经碱化、有机溶剂提取后，再用滴定法进行药物的含量测定，即为提取酸碱滴定法。

2. 操作方法

（1）碱化　将供试品溶于水或稀矿酸中，加入适当的碱性试剂使生物碱游离。

（2）提取分离　用合适的有机溶剂分次振摇提取，使游离的生物碱完全转溶于有机溶剂，合并提取液，用水洗涤以除去混存的碱性试剂和水溶性杂质，再用无水硫酸钠或西黄蓍胶脱水，滤过，即得游离生物碱的有机溶剂提取液。

（3）滴定　提取分离所得的有机溶剂提取液，根据生物碱的性质，选择合适的方法除去有机溶剂，然后采用适宜的方法测定含量。

直接滴定法：将有机溶剂蒸干，于残渣中加少量中性乙醇使溶解，然后用酸滴定液直接滴定。

剩余滴定法：将有机溶剂蒸干，于残渣中加入定量过量的酸滴定液使溶解，再用碱滴定液回滴剩余的酸。若生物碱有挥发性或遇热可分解，应在蒸至近干时加入酸滴定液，使生物碱成盐而被固定后，再继续加热除去残余的有机溶剂，放冷后，再依法滴定。

回提滴定法：在供试品溶液或生物碱的有机溶剂提取液中，加入过量、一定量的酸滴定液，振摇，将生物碱转提入酸液中，分出酸液，有机溶剂层再用水分次振摇提取，合并水提取液和酸液，最后用碱滴定液回滴。

注意：有些生物碱的盐酸盐可溶于三氯甲烷，因此，如用三氯甲烷为提取溶剂时，酸滴定液不宜用盐酸，而应选用硫酸。

3. 测定条件的选择

（1）碱化试剂　一般选用的碱化试剂的碱性应大于生物碱的碱性，最常用的碱化试剂是氨水，一般生物碱的 pK_b 值为 $6\sim9$，而氨水的 pK_b 值是 4.67，其碱性可使大部分生物碱游离，又不易使生物碱的酯键分解、酚羟基成盐及产生乳化现象，并且氨易挥发，蒸发溶剂时可挥散除去，消除了对测定的干扰，较为理想。

（2）提取溶剂　提取溶剂一般应具备下列条件：①与水不相混溶，沸点低，易挥去；②对生物碱的溶解度大，而对其他共存物质的溶解度应尽可能的小；③与生物碱及碱化试剂不起化学反应。最常用的提取溶剂是三氯甲烷，具备上述优点，但在蒸发三氯甲烷提取液时，不宜完全蒸干，一般是将提取液蒸发至少量或近干，即加入酸滴定液，然后再加热将三氯甲烷除尽。因为三氯甲烷遇碱性较强的生物碱或加热时，可分解生成 HCl 而与生物碱呈盐，影响提取效率，使测定结果偏低，故三氯甲烷不适合提取强碱性生物碱。当有脂肪性物质共存时，或在一些生药浸出制剂中用三氯甲烷振摇提取时，易引起乳化现象。

提取次数一般为 4 次，提取溶剂的用量，第一次应为水溶液体积的一半，以后各次均在第一次的一半左右。

（3）指示剂　滴定生成的产物为强酸弱碱盐，滴定反应的化学计量点和滴定突跃处于酸性区域，应选用变色范围在酸性区域的指示剂，且被滴定生物碱的 pT 值（即化学计量点时的 pH 值）应在选用的指示剂变色范围之内。甲基红、溴酚蓝等符合这一要求，它们的变色范围分别为 pH 4.2~6.3（由红变黄）和 pH3.0~4.6（由黄变蓝）。

（4）乳化的预防和消除　用有机溶剂提取生物碱时，需要长时间的剧烈振摇，为避免乳化现象的发生，常采用以下方法：①采用碱性弱的碱化试剂；②选用不易产生乳化的有机溶剂；③在提取完全的前提下，尽量避免剧烈的振摇。消除乳化层的方法：①旋转分液漏斗或将乳化层离心而加速分层；②加少量或数滴乙醇，并轻轻转动；③用热毛巾外敷分液漏斗；④用有机溶剂浸过的棉花过滤；⑤加少量酸液（碱性提取液）或碱液（酸性提取液）或加入无机盐，改变相体积比，破坏乳化层的稳定性。

（三）置换酸碱滴定法

1. 基本原理　是将不能直接用酸或碱滴定的药物，与某些试剂反应后，置换产生定量的酸或碱，然后用碱或酸滴定液滴定定量置换出的酸或碱，从而间接计算被测药物的含量。

茶碱是弱酸性化合物（$pK_a = 6.37$），直接用碱滴定终点突跃不明显，加入硝酸银后，与茶碱反应置换出定量的硝酸，用氢氧化钠滴定液（0.1mol/L）滴定，可间接计算出茶碱的含量，反应如下：

$$C_7H_8N_4O_2 + AgNO_3 \longrightarrow C_7H_7N_4O_2Ag \downarrow + HNO_3$$

$$HNO_3 + NaOH \longrightarrow NaNO_3 + H_2O$$

2. 测定方法　茶碱的含量测定：取本品约 0.3g，精密称定，加水 50ml，微温溶解后，放冷，加硝酸银滴定液（0.1mol/L）25ml，再加溴麝香草酚蓝指示液 1ml，摇匀，用氢氧化钠滴定液（0.1mol/L）滴定至溶液显蓝色。每 1ml 氢氧化钠滴定液（0.1mol/L）相当于 18.02mg 的 $C_7H_8N_4O_2$。

第六节　糖类药物的检验技术

一、基础知识

（一）性状描述

葡萄糖（glucose）、蔗糖（sucrose）、乳糖（lactose）的性状描述见表 5 - 38。

表 5 - 38　葡萄糖、蔗糖、乳糖的性状描述

药物名称	外观	溶解度	物理常数
葡萄糖	为无色结晶或白色结晶性或颗粒性粉末；无臭，味甜	在水中易溶，在乙醇中微溶	比旋度为 +52.5° 至 +53.2°（10% 水溶液）
蔗糖	为无色结晶或白色结晶性的松散粉末；无臭，味甜	在水中极易溶解，在乙醇中微溶，在三氯甲烷或乙醚中不溶	比旋度不得少于 +66°（10% 水溶液）
乳糖	为白色的结晶性颗粒或粉末；无臭，味微甜	在水中易溶，在乙醇、三氯甲烷或乙醚中不溶	比旋度为 +52.0° ~ +52.6°（10% 水溶液）

（二）结构特点与化学性质

葡萄糖、蔗糖、乳糖的结构和主要化学性质见表5－39。

表5－39　葡萄糖、蔗糖、乳糖的结构和主要化学性质

药物名称及化学结构	结构特点	化学性质
葡萄糖	（1）半缩醛 （2）手性碳原子	（1）还原性 （2）旋光性
蔗糖	（1）氧苷键 （2）手性碳原子	（1）易水解产生葡萄糖后具还原性 （2）旋光性
乳糖	（1）氧苷键 （2）手性碳原子	（1）易水解 （2）旋光性

二、鉴别

1. 与斐林试液反应

（1）葡萄糖的鉴别　取本品约0.2g，加水5ml溶解后，缓缓滴入微温的碱性酒石酸铜试液中，即生成氧化亚铜的红色沉淀。

葡萄糖是单糖，呈半缩醛的环状结构，具有醛基的还原性，加入弱的氧化剂如斐林试剂，在碱性条件下将铜离子还原，生成红色的 Cu_2O 沉淀。而醛基氧化为羧基。

（2）蔗糖的鉴别　取本品，加0.05mol/L硫酸溶液，煮沸后，用0.1mol/L氢氧化钠溶液中和，再加碱性酒石酸铜试液，加热即生成氧化亚铜的红色沉淀。

蔗糖属于双糖，由 D－（－）－果糖和 D－（＋）－葡萄糖，通过半缩醛和半缩酮的羟

基结合而成，加硫酸溶液煮沸溶解后，再加斐林试剂即可出现红色沉淀。

2. 红外分光光度法　红外吸收光谱具有特征性强、专属性好等特点，《中国药典》2010 年版规定葡萄糖、蔗糖、乳糖采用此法鉴别、供试品的红外吸收图谱分别与对应的对照图谱一致。

三、杂质检查

（一）葡萄糖的特殊杂质检查

1. 乙醇溶液的澄清度　检查方法：取本品 1.0g，加乙醇 20ml，置水浴上加热回流约 40 分钟，溶液应澄清。

葡萄糖的制备是由淀粉水解得来的，若淀粉水解不完全，可引入淀粉、糊精等杂质，该项检查主要是控制葡萄糖中的糊精，其原理是葡萄糖可溶于热乙醇，而糊精在热乙醇中溶解度小，使澄清度变差。

2. 亚硫酸盐与可溶性淀粉　检查方法：取本品 1.0g，加水 10ml 溶解后，加碘试液 1 滴，应即显黄色。

用硫酸水解淀粉制备葡萄糖的过程中，硫酸被还原可产生亚硫酸盐；可溶性淀粉为未反应完全的原料。其检查原理是若有亚硫酸盐存在，会还原碘使其褪色；如有可溶性淀粉存在，遇碘则显蓝色。

（二）蔗糖中还原糖的检查

蔗糖是由 D – (–) – 果糖和 D – (+) – 葡萄糖通过半缩醛和半缩酮的羟基结合而成的，本身无还原性，在生产和贮存过程中可水解产生还原糖。

原理：蔗糖中的还原糖被定量、过量的碱性枸橼酸铜试液氧化，剩余的碱性枸橼酸铜将碘化物（I^-）氧化成碘（I_2），从而消耗硫代硫酸钠，《中国药典》2010 年版以空白试验和供试品消耗硫代硫酸钠滴定液的毫升数控制其限量。

方法：取本品 5.0g，置 250ml 锥形瓶中，加水 25ml 溶解后，精密加碱性枸橼酸铜试液 25ml 与玻璃珠数粒，加热回流使在 3 分钟内沸腾，从全沸时起，连续沸腾 5 分钟，迅速冷却至室温（此时应注意勿使瓶中氧化亚铜与空气接触），立即加 25% 碘化钾溶液 15ml，摇匀，随振摇随缓缓加入硫酸溶液（1→5）25ml，俟二氧化碳停止放出后，立即用硫代硫酸钠滴定液（0.1mol/L）滴定，至近终点时，加淀粉指示液 2ml，继续滴定至蓝色消失，同时作一空白试验；二者消耗硫代硫酸钠滴定液（0.1mol/L）的差数不得过 2.0ml（0.10%）。

第七节　维生素类药物的检验技术

一、水溶性维生素类药物的检验技术

（一）基础知识

1. 性状描述　维生素 B_1（vitamin B_1）、维生素 C（vitamin C）的性状描述见表 5 – 40。

表 5 - 40   维生素 B₁、维生素 C 的性状描述

药物名称	外观	溶解度	物理常数
维生素 B₁	白色结晶或结晶性粉末;有微弱的特臭.味苦;干燥品在空气中迅即吸收约4%的水分	在水中易溶,在乙醇中微溶,在乙醚中不溶	吸收系数($E_{1cm}^{1\%}$)为406~436[每1ml约含12.5μg的盐酸溶液(9→1000)]
维生素 C	白色结晶或结晶性粉末;无臭,味酸,久置色渐变微黄;水溶液显酸性反应	在水中易溶,在乙醇中略溶,在三氯甲烷或乙醚中不溶	熔点为190℃~192℃。熔融时同时分解 比旋度为+20.5°~+21.5°(1ml中约含0.10g维生素C的水溶液)

2. 结构特点与化学性质   维生素 B₁、维生素 C 的结构和主要化学性质见表 5 - 41。

表 5 - 41   维生素 B₁、维生素 C 的结构和主要化学性质

药物名称及化学结构	结构特点	化学性质
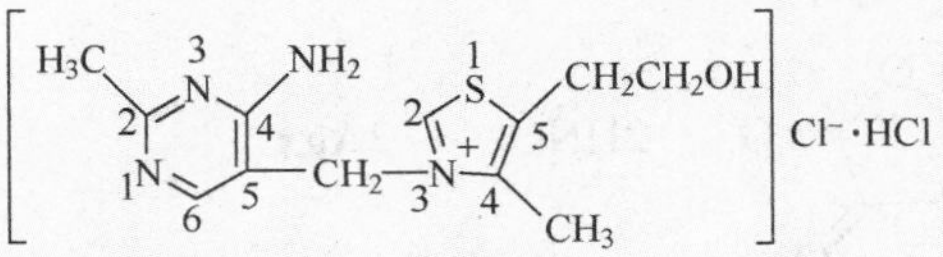 维生素 B₁	(1)氨基嘧啶环 (2)噻唑环 (3)季铵 (4)氯离子	(1)碱性;与生成碱沉淀试剂反应 (2)碱性介质中可开环、环合、氧化成硫色素 (3)紫外吸收 (4)氯化物的鉴别反应
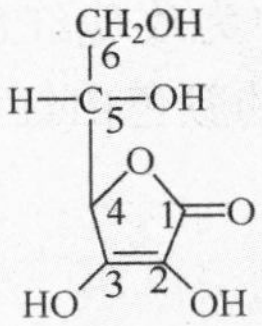 维生素 C	(1)手性碳原子 (2)连烯二醇 (3)内酯环 (4)类似糖的结构	(1)旋光性 (2)酸性;还原性;紫外吸收 (3)易水解 (4)具糖的性质

(二)鉴别

1. 化学鉴别法

(1)维生素 B₁ 的鉴别   硫色素反应是维生素 B₁ 的专属性反应。

原理:维生素 B₁ 在碱性溶液中,可被铁氰化钾氧化生成硫色素,硫色素溶于正丁醇(或异丁醇、异戊醇)中,显蓝色荧光。

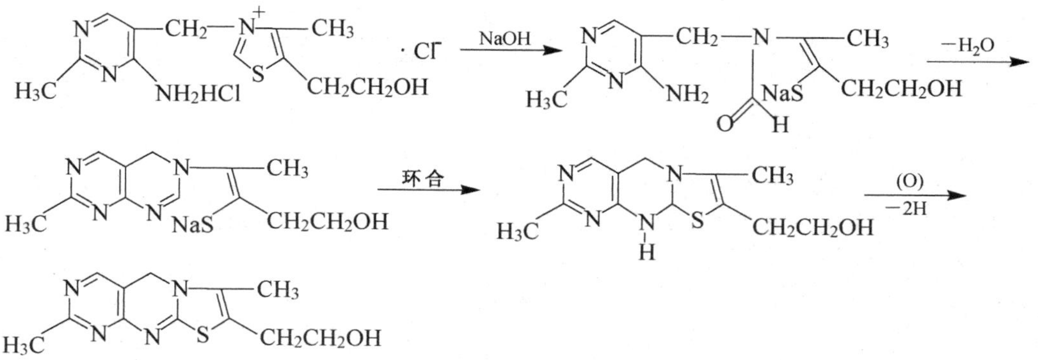

方法：取本品约 5mg，加氢氧化钠试液 2.5ml 溶解后，加铁氰化钾试液 0.5ml 与正丁醇 5ml 强力振摇 2 分钟，放置使分层，上面的醇层显强烈的蓝色荧光，加酸使成酸性，荧光即消失；再加碱使成碱性，荧光又复现。

（2）维生素 C 的鉴别

硝酸银反应：取本品 0.2g，加水 10ml 溶解，取 5ml 加硝酸银试液 0.5ml，即生成黑色沉淀。

维生素 C 分子中连烯二醇结构，具有强还原性，可被硝酸银氧化为去氢维生素 C，同时产生黑色银沉淀。

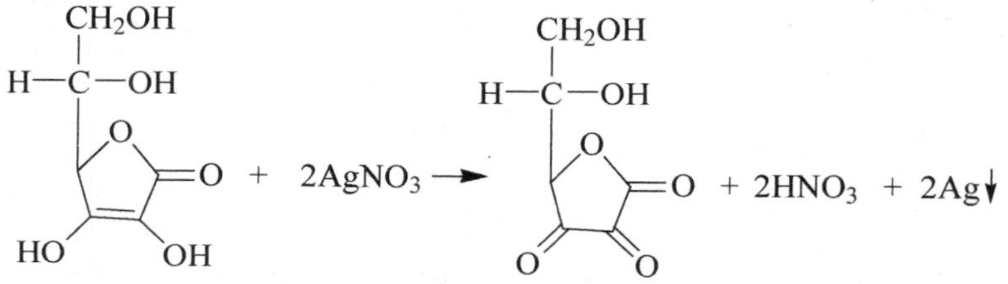

2,6 - 二氯靛酚反应　取本品 0.2g，加水 10ml 溶解，取 5ml，加二氯靛酚钠试液 1～2 滴，试液的颜色即消失。

2,6 - 二氯靛酚为一氧化性染料，其氧化型在酸性介质中为玫瑰红色，在碱性介质中为蓝色，与维生素 C 作用后转变成还原型的酚亚胺，溶液的颜色由红色变为无色。

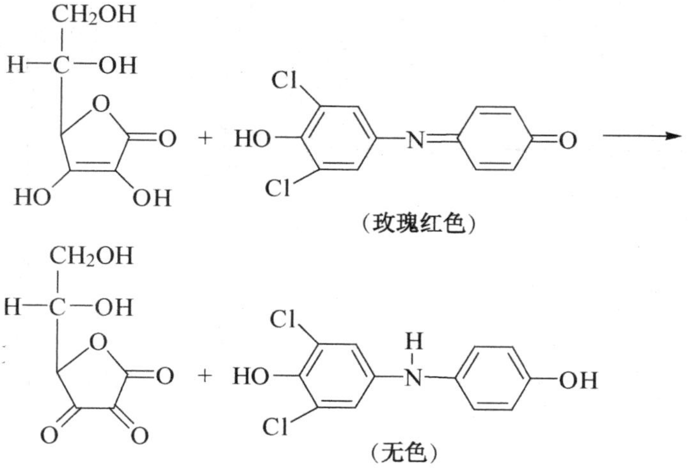

（玫瑰红色）

（无色）

与其他氧化剂反应　维生素 C 具有还原性，可被碱性酒石酸酮、氯化铁、高锰酸钾、亚甲蓝、磷钼酸、碘、碘酸盐等氧化剂氧化为去氢维生素 C，同时这些试剂颜色消失，或产生沉淀或呈现颜色。如维生素 C 与碱性酒石酸铜共热，可将 Cu^{2+} 还原生成红色氧化亚铜沉淀。方法：取维生素 C 钠水溶液($1\rightarrow50$)4ml，加 0.1mol/L 盐酸溶液 1ml，加碱性酒石酸铜试液数滴，加热，生成红色沉淀。

糖的反应　维生素 C 具有糖类的性质，可在三氯醋酸或盐酸的条件下水解、脱羧，生成戊糖，再失水等，转变为糠醛。再与吡咯 50℃下反应，产生蓝色，以此可进行鉴别。

课堂互动

维生素 C 有哪些性质可以供鉴别用？

2. 红外分光光度法　《中国药典》2010 年版采用红外分光光度法鉴别维生素 B_1 及维生素 C。

（三）杂质检查

1. 维生素 B_1 的杂质检查

（1）硝酸盐　取本品 1.0g，加水溶解使成 100ml，取 1.0ml，加水 4.0ml 与 10% 氯化钠溶液 0.5ml，摇匀，精密加稀靛胭脂试液(取靛胭脂试液，加等量的水稀释。临用前，量取本液 1.0ml，用水稀释至 50ml，照紫外 - 可见分光光度法，在 610nm 的波长处测定，吸光度应为 0.3 ~ 0.4)1ml，摇匀，沿管壁缓缓加硫酸 5.0ml，立即缓缓振摇 1 分钟，放置 10 分钟，与标准硝酸钾溶液(精密称取在 105℃ 干燥至恒重的硝酸钾 81.5 mg，置 50ml 量瓶中，加水溶解并稀释至刻度，摇匀，精密量取 5ml，置 100ml 量瓶中，加水稀释至刻度，摇匀，每 1ml 相当于 $50\mu g$ 的 NO_3）0.50ml 同一方法制成的对照液比较，不得更浅（0.25%）。

（2）有关物质 有关物质是指药物中除主成分以外的杂质，可能是药物合成过程中带入的原料、中间体、试剂、副产物、聚合体、异构体、不同晶体和对映异构体，也可能是制剂在生产、贮藏、运输过程中产生的降解产物、聚合物或晶型转变等特殊杂质。会降低疗效和影响稳定性，有的甚至对人体健康有害或产生其他副作用。维生素 B_1 合成过程复杂，中间产物、副产物种类多，且化学结构、理化性质均与主成分维生素 B_1 较为接近，必须选择专属性强，灵敏度高，重复性好的方法，《中国药典》2010 年版采用高效液相色谱法检查，要求供试品溶液色谱图中如有杂质峰，各杂质峰面积的和不得大于对照溶液主峰面积的 0.5 倍（0.5%）。

（3）总氯量 维生素 B_1 临床上常用其盐酸盐，加之结构中有氯离子，故《中国药典》2010 年版规定用银量法检查总氯量：取本品约 0.2g，精密称定，加水 20ml 溶解后，加稀醋酸 2ml 与溴酚蓝指示液 8～10 滴，用硝酸银滴定液（0.1mol/L）滴定至显蓝紫色。每 1ml 硝酸银滴定液（0.1mol/L）相当于 3.54mg 的氯（Cl）。按干燥品计算，含总氯量应为 20.6%～21.2%。

2. 维生素 C 的杂质检查

（1）溶液澄清度与颜色 取维生素 C 3.0g，加水 15ml，振摇使溶解，溶液应澄清无色；如显色，将溶液经 4 号垂熔玻璃漏斗滤过。取滤液照紫外－可见分光光度法，在 420nm 的波长处测定吸光度，不得过 0.03。

维生素 C 的水溶液在高于或低于 pH5～6 时，受外界因素如空气中的 O_2、紫外线和温度等影响，分子中的内酯环可发生水解，进一步发生脱羧，生成糠醛并发生聚合而显色，所生成的有色杂质在 420nm 处有吸收，而维生素 C 在此波长下无吸收，因此通过控制吸光度的方法可控制有色杂质的量。

（2）铁、铜离子的检查 铁、铜可催化维生素 C 的氧化。《中国药典》2010 年版采用原子吸收分光光度法检查维生素 C 中铁、铜离子。

（四）含量测定

1. 维生素 B_1 的含量测定 《中国药典》2010 年版用非水溶液滴定法测定维生素 B_1 的含量。方法：取本品约 0.12g，精密称定，加冰醋酸 20ml，微热溶解，放冷，加醋酐 30ml，照电位滴定法，用高氯酸滴定液（0.1mol/L）滴定，并将滴定的结果用空白实验校正。每 1ml 高氯酸滴定液（0.1mol/L）相当于 16.86mg 的 $C_{12}H_{17}ClN_4OS \cdot HCl$。

维生素 B_1 分子结构中嘧啶环上的氨基和噻唑环上的季铵基团为碱性基团，在非水溶液中可与高氯酸定量反应。根据消耗高氯酸的量可计算维生素 B_1 的含量。由于维生素 B_1 有两个碱性基团，高氯酸为一元酸，所以与高氯酸反应的摩尔比为 1:2。

2. 维生素 C 的含量测定 《中国药典》2010 年版采用碘量法测定维生素 C 的含量。方法：取本品约 0.2g，精密称定，加新沸过的冷水 100ml 与稀醋酸 10ml 使溶解，加淀粉指示液 1ml，立即用碘滴定液（0.05mol/L）滴定，至溶液显蓝色并在 30 秒内不褪。每

1ml 碘滴定液(0.05mol/L)相当于 8.806mg 的 $C_6H_8O_6$。

维生素 C 结构中的连二烯醇结构具有较强的还原性，在醋酸条件下可被碘定量氧化。以淀粉为指示剂，终点时溶液显蓝色。根据碘滴定液消耗的体积可计算出维生素 C 的含量。反应式为：

二、脂溶性维生素类药物的检验技术

（一）基础知识

1. 性状描述　维生素 A(Vitamin A)、维生素 D(Vitamin D)、维生素 E(Vitamin E)的性状描述见表 5-42。

表 5-42　维生素 A、维生素 D、维生素 E 的性状描述

药物名称	外观	溶解度	物理常数
维生素 A	为淡黄色油溶液，或结晶与油的混合物（加热至60℃应为澄清溶液）；无臭；在空气中易氧化，遇光易变质	与三氯甲烷、乙醚、环己烷或石油醚能任意混合，在乙醇中微溶，在水中不溶	-
维生素 D_2	为无色针状结晶或白色结晶性粉末；无臭，无味；遇光或空气均易变质	在三氯甲烷中极易溶解，在乙醇、丙酮或乙醚中易溶，在植物油中略溶，在水中不溶	比旋度为 +102.5° ~ +107.5°（每1ml 中约含 40mg 的无水乙醇溶液），吸收系数($E_{1cm}^{1\%}$)460 ~ 490（每1ml 约含 10μg 的无水乙醇溶液，λ = 265nm）
维生素 D_3	为无色针状结晶或白色结晶性粉末；无臭。无味；遇光或空气均易变质	在乙醇、丙酮、三氯甲烷或乙醚中极易溶解，在植物油中略溶，在水中不溶	比旋度为 +105° ~ +112°（每1ml 中约含 5mg 的无水乙醇溶液），吸收系数($E_{1cm}^{1\%}$)为 465 ~ 495（每1ml 约含 10μg 的无水乙醇溶液，λ = 265nm）
维生素 E	为微黄色至黄色或黄绿色澄清的黏稠液体；几乎无臭；遇光色渐变深。天然型放置会固化，25℃左右熔化	在无水乙醇、丙酮、乙醚或植物油中易溶，在水中不溶	比旋度 ≥ +24°（天然型），折光率为 1.494 ~ 1.499，吸收系数($E_{1cm}^{1\%}$)为 41.0 ~ 45.0（每1ml 约含 0.1mg 的无水乙醇溶液，λ = 284nm）

2. 结构特点与化学性质　维生素 A、维生素 D、维生素 E 的结构和主要化学性质见表 5-43。

表5-43　维生素 A、维生素 D、维生素 E 的结构和主要化学性质

药物名称及化学结构	结构特点	化学性质
当 R = -H 时，为维生素 A 醇；R = -COCH₃时，为维生素 A 醋酸酯	(1)共轭多烯醇侧链 (2)环己烯环	(1)易氧化变质 (2)脱水反应 (3)与三氯化锑呈色 (4)具紫外吸收 (5)立体异构
维生素 D₂（骨化醇）　维生素 D₃（胆骨化醇）	(1)手性碳原子 (2)类似甾类母核 (3)共轭体系	(1)旋光性 (2)可与醋酐-硫酸试液、三氯化锑、三氯化铁等显色 (3)紫外吸收 (4)易氧化变质
维生素 E	(1)潜在对苯二酚 (2)手性碳原子 (3)醋酸酯	(1)还原性 (2)旋光性（天然品为右旋体，合成品为消旋体） (3)水解

（二）鉴别

1. 化学鉴别法

（1）维生素 A 的鉴别　取维生素 A 1 滴，加三氯甲烷 10ml，振摇使其溶解；取出 2 滴，加三氯甲烷 2ml 与 25% 三氯化锑的三氯甲烷溶液 0.5ml，即显蓝色，渐变为紫红色。

维生素 A 在三氯甲烷溶液中，与饱和无水三氯化锑试剂中的氯化高锑（Ⅴ）作用形成正碳离子，而产生不稳定的蓝色，渐变成紫红色。

注意：由于水可使三氯化锑水解成氯化氧锑（SbOCl），乙醇可使碳正离子的正电荷

消失，所以该反应须在无水无醇条件下进行。

（2）维生素 D 的鉴别　分别取维生素 D$_2$ 或维生素 D$_3$ 约 0.5mg（若为制剂应相当于 0.5mg），加三氯甲烷 5ml 溶解后，加醋酐 0.3ml 与硫酸 0.1ml，振摇，维生素 D$_2$ 及制剂初显黄色，渐变红色，迅即变为紫色，最后成绿色。维生素 D$_3$ 及其制剂初显黄色，渐变红色，迅即变为紫色、蓝绿色，最后成绿色。

（3）维生素 E 的鉴别　取本品约 30mg，加无水乙醇 10ml 溶解后，加硝酸 2ml，摇匀，在 75℃加热约 15 分钟，溶液应显橙红色。

维生素 E 在酸性条件下，水解生成生育酚，生育酚同时被硝酸氧化生成具邻醌结构的生育红而显橙红色。

$$\text{维生素E} \xrightarrow[\text{[O]}]{\text{HNO}_3,\ 75℃} \text{生育红（橙红色）}$$

维生素E　　　　　　　　　　　　　　　生育红（橙红色）

课堂互动

根据维生素 E 的还原性，你认为还有那些方法可以供鉴别？

2. 红外分光光度法　《中国药典》2010 年版采用红外分光光度法鉴别维生素 A、维生素 D 及维生素 E。

3. 高效液相色谱法　《中国药典》2010 年版采用高效液相色谱法鉴别维生素 D（包括 D$_2$ 和 D$_3$）、维生素 E，要求在含量测定项下记录的色谱图中，供试品溶液主峰的保留时间应与对照品溶液主峰的保留时间一致。

（三）杂质检查

1. 维生素 A 的杂质检查

（1）酸值　维生素 A 在制备过程中酯化不完全或贮存过程中水解，均可生成醋酸。酸度大，不利于维生素 A 的稳定，因此应控制酸度。

方法：取乙醇与乙醚各 15ml，置锥形瓶中，加酚酞指示液 5 滴，滴加氢氧化钠滴定液（0.1mol/L）至微显粉红色，再加维生素 A 2.0g，振摇使溶解，用氢氧化钠滴定液（0.1mol/L）滴定至粉红色 30 秒不褪，酸值不得过 2.0。

以消耗氢氧化钠滴定液（0.1mol/L）的容积（ml）为 A，供试品的重量（g）为 W，照下式计算酸值

$$供试品的酸值 = \frac{A \times 5.61}{W}$$

注意：酸值在 10 以下时，用 10ml 的半微量的滴定管。

（2）过氧化值 维生素 A 结构中的共轭双键，易被氧化成过氧化物，因此应控制此类杂质。

方法：取本品 1.0g，加冰醋酸 – 三氯甲烷(6:4)30ml，振摇使溶解，加碘化钾的饱和溶液 1lml，振摇 1 分钟，加水 100ml 与淀粉指示液 1ml，用硫代硫酸钠滴定液 (0.01m0l/L)滴定至紫蓝色消失，并将滴定的结果用空白试验校正。消耗硫代硫酸钠滴定液(0.0lmol/L)不得过 1.5ml。

2. 维生素 E 的杂质检查

（1）酸度 《中国药典》2010 年版采用酸碱滴定法进行检查。

原理：本法检查的是维生素 E 醋酸酯合成时未能完全酯化的酸，在酚酞指示液的条件下，用规定浓度的氢氧化钠滴定供试品中的酸性杂质，以消耗碱的毫升数作为限度指标，以控制本品中含酸性物质的量。第一次用氢氧化钠滴定是为了消除乙醇和乙醚中酸性杂质的干扰。

方法：取乙醇或乙醚各 15ml，置锥形瓶中，加酚酞指示液 0.5ml，滴加氢氧化钠滴定液(0.1mol/L)至微显粉红色。加本品 1.0g 溶解后，用氢氧化钠滴定液(0.1mol/L)滴定，消耗氢氧化钠滴定液(0.1mol/L)不得超过 0.5ml。

（2）生育酚 《中国药典》2010 年版用铈量法检查天然型维生素 E 中未酯化的生育酚。

原理：生育酚具有还原性，可被硫酸铈定量氧化，通过在规定条件下，限制硫酸铈滴定液(0.01mol/L)的消耗量来控制生育酚的限量。反应式为：

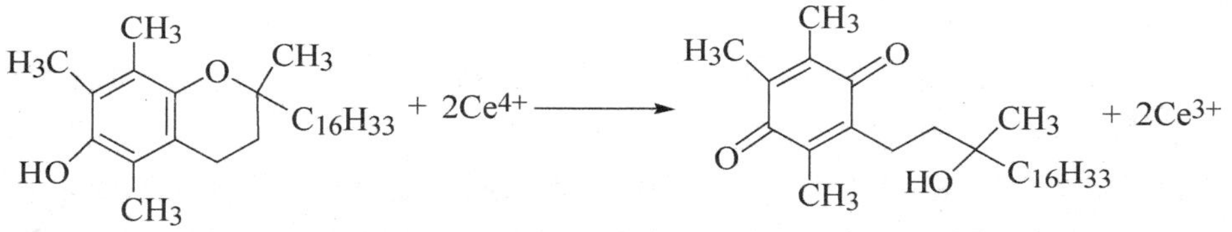

方法：取本品 0.10g，加无水乙醇 5ml，溶解后，加二苯胺试液 1 滴，用硫酸铈滴定液(0.01mol/L)滴定，消耗的硫酸铈滴定液(0.01mol/L)不得超过 1.0ml。

（3）有关物质 合成型维生素 E 过程复杂，中间产物、副产物等种类多，《中国药典》2010 年版采用气相色谱法检查，应符合规定。

（4）残留溶剂 药物的残留溶剂系指在原料药或辅料的生产中，以及在制剂制备过程中使用的，但在工艺过程中未能完全去除的有机溶剂。《中国药典》2010 年版采用气相色谱法测定残留在药物中的对人体有害的有机溶剂。规定用毛细管柱顶空进样等温法检查天然型维生素 E 中的有机溶剂正己烷。

方法：取对照品溶液和供试品溶液，分别连续进样不少于 2 次，测定待测峰的峰面积，正丁烷的量不得过 0.029%。

（四）含量测定

1. 维生素 A 的含量测定 《中国药典》2010 年版对维生素 A、维生素 A 软胶囊的含量测定采用"维生素 A 测定法"中的紫外 – 可见分光光度法；维生素 AD 软胶囊、维生素 AD 滴剂的含量测定采用"维生素 A 测定法"中的高效液相色谱法。

2. 维生素 E 的含量测定　《中国药典》2010 年版对维生素 E 的含量测定采用气相色谱法。

（1）色谱条件　以硅酮（OV-17）为固定液，涂布浓度为 2% 的填充柱，或用 100% 二甲基聚硅氧烷为固定液的毛细管柱；柱温 265℃；氢火焰离子化检测器（FID）。

（2）系统试用性试验　理论塔板数按维生素 E 计算不低于 500（填充柱）或 5000（毛细管柱），维生素 E 峰与内标物质峰的分离度应大于 1.5。

（3）校正因子的测定　取正三十二烷适量，加正己烷溶解并稀释成每 1ml 中含 1.0mg 的溶液，摇匀，作为内标溶液。另取维生素 E 对照品约 20mg，精密称定，置棕色具塞锥形瓶中，精密加入内标溶液 10ml，密塞，振摇使溶解，取 1～3μl 进样，计算校正因子。

（4）供试品的含量测定　取本品约 20mg，精密称定，置棕色具塞锥形瓶中，精密加入内标溶液 10ml，密塞，振摇使溶解；取 1～3μl 进样，测定，按内标法计算，即得。

实训与操作 1　阿司匹林的检验技术

一、工作任务

1. 阿司匹林的鉴别。
2. 阿司匹林的杂质检查。
3. 阿司匹林的含量测定。

二、质量标准

《中国药典》2010 年版二部。

三、试药及仪器

1. 试药　阿司匹林，稀硫酸，稀盐酸，0.4% 氢氧化钠溶液，三氯化铁试液，碳酸钠试液，中性乙醇，氢氧化钠滴定液（0.1mol/L），酚酞指示液。

2. 仪器　量筒（10ml、100ml），烧杯（50ml、250ml），锥形瓶（250ml），滴定管（50ml），恒温水浴锅，托盘天平，分析天平。

四、操作规范

（一）鉴别

1. 三氯化铁反应　取本品约 0.1g，加水 10ml，煮沸，放冷，加三氯化铁试液 1 滴，即显紫堇色。

2. 水解反应　取本品约 0.5g，加碳酸试钠液 10ml，煮沸 2 分钟后，放冷，加过量的稀硫酸，即析出白色沉淀，并发生醋酸的臭气。

（二）检查

1. **溶液的澄清度** 取本品 0.50g，加温热至约 45℃ 的碳酸钠试液 10ml 溶液后，溶液应澄清。

2. **游离水杨酸** 高效液相色谱法（略）。

3. **有关物质** 高效液相色谱法（略）。

（三）含量测定

取本品约 0.4g，精密称定，置于锥形瓶中，加中性乙醇（对酚酞指示液显中性）20ml 溶解后，加酚酞指示液 3 滴，用氢氧化钠滴定液（0.1mol/L）滴定至溶液显粉红色。每 1ml 氢氧化钠滴定液（0.1mol/L）相当于 18.02mg 的 $C_9H_8O_4$。

（四）计算

$$阿司匹林\% = \frac{V \times T \times F}{S} \times 100\%$$

五、注意事项

1. 加中性乙醇 20ml 振摇使阿司匹林溶解。
2. 滴定应在不断振摇下稍快地进行，以防止局部碱度过大而促使阿司匹林水解。
3. 滴定时，溶液显粉红色后，振摇 1 分钟后溶液颜色不褪为终点。

六、结果与讨论

（一）结果

药品检验记录

检品名称	阿司匹林	规 格	
批 号		数 量	
请验单位		请验人	
检验日期		报告日期	
检验依据		检验目的	

【鉴别】

1. 三氯化铁反应

标准规定：

现象： 结论：

2. 水解反应

标准规定：

现象： 结论：

续表

【检查】

溶液的澄清度

标准规定：

现象：　　　　　　　　　　　　　　　　结论：

【含量测定】

滴定液 F 值：　　　滴定度(T)：　　　滴定管：　　　ml

数据记录：

	样品1	样品2	样品3
称量(g)：			
供试品消耗滴定液体积(ml)：			
含量(%)计算：			

含量(%)平均值：

标准规定	本品含 $C_9H_8O_4$ 不得少于99.5%		
结论			
检验人		复核人	

（二）讨论

1. 含量测定中为何要加入中性乙醇？中性乙醇是否真正中性？为什么要用这种中性乙醇？

2. 含量测定过程中，取用20ml中性乙醇选用什么量器？

3. 含量测定过程中为什么选用酚酞指示液指示滴定终点？

实训与操作2　盐酸普鲁卡因的检验技术

一、工作任务

1. 盐酸普鲁卡因的鉴别。

2. 盐酸普鲁卡因的杂质检查。

3. 盐酸普鲁卡因的含量测定。

二、质量标准

《中国药典》2010 年版二部。

三、试药及仪器

1. 试药　盐酸普鲁卡因，稀盐酸，0.1mol/L 亚硝酸钠溶液，碱性 β－萘酚试液，稀硝酸，硝酸银试液，氨试液，盐酸溶液（1→2），溴化钾，红色石蕊试纸，甲基红指示液，氢氧化钠滴定液（0.02mol/L），亚硝酸钠滴定液（0.1mol/L），10% 氢氧化钠液。

2. 仪器　量筒（5ml、25ml、50ml），烧杯（50ml、250ml），刻度吸管（5ml、10ml），托盘天平、分析天平，永停滴定仪。

四、操作规范

（一）鉴别

1. 芳香第一胺反应　取供试品约 50mg，加稀盐酸 1ml，必要时缓缓煮沸使溶解，放冷，加 0.1mol/L 亚硝酸钠溶液数滴，滴加碱性 β－萘酚试液数滴，生成猩红色沉淀。

2. 水解反应　取供试品约 0.1g，加水 2ml 溶解后，加 10% 氢氧化钠试液 1ml，即生成白色沉淀，加热变为油状物；继续加热，发生的蒸气能使湿润的红色石蕊试纸变为蓝色；加热至油状物消失后，放冷，加盐酸酸化，即析出白色沉淀。

3. 氯化物的鉴别反应　取供试品约 0.1g，加水 2ml 溶解后，加稀硝酸使成酸性后，滴加硝酸银试液，即生成白色凝乳状沉淀；分离，沉淀加氨试液即溶解，再加稀硝酸，沉淀复生成。

（二）检查

1. 酸度　取供试品 0.40g，加水 10ml 溶解后，加甲基红指示液 1 滴，如显红色，加氢氧化钠滴定液（0.02mol/L）0.2ml，应变为橙色。

2. 溶液的澄清度　取供试品 2.0g，加水 10ml 溶解后，溶液应澄清。

3. 对氨基苯甲酸　高效液相色谱法（略）。

（三）含量测定

取本品约 0.6g，精密称定，加水 40ml 与盐酸液（1→2）15ml，置电磁搅拌器上，搅拌使溶解，再加入溴化钾 2g，采用永停滴定法滴定。滴定时，将滴定管尖端插入液面下约 2/3 处，用亚硝酸钠滴定液（0.1mol/L）迅速滴定，随滴随搅拌，至近终点时将滴定管尖端提出液面，用少量水淋洗，继续缓缓滴定，至电流计指针突然偏转不再回复，即为滴定终点。每 1ml 亚硝酸钠滴定液（0.1mol/L）相当于 27.28mg 的 $C_{13}H_{20}N_2O_2 \cdot HCl$。

（四）计算

$$盐酸普鲁卡因\% = \frac{V \times T \times F}{S} \times 100\%$$

五、注意事项

1. 重氮化反应为分子反应，反应速度较慢，滴定过程中应充分搅拌。近滴定终点时，盐酸普鲁卡因的浓度极小，反应速度减慢，应缓缓滴定，并不断搅拌。

2. 滴定前应根据盐酸普鲁卡因取样量与亚硝酸钠滴定液的浓度，大致计算出应消耗亚硝酸钠滴定液的量（ml），以便在滴定操作中掌握何时为近终点，以便及时提出滴定管尖端，经淋洗后，再缓慢滴定至准确的终点。

3. 铂电极易钝化，每次用前应用新鲜配制的含少量三氯化铁的硝酸（加有 1～2 滴三氯化铁试液）或重铬酸钾－硫酸清洁液浸洗活化。

4. 滴定时电磁搅拌的速度不宜过快，以不产生空气旋涡为宜。

六、结果与讨论

（一）结果

药品检验记录

检品名称	盐酸普鲁卡因	规　格	
批　号		数　量	
请验单位		请验人	
检验日期		报告日期	
检验依据		检验目的	

【鉴别】
1. 芳香第一胺反应
标准规定：
现象：　　　　　　　　　　　　结论：
2. 水解反应
标准规定：
现象：　　　　　　　　　　　　结论：
3. 氯化物的鉴别反应
标准规定：
现象：　　　　　　　　　　　　结论：

【检查】
1. 酸度
标准规定：
现象：　　　　　　　　　　　　结论：
2. 溶液的澄清度
标准规定：
现象：　　　　　　　　　　　　结论：

续表

【含量测定】

滴定液 F 值：　　　　滴定度(T)：　　　　滴定管：　　　ml

数据记录：

	样品 1	样品 2	样品 3
称量(g)：			
供试品消耗滴定液体积(ml)：			
含量(%)计算：			

含量(%)平均值：

标准规定	本品含 $C_{13}H_{20}N_2O_2 \cdot HCl$ 不得少于 99.0%

检验人		复核人	

（二）讨论

1. 亚硝酸钠滴定法测定盐酸普鲁卡因注射液含量时，加入溴化钾的目的是什么？

2. 亚硝酸钠滴定法测定含量，滴定管的尖端为何要插入液面下 2/3 处？

3. 未到终点前加入亚硝酸钠滴定液，电流计指针也会偏转但随即恢复，其原因是什么？如何根据电流计指针的偏转程度预估滴定终点的临近？

实训与操作 3　异烟肼的检验技术

一、工作任务

1. 异烟肼的鉴别。

2. 异烟肼的杂质检查。

3. 异烟肼的含量测定。

二、质量标准

《中国药典》2010 年版二部。

三、试药及仪器

1. 试药　异烟肼(供试品、对照品)、氨制硝酸银、10% 香草醛的乙醇溶液、1 号浊度标准液、丙酮、异丙醇、硫酸肼对照品、乙醇制对二甲氨基苯甲醛试液。

2. 仪器　高效液相色谱仪、pH 计、层析缸、纳氏比色管（10ml）、硅胶 G 薄层板、微量注射器（5μl）、容量瓶（250ml）、量筒（10ml、100ml）、烧杯（50ml、250ml）、锥形瓶（250ml）、托盘天平、分析天平。

四、操作规范

（一）鉴别

银镜反应　取本品约 10mg，置试管中，加水 2ml 溶解后，加氨制硝酸银试液 1ml，即发生气泡与黑色浑浊，并在试管壁上生成银镜。

（二）检查

1. 酸度　取本品 0.50g，加水 10ml 溶解后，依法测定 pH 值应为 6.0～8.0。

2. 溶液的澄清度与颜色　取本品 1.0g，加水 10ml 溶解后，溶液应澄清无色；如显浑浊，与 1 号浊度标准液比较，不得更浓；如显色，与同体积的对照液（取比色用重铬酸钾液 3.0ml 与比色用硫酸铜液 0.10ml，加水稀释至 250ml）比较，不得更深。

3. 游离肼

① 溶液的配制：取本品，加丙酮 - 水（1:1）溶解并稀释制成每 1ml 中含 100mg 异烟肼的溶液，作为供试品溶液；另精密称取硫酸肼对照品，加丙酮 - 水（1:1）溶解并稀释成每 1ml 中含 0.08mg 硫酸肼（相当于游离肼 20μg）的溶液，作为对照品溶液。取异烟肼与硫酸肼各适量，加丙酮 - 水（1:1）溶解并稀释成每 1ml 中含异烟肼 100mg 及硫酸肼 0.08mg 的混合溶液，作为系统适用性试验溶液。

② 点样、展开、显色：照薄层色谱法试验，吸取上述三种溶液各 5μl，分别点于同一硅胶板上，以异丙醇 - 丙酮（3:2）为展开剂，展开，晾干，喷以乙醇制对二甲氨基苯甲醛试液，15 分钟后检视。

③ 结果判断：系统适用性试验溶液所显游离肼与异烟肼的斑点应完全分离，游离肼的 R_f 值约为 0.75，异烟肼的 R_f 值约为 0.56，在供试品主斑点前方与硫酸肼斑点相应的位置上，不得显黄色斑点。

4. 有关物质　高效液相色谱法（略）。

（三）含量测定

色谱条件与系统适用性试验：用十八烷基硅烷键合硅胶为填充剂；以 0.02 mol/L 磷酸氢二钠溶液（用磷酸调 pH 值至 6.0）- 甲醇（85:15）为流动相；检测波长为 262nm。理论板数按异烟肼峰计算应不低于 4000。

测定法：取本品，精密称定，适量加水溶解并定量稀释成每 1ml 中约含 0.1mg 的溶液，精密量取 10μl 注入液相色谱仪，记录色谱图；另取异烟肼对照品，同法测定。按外标法以峰面积计算，即得。

（四）计算

$$含量(C_X) = C_R \times \frac{A_X}{A_R}$$

式中　　C_X　供试品浓度　　　　　　　C_R　对照品浓度

　　　　A_X供试品溶液峰面积　　　　　A_R　对照品溶液峰面积

五、注意事项

1. 银镜反应所用试管应洁净，内壁不挂水珠，最好用新试管。

2. 薄层板可购买，也可自制。薄层板的制备：称取色谱用硅胶 G 2～3g，加羧甲基纤维素钠水溶液(0.5%～0.7%)6～8ml，在研钵中向同一方向研磨混合成糊状，去除表面气泡后，均匀涂布于洁净玻璃板上，置水平台上于室温下晾干，在110℃烘30分钟，取出放入干燥器内备用。

3. 点样可在距薄层板底边 2.0cm 处用铅笔作基线，用微量注射器 3 支分别吸取三种溶液各 5μl 分别点在基线上，样点直径为 2～4mm，两点间距离约为 1.5～2.0cm。点样量应准确，分次点入，注意勿损伤薄层表面。

4. 薄层板浸入展开剂的深度距薄层板底边 0.5～1.0cm（切勿将样品浸入展开剂中），密封缸盖，待展开剂前沿距基线约近 15cm 时，取出薄层板，在前沿处做好标记，晾干。展开剂或展开缸中应无水。

5. 待展开剂挥发后再进行喷雾显色，为使斑点颜色易于观察，显色 15 分钟后检视。

6. 喷雾时，喷雾器的喷嘴要与薄层板保持一定距离，太近时，易有大滴显色剂喷在薄层板上而影响显色效果。

7. 异烟肼经显色后呈棕橙色的清晰斑点，游离肼呈鲜黄色。

六、结果与讨论

（一）结果

药品检验记录

检品名称	异烟肼		规　　格	
批　　号			数　　量	
请验单位		请验人		
检验日期		报告日期		
检验依据		检验目的		
【鉴别】 银镜反应 标准规定： 现象：　　　　　　　　　　　　　　结论：				

续表

【检查】

pH 值

标准规定：

测定数据：　　　　　　　　　　　　结论：

溶液的澄清度与颜色

标准规定：

现象：　　　　　　　　　　　　　　结论：

游离肼

标准规定：

测定数据：

现象：　　　　　　　　　　　　　　结论：

【含量测定】

色谱条件：　　　色谱柱　　　　　　　　流动相

流速：ml/分　　检测波长　　nm

理论板数：　　　标准规定：　　　　测定数据：

取样量：　　　　供试品质量　　定容体积　　　对照品质量　　　定容体积

峰面积：$A_{供1}=$　　　$A_{供2}=$　　　$A_{供3}=$　　　$A_{供平均}=$

$A_{标1}=$　　　$A_{标2}=$　　　$A_{标3}=$　　　$A_{标平均}=$

含量（%）计算：

含量（%）平均值：

标准规定	按干燥品计算含 $C_6H_7N_3O$ 应为 98.0% ~ 102.0%。	
结论		
检验人		复核人

（二）讨论

1. 高效液相色谱法有几种定量方法？

2. 简述高效液相色谱法的操作注意事项是什么？

3. 简述高效液相色谱仪一般操作步骤。

4. 异烟肼中的游离肼是如何引入的？为何要严格限量？实验中为什么可用对二甲氨基苯甲醛作显色剂？

5. 试计算本实验杂质游离肼的限量。

实训与操作 4　茶碱的检验技术

一、工作任务

1. 茶碱的鉴别。

2. 茶碱的杂质检查。

3. 茶碱的含量测定。

二、质量标准

《中国药典》2010 年版二部。

三、试药及仪器

1. **试药**　盐酸、氯酸钾、氨气、氢氧化钠试液、重氮苯磺酸试液、氨－氯化铵缓冲液(pH8.0)、铜吡啶试液、三氯甲烷、甲基红指示液、溴麝香草酚蓝指示液、氢氧化钠滴定液(0.02mol/L)、氢氧化钠滴定液(0.1mol/L)、硝酸银滴定液(0.1mol/L)。

2. **仪器**　量筒(10ml、50ml、100ml)、烧杯(50ml)、锥形瓶(250ml)、滴定管(50ml)、恒温水浴锅、托盘天平、分析天平。

四、操作规范

(一)鉴别

1. **紫脲酸铵反应**　取本品约 10mg,加盐酸 1ml 与氯酸钾 0.1g,置水浴上蒸干,遗留浅红色的残渣,通氨气即变为紫色;再加氢氧化钠试液数滴,紫色即消失。

2. **与重氮苯磺酸的反应**　取本品约 50mg,加氢氧化钠试液 1ml 溶解后,加重氮苯磺酸试液 3ml,应显红色。

3. **与铜吡啶试液的反应**　取本品约 10mg,溶于 5ml 水中,加氨－氯化铵缓冲液(pH 8.0)3ml,再加铜吡啶试液 1ml,摇匀后,加三氯甲烷 5ml,振摇,三氯甲烷层显绿色。

(二)检查

1. **酸度**　取本品 0.10g,加热水 25ml 溶解后,加甲基红指示液 1 滴与氢氧化钠滴定液(0.02mol/L)0.20ml,应显黄色。

2. **有关物质**　高效液相色谱法(略)。

3. **干燥失重**　重量法(略)。

4. **炽灼残渣**　重量法(略)

（三）含量测定

取本品约 0.3g，精密称定，加水 50ml，微温溶解后，放冷，加硝酸银滴定液（0.1mol/L）25ml，再加溴麝香草酚蓝指示液 1ml，摇匀，用氢氧化钠滴定液（0.1mol/L）滴定至溶液显蓝色。每 1ml 氢氧化钠滴定液（0.1mol/L）相当于 18.02mg 的 $C_7H_8N_4O_2$。

（四）计算

$$茶碱\% = \frac{V \times T \times F}{S} \times 100\%$$

五、注意事项

1. 硝酸银见光易分解氧化，应新鲜配制。
2. 氢氧化钠滴定液应尽量减少与空气的接触，因氢氧化钠与空气中的二氧化碳反应，造成浓度不准。

六、结果与讨论

（一）结果

药品检验记录

检品名称	茶碱		规　格	
批　号			数　量	
请验单位			请验人	
检验日期			报告日期	
检验依据			检验目的	

【鉴别】
1. 紫脲酸铵反应
标准规定：
现象：　　　　　　　　　　　　结论：
2. 与重氮苯磺酸的反应
标准规定：
现象：　　　　　　　　　　　　结论：
3. 与铜吡啶试液的反应
标准规定：
现象：　　　　　　　　　　　　结论：

【检查】
酸度
标准规定：
现象：　　　　　　　　　　　　结论：

续表

【含量测定】

滴定液 F 值：　　　　　　滴定度(T)：　　　　滴定管：　　色　　ml

数据记录：

| | 样品1 | 样品2 | 样品3 |

称量(g)：

供试品消耗滴定液体积(ml)：

含量(%)计算：

含量(%)平均值：

标准规定	本品含 $C_7H_8N_4O_2$ 不得少于99.0%		
结论			
检验人		复核人	

（二）讨论

1. 含量测定中为什么要加入硝酸银滴定液？

2. 硝酸银滴定液需准确标定、精密量取吗？用什么量器量取？

3. 检查酸度时氢氧化钠滴定液(0.02mol/L)0.20ml 用什么量器加入？

实训与操作5　维生素 C 的检验技术

一、工作任务

1. 维生素 C 的鉴别。

2. 维生素 C 的杂质检查。

3. 维生素 C 的含量测定。

二、质量标准

《中国药典》2010 年版二部。

三、试药及仪器

1. 试药　维生素 C，稀醋酸，硝酸银试液，二氯靛酚钠，氢氧化钠试液，氯化钙试液，草酸，淀粉指示液，碘滴定液(0.05mol/L)。

2. 仪器　紫外－可见分光光度计，垂熔玻璃漏斗，纳氏比色管(10ml)，移液管(1ml)，量筒(10ml、50ml、100ml)，碘量瓶，锥形瓶(250ml)，滴定管(25ml)，托盘天平，分析天平。

四、操作规范

（一）鉴别

1. 硝酸银反应　取本品 0.2g，加水 10ml 溶解，取 5ml 加硝酸银试液 0.5ml，即生成黑色沉淀。

2. 2,6 – 二氯靛酚反应　取本品 0.2g，加水 10ml 溶解，取 5ml，加二氯靛酚钠试液 1~2 滴，试液的颜色即消失。

（二）检查

1. 溶液的澄清度与颜色　取维生素 C 3.0g，加水 15ml，振摇使溶解，溶液应澄清无色；如显色，将溶液经 4 号垂熔玻璃漏斗滤过。取滤液照紫外 – 可见分光光度法，在 420nm 的波长处测定吸光度，不得过 0.03。

2. 草酸　取本品 0.25g，加水 4.5ml，振摇使维生素 C 溶解，加氢氧化钠试液 0.5ml、稀醋酸 1ml 与氯化钙试液 0.5ml，摇匀，放置 1 小时，作为供试品溶液；另精密称取草酸 75mg，置 500ml 量瓶中，加水溶解并稀释至刻度，摇匀。精密量取 5ml，加稀醋酸 1ml 与氯化钙试液 0.5ml，摇匀，放置 1 小时，作为对照品溶液。供试品溶液产生的浑浊不得浓于对照溶液(0.3%)。

3. 铁、铜离子的检查　原子吸收分光光度法(略)。

（三）含量测定

取维生素 C 约 0.2g，精密称定，加新沸过的冷水 100ml 与稀醋酸 10ml 使溶解，加淀粉指示液 1ml，立即用碘滴定液(0.05mol/L)滴定，至溶液显蓝色并在 30 秒内不褪。每 1ml 碘滴定液(0.05mol/L)相当于 8.806mg 的 $C_6H_8O_6$。

（四）计算

$$维生素 C\% = \frac{V \times T \times F}{S} \times 100\%$$

五、注意事项

1. 含量测定需加稀醋酸后立即滴定，以减少空气中氧的干扰。

2. 新沸过的冷水应自己制备，所用容器应洁净。

3. 草酸检查比色时应在黑色背景下，因生成的草酸钙为白色沉淀。

4. 溶液的澄清度与颜色的检查，用 4 号垂熔玻璃漏斗滤过的原因是本品 20% 溶液不完全澄清，影响吸光度测定结果。

六、结果与讨论

（一）结果

药品检验记录

检品名称	维生素 C	规　格	
批　号		数　量	
请验单位		请验人	
检验日期		报告日期	
检验依据		检验目的	

【鉴别】

1. 硝酸银反应

标准规定：

现象：　　　　　　　　　　　　　结论：

2. 2，6 - 二氯靛酚反应

标准规定：

现象：　　　　　　　　　　　　　结论：

【检查】

溶液的澄清度与颜色

标准规定：

现象：　　　　　　　　　　　　　结论：

草酸

标准规定：

现象：　　　　　　　　　　　　　结论：

【含量测定】

滴定液 F 值：　　　滴定度（T）：　　　滴定管：　色　ml

数据记录：

　　　　　　　　　　样品 1　　　样品 2　　　样品 3

称量（g）：

供试品消耗滴定液体积（ml）：

含量（%）计算：

含量（%）平均值：

标准规定	本品含 $C_6H_8O_6$ 不得少于 99.0%
结论	
检验人	复核人

（二）讨论

1. 含量测定中为何要加入稀醋酸？用新沸过的冷水溶解供试品有何意义？

2. 草酸检查的原理是什么？限量怎样计算？

3. 简述鉴别试验的原理。

同 步 训 练

【A 型题】

1. 下列药物中，可发生重氮化-偶合反应的是（　　）

    A. 阿司匹林　　　　　　　　B. 水杨酸　　　　　　　C. 对氨基水杨酸钠

    D. 乙酰水杨酸　　　　　　　E. 水杨酸镁

2. 对氨基水杨酸钠与三氯化铁试液反应，所显颜色是（　　）

    A. 紫红色　　　　　　　　　B. 粉红色　　　　　　　C. 蓝紫色

    D. 蓝绿色　　　　　　　　　E. 蓝色

3. 阿司匹林与碳酸钠试液共热，放冷后用稀硫酸酸化，析出的白色沉淀是（　　）

    A. 乙酰水杨酸　　　　　　　B. 醋酸　　　　　　　　C. 水杨酸钠

    D. 水杨酸　　　　　　　　　E. 苯甲酸

4. 阿司匹林与碳酸钠试液共热，放冷后用稀硫酸酸化，产生的臭气为（　　）

    A. 硫酸　　　　　　　　　　B. 醋酸　　　　　　　　C. 水杨酸钠

    D. 苯甲酸　　　　　　　　　E. 水杨酸

5. 检查阿司匹林中游离水杨酸，《中国药典》2010 年版采用的方法是（　　）

    A. 薄层色谱法　　　　　　　B. 气相色谱法　　　　　C. 高效液相色谱法

    D. 紫外-可见分光光度法　　　E. 旋光法

6. 测定对氨基水杨酸钠的含量，《中国药典》2010 年版采用的方法是（　　）

    A. 亚硝酸钠滴定法　　　　　B. 碘量法　　　　　　　C. 高效液相色谱法

    D. 紫外-可见分光光度法　　　E. 旋光法

7. 用酸碱滴定法测定阿司匹林含量时，使用酚酞指示液，用氢氧化钠滴定液（0.1mol/L）进行滴定，滴定终点时溶液的颜色是（　　）

    A. 紫红色　　　　　　　　　B. 粉红色　　　　　　　C. 粉红色褪去

    D. 蓝绿色　　　　　　　　　E. 蓝色

8. 用酸碱滴定法测定阿司匹林含量时，需加中性乙醇 20ml，应当选用的量器是（　　）

    A. 25ml 量筒　　　　　　　B. 100ml 量杯　　　　　C. 20ml 移液管

    D. 20ml 刻度吸管　　　　　　E. 25ml 酸式滴定管

9. 对氨基水杨酸钠与亚硝酸钠及盐酸作用，生成重氮盐，再加碱性 β-萘酚，生成物的颜色是（　　）

    A. 紫红色　　　　　　　　　B. 粉红色　　　　　　　C. 猩红色

    D. 蓝绿色　　　　　　　　　E. 蓝色

10. 盐酸普鲁卡因常用的鉴别反应是（　　）

    A. 重氮化-偶合反应　　　　　B. 氧化反应　　　　　　C. 磺化反应

D. 碘化反应   E. 三氯化铁反应

11. 亚硝酸钠滴定法中，常加入溴化钾的作用是（   ）

     A. 防止亚硝酸逸失   B. 增加亚硝酸钠的稳定性

     C. 抑制生成的重氮盐分解   D. 避免温度的影响

     E. 加快重氮化反应的速度

12. 不可采用亚硝酸钠滴定法测定含量的有机化合物是（   ）

     A. $Ar-NH_2$ B. $Ar-NO_2$ C. $Ar-NHCOR$

     D. $Ar-NHR$ E. $Ar-NHCH_3$

13. 《中国药典》2010 年版规定亚硝酸钠滴定法指示终点的方法是（   ）

     A. 电位法   B. 外指示剂法   C. 内指示剂法

     D. 永停滴定法   E. 碱量法

14. 下列药物中，经水解后可以发生重氮化－偶合反应的是（   ）

     A. 对乙酰氨基酚   B. 苯佐卡因   C. 肾上腺素

     D. 盐酸普鲁卡因   E. 盐酸丁卡因

15. 《中国药典》2010 年版规定，对乙酰氨基酚应检查的特殊杂质是（   ）

     A. 对氯其酚   B. 对氨基苯甲酸   C. 对氨基苯乙酸

     D. 水杨酸   E. 硝基苯

16. 《中国药典》2010 年版规定，盐酸普鲁卡因应检查的特殊杂质是（   ）

     A. 对氨基酚   B. 对氨基苯甲酸   C. 对氨基苯乙酸

     D. 水杨酸   E. 硝基苯

17. 《中国药典》2010 年版规定，肾上腺素应检查酮体，其检查的方法是（   ）

     A. 比色法   B. 旋光法   C. 薄层色谱法

     D. 紫外－可见分光光度法   E. 折光法

18. 《中国药典》2010 年版规定，盐酸普鲁卡因中特殊杂质对氨基苯甲酸检查的方法是（   ）

     A. 比色法   B. 旋光法   C. 薄层色谱法

     D. 紫外－可见分光光度法   E. 高效液相色谱法

19. 下列药物中，加入甲醛－硫酸试液，即显红色，该药物是（   ）

     A. 肾上腺素   B. 硫酸沙丁胺醇   C. 盐酸异丙肾上腺素

     D. 盐酸多巴胺   E. 盐酸去氧肾上腺素

20. 下列药物易氧化为棕色多聚体的是（   ）

     A. 盐酸普鲁卡因   B. 盐酸利多卡因   C. 对乙酰氨基酚

     D. 醋氨苯砜   E. 肾上腺素

21. 用非水溶液滴定法测定硫酸沙丁胺醇含量时，加入醋酐的目的是（   ）

     A. 指示剂   B. 催化剂   C. 稳定剂

     D. 消除硫酸的干扰   E. 提高其碱性，可使终点颜色变化明显

22. 鉴别马来酸氯苯那敏时，选用的鉴别试剂是（   ）

　　A. 三氯化铁　　　　　　　B. 枸橼酸－醋酐　　　C. 亚硝酸钠

　　D. 甲醛－硫酸　　　　　　E. 碱性 β－萘酚

23. 苯乙胺类药物易发生氧化反应是因为分子结构中具有（　　　）

　　A. 仲氨氮　　　　　　　　B. 酚羟基　　　　　　C. 手性碳原子

　　D. 苯环　　　　　　　　　E. 芳香第一胺

24. 利用磺胺类药物结构中磺酰胺基进行鉴别的反应是（　　　）

　　A. 重氮化－偶合反应　　　B. 氧化还原反应　　　C. 与硫酸铜试液反应

　　D. 与芳醛缩合反应　　　　E. 水解反应

25. 利用磺胺类药物结构中芳香第一胺进行鉴别的反应是（　　　）

　　A. 重氮化－偶合反应　　　B. 氧化还原反应　　　C. 与硫酸铜试液反应

　　D. 三氯化铁反应　　　　　E. 水解反应

26. 利用磺胺类药物结构中的芳香第一胺进行含量测定的方法是（　　　）

　　A. 溴量法　　　　　　　　B. 非水滴定法　　　　C. 酸碱滴定法

　　D. 沉淀滴定法　　　　　　E. 亚硝酸钠滴定法

27.《中国药典》2010 年版规定，磺胺类药物应检查的特殊杂质是（　　　）

　　A. 对氨基酚　　　　　　　B. 对氨基苯甲酸　　　C. 对氨基苯乙酸

　　D. 溶液的澄清度与颜色　　E. 硝基苯

28. 判断磺胺类药物具有酸碱两性的方法是（　　　）

　　A. pH 计　　　　　　　　　B. 酚酞指示液和甲基橙指示液

　　C. 广泛用 pH 试纸　　　　　D. 稀酸溶液和稀碱溶液 E. 石蕊试纸

29. 鉴别尼可刹米常采用的反应是（　　　）

　　A. 戊烯二醛反应　　　　　B. 硫色素反应　　　　C. 硫酸－荧光反应

　　D. 重氮化－偶合反应　　　E. 缩合反应

30. 下列药物中，可利用其还原性进行鉴别和含量测定的是（　　　）

　　A. 异烟肼　　　　　　　　B. 苯巴比妥　　　　　C. 阿司匹林

　　D. 普鲁卡因　　　　　　　E. 尼可刹米

31. 异烟肼中游离肼的检查是利用药物与杂质的（　　　）

　　A. 紫外吸收性质的差异　　B. 溶解性质的差异　　C. 色谱行为差异

　　D. 酸碱性质差异　　　　　D. 氧化还原性的差异

32.《中国药典》2010 年版对盐酸氯丙嗪注射液的含量测定，选用 306nm 波长处测定，其原因是（　　　）

　　A. 306nm 波长处是其最大吸收波长　　B. 为了排除其氧化产物的干扰

　　C. 在 306nm 处，其吸收系数最大　　　D. 为了排除维生素 C（抗氧剂）的干扰

　　E. 在其他波长处，因其无明显的吸收

33. 能与氨制硝酸银试液反应发生气泡和黑色浑浊，并在管壁上生成银镜的药物是（　　　）

　　A. 甲硝唑　　　　　　　　B. 阿苯达唑　　　　　C. 诺氟沙星

D. 异烟肼   E. 氯氮䓬

34. 用非水溶液滴定法测定盐酸氯丙嗪的含量时，为消除盐酸的干扰，常加入的试剂是( )

   A. 冰醋酸   B. 醋酐   C. 高氯酸

   D. 氢氧化钠   E. 醋酸汞

35. 下列基团中，专属鉴别反应为丙二酸反应的是( )

   A. 酰肼基   B. 叔胺基团   C. 吡啶环

   D. 仲胺基团   E. 甾体母核

36. 喹诺酮类药物中有关物质检查，《中国药典》2010 年版大多采用的方法是( )

   A. 紫外 – 可见分光光度法   B. 红外分光光度法   C. 高效液相色谱法

   D. 薄层色谱法   E. 荧光法

37. 用非水溶液滴定法测定吡哌酸含量时，使用结晶紫指示液，用高氯酸滴定液(0.1mol/L)滴定，终点时溶液的颜色是( )

   A. 紫红色   B. 粉红色   C. 粉红色褪去

   D. 蓝绿色   E. 纯蓝色

38. 用非水溶液滴定法测定吡哌酸含量时，需加冰醋酸 20ml 溶解，应当选用的量器是( )

   A. 50ml 量筒   B. 100ml 量杯   C. 20ml 移液管

   D. 20ml 刻度吸管   E. 25ml 酸式滴定管

39. 结构中含有莨菪酸的药物是( )

   A. 利血平   B. 奎尼丁   C. 吗啡

   D. 可待因   E. 山莨菪碱

40. 属于喹啉类生物碱的药物是( )

   A. 阿托品   B. 奎尼丁   C. 吗啡

   D. 可待因   E. 山莨菪碱

41. 属于异喹啉类生物碱的药物是( )

   A. 利血平   B. 奎尼丁   C. 吗啡

   D. 硝酸士的宁   E. 山莨菪碱

42. 能用维他立反应鉴别的药物是( )

   A. 麻黄碱   B. 奎尼丁   C. 奎宁

   D. 可待因   E. 阿托品

43. 在弱酸性溶液中，加过量溴水，再加过量氨水，呈翠绿色的反应是( )

   A. 紫脲酸铵反应   B. 绿奎宁反应   C. 双缩脲反应

   D. 维他立反应   E. 吲哚生物碱的特征反应

44. 加盐酸和氯酸钾在水浴上共热蒸干，残渣加氨水呈紫色，再加氢氧化钠试液，紫色即消失的药物是( )

   A. 伪麻黄碱   B. 利血平   C. 咖啡因

　　D. 山莨菪碱　　　　　　　　　　E. 奎尼丁

45. 在提取酸碱滴定法中，最常用的碱化试液是（　　　）

　　A. 氢氧化钠　　　　　　　　B. 氨水　　　　　　　　C. 乙二胺

　　D. 碳酸钠　　　　　　　　　E. 碳酸氢钠

46. 检查硫酸阿托品中的莨菪碱采用的方法是（　　　）

　　A. 薄层色谱法　　　　　　　B. 高效液相色谱法　　　C. 比色法

　　D. 旋光法　　　　　　　　　E. 紫外 – 可见分光光度法

47. 置换酸碱滴定法测定茶碱含量时，加入硝酸银后，置换出来的酸是（　　　）

　　A. 硝酸　　　　　　　　　　B. 盐酸　　　　　　　　C. 磷酸

　　D. 醋酸　　　　　　　　　　E. 高氯酸

48. 旋光度测定法测定某药物的旋光度时，供试品溶液的浓度为 100mg/ml，样品管长度为 2dm，测得的旋光度为 +3.25°，其比旋度为（　　　）

　　A. +32.5°　　　　　　　　　B +16.25°　　　　　　　C. +65.0°

　　D. +8.12°　　　　　　　　　E +3.25°

49. 葡萄糖具有强还原性，是由于结构中含有（　　　）

　　A. 羟基　　　　　　　　　　B. 不饱和双键　　　　　C. 醛基

　　D. 烯醇型羟基　　　　　　　E. 羰基

50. 化学方法鉴别葡萄糖药物时，《中国药典》2010 年版规定加入的试液是（　　　）

　　A. 碱性酒石酸铜试液　　　　B. 碳酸钠试液　　　　　C. 氢氧化钠试液

　　D. 氯化铁试液　　　　　　　E. 碘试液

51. 加入碱性酒石酸铜试液后，出现红色氧化亚铜沉淀的药物是（　　　）

　　A. 蔗糖　　　　　　　　　　B. 葡萄糖　　　　　　　C. 洋地黄毒糖

　　D. 地高辛　　　　　　　　　E. 去乙酰毛花苷

52. 鉴别维生素 B₁ 的硫色素反应是与（　　　）

　　A. 氢氧化钾、铁氰化钠、正丁醇试液的反应

　　B. 氢氧化钠、铁氰化钾、正己醇试液的反应

　　C. 氢氧化钠、铁氰化钾、正丁醇试液的反应

　　D. 氢氧化钾、铁氰化钾、正丁醇试液的反应

　　E. 氢氧化钠、铁氰化钠、正己醇试液的反应

53. 维生素 B₁ 用硫色素反应鉴别时，加入铁氰化钾，其作用是（　　　）

　　A. 抗氧剂　　　　　　　　　B. 还原剂　　　　　　　C. 氧化剂

　　D. 催化剂　　　　　　　　　E. 配合剂

54. 维生素 C 显酸性，是因为分子结构中具有（　　　）

　　A. 羰基　　　　　　　　　　B. 双键　　　　　　　　C. 氢键

　　D. 连二烯醇　　　　　　　　E. 内酯环

55. 维生素 E 含量测定，《中国药典》2010 年版采用的方法是（　　　）

　　A. 酸碱滴定法　　　　　　　B. 氧化还原法

C. 紫外 – 可见分光光度法　　　D. 气相色谱法

E. 非水滴定法

56. 测定维生素 C 的含量，《中国药典》2010 年版采用碘量法，是利用维生素 C 的（　　）

A. 氧化性　　　　　　　　　B. 还原性　　　　　　　　C. 酸性

D. 碱性　　　　　　　　　　E. 溶解性

57.《中国药典》2010 年版采用碘量法测定维生素 C 含量时，加稀醋酸的目的是使维生素 C 在酸性介质中受空气中氧的氧化作用（　　）

A. 减慢　　　　　　　　　　B. 加快　　　　　　　　　C. 完全

D. 消失　　　　　　　　　　E. 不发生

58.《中国药典》2010 年版采用碘量法测定维生素 C 含量时，用新煮沸过的冷水目的是为了减少水中溶解的（　　）

A. 一氧化碳对测定分析的影响　　B. 二氧化碳对测定分析的影响

C. 氨气对测定分析的影响　　　　D. 氮气对测定分析的影响

E. 氧对测定分析的影响

59. 在下列药物的碱性溶液中，加入铁氰化钾后，再加正丁醇，显蓝色荧光的是（　　）

A. 维生素 A　　　　　　　　B. 维生素 B_1　　　　　　C. 维生素 C

D. 维生素 E　　　　　　　　E. 维生素 D

【B 型题】

A. 直接酸碱滴定法　　　　　　B. 亚硝酸钠法

C. 紫外 – 可见分光光度法　　　D. 红外分光光度法

E. 高效液相色谱法

60. 贝诺酯的鉴别，可采用的方法是

61. 对氨基水杨酸钠的鉴别，《中国药典》2010 年版采用的方法有

62. 阿司匹林的含量测定，《中国药典》2010 年版采用的方法是

63. 对氨基水杨酸钠的含量测定，《中国药典》2005 年版采用的方法是

64. 检查阿司匹林中游离水杨酸，《中国药典》2010 年版采用的方法是

A. 对氨基水杨酸钠　　　　　　B. 阿司匹林　　　　　　　C. 贝诺酯

D. 游离水杨酸　　　　　　　　E. 酸碱度

65. 可采用水解反应进行鉴别的药物是

66. 可采用重氮化 – 偶合反应进行鉴别的药物是

67. 对氨基水杨酸钠中需检查的特殊杂质是

68. 阿司匹林中需检查的特殊杂质是

69.《中国药典》2010 年版既用紫外 – 可见分光光度法鉴别，又用红外分光光度法鉴

别的药物是

    A. 亚硝酸钠滴定法　　　　　　B. 紫外 – 可见分光光度法

    C. 溴量法　　　　　　　　　　D. 非水溶液滴定法

    E. 酸碱滴定法

70. 盐酸去氧肾上腺素的含量测定方法是

71. 盐酸普鲁卡因的含量测定方法是

72. 盐酸利多卡因的含量测定方法是

73. 盐酸布比卡因的含量测定除采用非水溶液滴定法外，也可采用的方法是

74. 对乙酰氨基酚的含量测定方法是

    A. 水解后重氮化 – 偶合反应　　B. 水解反应　　　　　C. 甲醛 – 硫酸反应

    D. 重金属离子反应　　　　　　E. 顺丁烯二酸的还原反应

75. 盐酸普鲁卡因的鉴别可采用

76. 马来酸氯苯那敏的鉴别可采用

77. 盐酸利多卡因的鉴别可采用

78. 对乙酰氨基酚的鉴别可采用

79. 肾上腺素的鉴别可采用

    A. 游离肼

    B. 游离碘

    C. 吸光度

    D. 硝苯吡啶衍生物及亚硝苯吡啶衍生物

    E. 乙基烟酰胺及硝基化合物

80. 碘解磷定应检查的杂质是

81. 尼可刹米应检查的杂质是

82. 硝苯地平应检查的杂质是

83. 异烟肼应检查的杂质是

84. 氧氟沙星应检查的杂质是

    A. 维他立反应　　　　　　　　B. 双缩脲反应　　　　C. 紫脲酸铵反应

    D. 甲醛 – 硫酸反应　　　　　　E. 绿奎宁反应

85. 鉴别吗啡可采用

86. 鉴别咖啡因可采用

87. 鉴别麻黄碱可采用

88. 鉴别奎尼丁可采用

89. 鉴别阿托品可采用

A. 硝酸银反应　　　　　　B. 三氯化锑反应　　　　C. 硫色素反应

D. 硝酸反应　　　　　　　E. 醋酐－硫酸反应

90. 维生素 A 的鉴别采用

91. 维生素 B_1 的鉴别采用

92. 维生素 C 的鉴别采用

93. 维生素 D_2 的鉴别采用

94. 维生素 E 的鉴别采用

【X 型题】

95. 阿司匹林需要检查的特殊杂质有(　　　)

　　A. 氯化物　　　　　　　　B. 重金属　　　　　　　C. 溶液的澄清度

　　D. 游离水杨酸　　　　　　E. 有关物质

96. 下列药物中，水解后可与三氯化铁试液反应，产生颜色反应的有(　　　)

　　A. 水杨酸　　　　　　　　B. 贝诺酯　　　　　　　C. 苯甲酸

　　D. 阿司匹林　　　　　　　E. 对氨基水杨酸钠

97. 可采用重氮化－偶合反应进行鉴别的药物有(　　　)

　　A. 对氨基水杨酸钠　　　　B. 水杨酸　　　　　　　C. 阿司匹林

　　D. 贝诺酯　　　　　　　　E. 苯甲酸

98. 对乙酰氨基酚的鉴别反应有(　　　)

　　A. 水解后重氮化－偶合反应　　B. 三氯化铁反应

　　C. 重金属离子反应　　　　D. 氧化反应

　　E. 氯化物反应

99. 采用亚硝酸钠滴定法测定盐酸普鲁卡因含量时，测定的基本要求有(　　　)

　　A. 盐酸酸性

　　B. 加入适量溴化钾

　　C. 室温下滴定

　　D. 滴定管尖端插入液面下约 2/3 处

　　E. 永停滴定法确定终点

100.《中国药典》2010 年版规定盐酸普鲁卡因应检查的特殊杂质有(　　　)

　　A. 溶液的澄清度　　　　　B. 对氨基苯甲酸

　　C. 乙醇溶液的澄清度与颜色　　D. 酸度

　　E. 氯化物

101. 下列药物中，可采用非水溶液滴定法测定含量的有(　　　)

　　A. 盐酸丁卡因　　　　　　B. 盐酸布比卡因　　　　C. 盐酸利多卡因

　　D. 硫酸沙丁胺醇　　　　　E. 对乙酰氨基酚

102. 苯乙胺类药物的鉴别反应有( )
    A. 三氯化铁反应　　　　　　B. 重金属离子反应　　　　C. 甲醛 – 硫酸反应
    D. 氧化反应　　　　　　　　E. 紫外 – 可见分光光度法

103. 利用磺胺类药物结构中芳香第一胺进行鉴别的反应有( )
    A. 重氮化 – 偶合反应　　　　B. 芳醛缩合反应
    C. 与硫酸铜试液反应　　　　D. 三氯化铁反应
    E. 水解反应

104. 磺胺类药物的鉴别方法有( )
    A. 重氮化 – 偶合反应　　　　B. 三氯化铁反应
    C. 与硫酸铜试液反应　　　　D. 红外分光光度法
    E. 薄层色谱法

105. 测定磺胺类药物及其制剂含量常用的方法有( )
    A. 亚硝酸钠滴定法　　　　　B. 酸碱滴定法　　　　　　C. 高效液相色谱法
    D. 碘量法　　　　　　　　　E. 紫外 – 可见分光光度法

106. 磺胺类药物的化学结构特点有( )
    A. 酯键　　　　　　　　　　B. 磺酰胺基　　　　　　　C. 叔胺氮原子
    D. 酚羟基　　　　　　　　　E. 芳香第一胺

107. 可用于鉴别异烟肼的反应有( )
    A. 戊烯二醛反应　　　　　　B. 硫色素反应　　　　　　C. 坂口反应
    D. 与氨制硝酸银反应　　　　E. 与香草醛反应

108. 尼可刹米的鉴别反应有( )
    A. 戊烯二醛反应　　　　　　B. 氧化反应　　　　　　　C. 还原反应
    D. 水解反应　　　　　　　　E. 沉淀反应

109. 吩噻嗪类药物的鉴别方法有( )
    A. 重氮化 – 偶合反应　　　　B. 氧化反应
    C. 紫外 – 可见分光光度法　　D. 红外分光光度法
    E. 氯化物的反应

110. 吩噻嗪类药物用非水滴定法测定含量时，下列说法中正确的有( )
    A. 常用非水酸量法进行测定　　B. 以冰醋酸、醋酸酐为溶剂
    C. 用甲醇钠 – 甲醇为溶剂　　　D. 常用电位法指示终点
    E. 用偶氮紫为溶剂

111. 下列关于异烟肼中游离肼检查的叙述，正确的有( )
    A. 以游离肼为对照　　　　　B. 采用 TLC 法检查　　　　C. 以硫酸肼为对照
    D. 对二甲氨基苯甲醛显色　　E. 原料和制剂均要检查

112. 非水溶液滴定法测定硫酸奎宁含量的反应条件为( )
    A. 冰醋酸 – 醋酐为溶剂
    B. 高氯酸滴定液(0.1mol/L)滴定

C. 1mol 的高氯酸与 1/3mol 的硫酸奎宁反应

D. 仅用电位法指示终点

E. 溴酚蓝为指示剂

113. 盐酸吗啡中应检查的特殊杂质为(　　　)

    A. 吗啡　　　　　　　　　B. 阿朴吗啡　　　　　　　C. 罂粟碱

    D. 莨菪碱　　　　　　　　E. 有关物质

114. 下列各类生物碱药物中，可用非水溶液滴定法测定含量的是(　　　)

    A. 盐酸麻黄碱　　　　　　B. 硫酸阿托品　　　　　　C. 盐酸吗啡

    D. 磷酸可待因　　　　　　E. 氢溴酸山莨菪碱

115. 葡萄糖应检查的特殊杂质有(　　　)

    A. 糊精　　　　　　　　　B. 5 - 羟甲基糠醛　　　　　C. 亚硫酸盐

    D. 可溶性淀粉　　　　　　E. 重金属

116. 《中国药典》2010 年版规定，维生素 A 应检查的内容有(　　　)

    A. 装量　　　　　　　　　B. 酸值　　　　　　　　　C. 过氧化值

    D. 维 A 酸　　　　　　　　E. 装量差异

117. 《中国药典》2010 年版规定，维生素 C 鉴别试验的方法有(　　　)

    A. 红外吸收光谱法　　　　B. 硫色素反应　　　　　　C. 三氯化锑反应

    D. 2,6 - 二氯靛酚钠反应　　E. 银镜反应

118. 《中国药典》2010 年版规定，维生素 E 的鉴别试验有(　　　)

    A. 被硝酸氧化呈色反应　　B. 还原硝酸银的反应

    C. 硫色素的反应　　　　　D. 红外分光光度法

    E. 高效液相色谱法

119. 《中国药典》2010 年版规定，维生素 E 的检查项目有(　　　)

    A. 酸度　　　　　　　　　B. 生育酚　　　　　　　　C. 有关物质

    D. 残留溶剂　　　　　　　E. 溶液澄清度与颜色

第六章 药品制剂的检验技术

 知识要点

　　制药用水根据使用范围的不同，可分为饮用水、纯化水、注射用水及灭菌注射用水。《中国药典》2010 年版注射用水在酸碱度、氨和微生物限度检查方面较纯化水要求严格，而且增加了细菌内毒素检查，注射用水的其他检查项目和方法与纯化水相同。灭菌注射用水较注射用水增加了氯化物、硫酸盐与钙盐的检查，以及符合注射剂项下有关的各项规定等内容。

　　片剂、胶囊剂等固体制剂常规检查项目主要有重量差异、装量差异、崩解时限等检查。重量（装量）差异是通过称重法得到每片（粒）重量，与平均片（粒）重相比较计算每片（粒）的重量差异。崩解时限系指固体制剂在规定的液体介质中，用规定的方法检查，全部崩解溶散或成碎粒并通过筛网所需的时间限度。《中国药典》2010 年版采用升降式崩解仪检查崩解时限。某些剂型需进行含量均匀度、溶出度或释放度检查。凡检查含量均匀度的制剂，一般不再检查重量（装量）差异；凡检查溶出度或释放度的制剂，不再进行崩解时限的检查。片剂、胶囊剂的含量测定方法根据附加剂干扰情况的不同一般分为直接测定法和消除干扰后测定法两大类。常见附加剂对含量测定的干扰及排除方法包括糖类、硬脂酸镁、滑石粉等的干扰及排除等。

　　液体制剂是指药品分散在液体媒介中而制成的供内服、注射和外用的制剂。注射剂项下的常规检查项目有装量、装量差异、可见异物、不溶性微粒、无菌、细菌内毒素或热原等。常见附加剂对含量测定的干扰及排除包括抗氧剂、等渗溶液、溶剂水、溶剂油的干扰及排除等。滴眼剂、滴鼻剂、滴耳剂项下规定有可见异物、装量、粒度、沉降体积比、渗透压摩尔浓度、无菌或微生物限度等常规检查项目。

　　软膏剂、乳膏剂、凝胶剂项下规定有粒度、装量、无菌、微生物限度等常规检查，栓剂项下规定有重量差异、融变时限和微生物限度等常规检查项目。常见附加剂对含量测定的干扰及排除包括加热液化基质后测定、滤除基质后测定、溶解基质后测定、有机溶剂提取分离后测定、灼烧法等。

第一节　制药用水的检验技术

水是药物生产中用量最大、使用最广的一种辅料，用于生产过程及药物制剂的制备。由于使用的范围不同，《中国药典》2010 年版将制药用水分为饮用水、纯化水、注射用水及灭菌注射用水。

表 6 - 1　制药用水的分类及用途

类别	来源	用途
饮用水	天然水净化处理所得	制药用具(瓶子、容器、设备等)的粗洗用水。药材净制时的漂洗用水，也可作为饮片的提取溶剂
纯化水	饮用水经蒸馏法、离子交换法、反渗透法或其他适宜的方法制备的水	配制普通药物制剂(如口服、外用制剂)用的溶剂或试验用水；非灭菌制剂用器具的精洗用水；非灭菌制剂、灭菌制剂(中药注射剂、滴眼剂等)所用饮片的提取溶剂。不得用于注射剂的配制与稀释
注射用水	为纯化水经蒸馏所得的水	配制注射剂、滴眼剂等灭菌制剂的溶剂或稀释剂，以及注射用容器的精洗
灭菌注射用水	为注射用水按照注射剂生产工艺制备所得	注射用灭菌粉末的溶剂或注射剂的稀释剂

一、纯化水的检验技术

1. **酸碱度**　系检查在制备和贮存过程中引入的酸碱性杂质，如二氧化碳、氨、盐酸等。《中国药典》2010 年版采用指示剂法，以甲基红指示液(pH 值 4.2 ~ 6.3)和溴麝香草酚蓝指示液(pH 值 6.0 ~ 7.6)的变色来控制酸碱度限量。取本品 10ml，加甲基红指示液 2 滴，不得显红色；另取 10ml，加溴麝香草酚蓝指示液 5 滴，不得显蓝色。因此可知，纯化水的 pH 值应在 4.2 ~ 7.6 之间。

2. **硝酸盐**　主要由原料引入。检查原理是利用硝酸盐在硫酸存在下，将二苯胺氧化成蓝色化合物，与一定量标准硝酸盐溶液同法处理后进行比色，以判断硝酸盐是否超过限量。

3. **亚硝酸盐**　主要由原料引入。亚硝酸盐可与具有芳香第一胺结构的对氨基苯磺酰胺反应生成重氮盐，再与盐酸萘乙二胺偶合而显色，与一定量的标准亚硝酸盐溶液用同一方法处理后产生的颜色比较，不得更深。

4. **氨**　由原料、制备及贮存时引入。该项检查是利用氨(包括铵盐)可与碱性碘化汞钾试液反应生成黄到棕色化合物或沉淀，采用比色法检查(0.00003%)。

5. **电导率**　水的电导率与水的纯度密切相关，纯度越高，电导率越小，反之纯度越低，电导率越大。本法是通过检查制药用水的电导率，进而控制水中电解质总量。照《中国药典》2010 年版附录"制药用水电导率测定法"纯化水项的方法检查，如果测定的电导率值不大于限度值，则判定为符合规定。

6. 总有机碳　本法通过检查制药用水中有机碳总量，进而间接控制水中有机物含量。所用仪器为总有机碳测定仪。制药用水中有机物质一般来自于水源和供水系统(包括净化、储存和输送系统)等水系统污染和菌膜的生长。总有机碳测定的基本原理是将水中的有机物质完全氧化为二氧化碳，检测所产生的二氧化碳的量，然后计算出水中有机碳的浓度。按照《中国药典》2010 年版附录"制药用水中总有机碳测定法"测定，总有机碳不得过 0.5mg/L。

7. 易氧化物　指易氧化的微量有机杂质。易氧化物在酸性条件下被高锰酸钾氧化，高锰酸钾则还原而褪色，《中国药典》2010 年版采用灵敏度法检查，规定高锰酸钾的粉红色不得完全消失。

总有机碳和易氧化物两项可以选做一项。

8. 不挥发物　该项检查是控制纯化水中的无机盐类杂质，如碱金属、碱土金属的氯化物和硫酸盐等。采用重量法检查。取本品 100ml，置 105℃ 恒重的蒸发皿中，在水浴上蒸干，并在 105℃ 干燥至恒重，遗留残渣不得过 1mg。

9. 重金属　取本品 100ml，加水 19ml，蒸发至 20ml，放冷，加醋酸盐缓冲液(pH3.5)2ml 与水适量使成 25ml，加硫代乙酰胺试液 2ml，摇匀，放置 2 分钟，与标准铅溶液 1.0ml 加水 19ml 用同一方法处理后的颜色比较，不得更深(0.00001%)。

10. 微生物限度　取本品，采用薄膜过滤法处理后，照《中国药典》2010 年版"微生物限度检查法"检查，细菌、霉菌和酵母菌总数每 1ml 不得超过 100 个。

二、注射用水的检验技术

注射用水在酸碱度、氨和微生物限度检查方面比纯化水要求严格，《中国药典》2010 年版规定 pH 值应为 5.0 ~ 7.0(用酸度计测定)，氨的限量是 0.00002%，微生物限度为每 100ml 注射用水中细菌、霉菌和酵母菌总数不得过 10 个。此外，注射用水增加了细菌内毒素检查，规定每 1ml 中含内毒素量应小于 0.25EU。注射用水的其余检查项目和方法与纯化水相同(注射用水选择检查总有机碳，不检查易氧化物)。

三、灭菌注射用水的检验技术

灭菌注射用水为注射用水按照注射剂生产工艺制备所得。《中国药典》2010 年版规定，灭菌注射用水应符合注射剂项下有关的各项规定，如可见异物检查、无菌检查等，不再检查微生物限度；此外，灭菌注射用水比注射用水增加了氯化物、硫酸盐、钙盐及二氧化碳等检查项目。其余检查项目及方法与注射用水相同(灭菌注射用水选择检查易氧化物，不做总有机碳检查)。

第二节 常见药品制剂的检验技术

临床使用的药品通常是由符合药物规格的各种原料，按照一定的生产工艺制备而成的药品制剂，其目的是为了更好地发挥药物的疗效，降低毒副作用，并便于使用、贮藏和运输。药品制剂的检验技术和原料药一样，也主要包括鉴别、检查和含量测定三个方面。但药物制剂还需进行重量（装量）差异、崩解时限等制剂学方面的检查。此外，药物制剂除含主药外，通常还含有诸如稀释剂、抗氧剂、稳定剂、助溶剂等附加剂，这些附加成分的存在，常常会干扰主药的测定，需采用适当方法消除干扰。总之，药物制剂检验相对复杂。本节仅就常见药品制剂的常规检查、常见附加剂对含量测定的干扰及排除等进行讨论。

一、固体制剂的检验技术

（一）片剂、胶囊剂常规检查

固体制剂包括片剂、胶囊剂、颗粒剂、散剂等。片剂系指药物与适宜的辅料混匀压制而成的圆片状或异形片状的固体制剂。胶囊剂系指药物或加有辅料充填于空心胶囊或密封于软质囊材中的固体制剂。

《中国药典》2010 年版附录制剂通则中规定，片剂、胶囊剂应进行重量（装量）差异、崩解时限等常规检查。此外，阴道泡腾片需检查发泡量，分散片需检查分散均匀性，口腔贴片、阴道片、阴道泡腾片和外用可溶片等局部用片剂需检查微生物限度等。

1. **重量差异检查** 重量差异系指按规定方法测定，每片的重量与平均片重之间的差异程度。在片剂的生产过程中，由于颗粒的流动性和均匀度较差，生产设备的性能较低等原因，可能使片剂的重量产生差异，进而导致各片间主药含量的差异。为了控制各片重量的一致性，保证用药剂量的准确，片剂应检查重量差异。

方法：取药片 20 片，精密称定总重量，求得平均片重后，再分别精密称定各片的重量，每片重量与平均片重相比较，求出每片的重量差异。

结果判定：超出重量差异限度的药片不得多于 2 片，并不得有 1 片超出限度 1 倍。《中国药典》2010 年版规定的片剂重量差异限度见表 6 - 2。

表 6 - 2 片剂重量差异限度的规定

平均片重	重量差异限度
0.30g 以下	±7.5%
0.30g 或 0.30g 以上	±5%

《中国药典》2010 年版规定，糖衣片的片心应检查重量差异并符合规定，包糖衣后不再检查重量差异；薄膜衣片应在包薄膜衣后检查重量差异并应符合规定。

案例分析

维生素 C 片的重量差异检查

维生素 C 片 20 片，检查重量差异。

| 称量(g) | 称量瓶重 + 20 片重 | 37.663 |

称量瓶重　　　　　34.652

20 片重(g)　　　　　　　　　　3.011

平均片重(g)　　　　　　　　　　0.1506

允许片重范围(g)　0.1506 ± (0.1506 × 7.5%) = 0.139 ~ 0.162

20 片重量(g)：0.149、0.150、0.151、0.149、0.150、0.144、0.155、0.145、0.153、0.142、0.157、0.152、0.148、0.146、0.153、0.142、0.155、0.153、0.154、0.150。

结果判定：根据称量结果，20 片的重量均在允许片重范围内，该维生素 C 片重量差异符合规定。

2. 装量差异检查　装量差异是检查同批胶囊内容物的重量差别，以控制各粒装量的一致性。

方法：除另有规定外，取供试品 20 粒，分别精密称定重量后，倾出内容物(不得损失囊壳)，硬胶囊用小刷或其他适宜用具拭净，软胶囊用乙醚等易挥发性溶剂洗净，置通风处使溶剂自然挥尽，再分别精密称定囊壳重量，求出每粒内容物的装量与平均装量。每粒的装量与平均装量相比较，求出每粒的装量差异。

结果判定：超出装量差异限度的不得多于 2 粒，并不得有 1 粒超出限度 1 倍。装量差异限度见表 6 - 3。

表 6 - 3　装量差异限度

平均装量	装量差异限度
0.30g 以下	±10%
0.30g 及 0.30g 以上	±7.5%

3. 崩解时限检查　片剂、胶囊剂的崩解是药物溶出及被人体吸收的前提。崩解时限系指固体制剂在规定的液体介质中，用规定的方法检查，全部崩解溶散或成碎粒并通过筛网(除不溶性包衣材料或破碎的胶囊壳外)所需的时间限度。如有少量不能通过筛网，但已软化或轻质上漂且无硬心者，可做符合规定论。

(1) 片剂《中国药典》2010 年版采用升降式崩解仪检查崩解时限，仪器主要结构为一能升降的金属支架与下端镶有筛网的吊篮，并附有挡板。将吊篮通过上端的不锈钢轴悬挂于金属支架上，浸入 1000ml 烧杯中，烧杯内盛有温度为 37℃ ±1℃ 的水，调节吊篮位置使其下降时筛网距烧杯底部 25mm，调节水位高度使吊篮上升时筛网在水面下 15mm 处。

除另有规定外,取供试品 6 片,分别置上述吊篮的玻璃管中,启动崩解仪进行检查。各片均应在 15 分钟内或规定的时间内全部崩解。如有 1 片崩解不完全,应另取 6 片,按上述方法复试,均应符合规定。

表 6 - 4　《中国药典》2010 年版对不同类型片剂崩解时限的规定

片剂类型	介　质	崩解时间限度
普通片	水	<15min
糖衣片	水	<1h
含片	水	>10min
舌下片	水	<5min
可溶片	15℃~25℃的水	<3min
泡腾片	15℃~25℃的水	<5min
肠溶衣片	盐酸溶液(9→1000)	2 小时不崩解
	pH6.8 磷酸缓冲液	<1h
结肠定位肠溶片	盐酸溶液(9→1000)及 pH6.8 以下磷酸缓冲液	不崩解
	pH7.5~8.0 磷酸缓冲液	<1h
薄膜衣片	水或盐酸溶液(9→1000)	<30 min
阴道片	进行融变时限检查	

(2)胶囊剂　除另有规定外,取供试品 6 粒,按片剂检查装置和方法(若胶囊浮于液面,可加挡板)检查。硬胶囊剂应在 30 分钟内全部崩解,软胶囊剂应在 1 小时内全部崩解。如有 1 粒不能完全崩解,应另取 6 粒进行复试,均应符合规定。

(二)含量均匀度检查法

含量均匀度是指小剂量或单剂量的固体制剂、半固体制剂和非均相液体制剂每片(个)含量符合标示量的程度。含量均匀度检查的目的在于控制每片(个)含量的均一性,以保证用药剂量的准确。对于片剂来说,当主药与片剂辅料混合均匀时,重量差异检查是控制片剂主药含量均匀度的简便方法。但是当主药与片剂辅料难以混合均匀时,片重差异就不能准确反映片剂中主药含量的均匀度,应以含量均匀度检查代替重量差异检查。凡检查含量均匀度的制剂,一般不再检查重量(装量)差异。

方法:除另有规定外,取供试品 10 片(个),照各品种项下规定的方法,分别测定每片(个)以标示量为 100 的相对含量 X,求其均值 $\overline{X}$ 和标准差 S 以及标示量与均值之差的绝对值 A。

$$S = \sqrt{\frac{\sum (X - \overline{X})^2}{n - 1}} \qquad A = | \, 100 - \overline{X} \, |$$

相关链接

需检查含量均匀度的制剂

除另有规定外，片剂、硬胶囊剂或注射用无菌粉末每片（个）标示量不大于 25mg 或主药含量不大于每片（个）重量 25% 的；内容物非均一溶液的软胶囊，单一剂量包装的口服混悬液、透皮贴剂、吸入剂和栓剂，均应检查含量均匀度。

结果判定：①如 $A + 1.80S \leqslant 15.0$，则供试品的含量均匀度符合规定；②若 $A + S > 15.0$，则不符合规定；③若 $A + 1.80S > 15.0$，且 $A + S \leqslant 15.0$，则应另取 20 片复试。根据初、复试结果，计算 30 片的均值 $\bar{X}$、标准差 S 和标示量与均值之差的绝对值 A；如 $A + 1.45S \leqslant 15.0$，即供试品的含量均匀度符合规定；若 $A + 1.45S > 15.0$，则不符合规定。

片剂、胶囊剂的含量均匀度限度通常为 15%，如《中国药典》2010 年版在该品种项下规定含量均匀度的限度为 ±20% 或其他数值时，应将上述各判断式中的 15.0 改为 20.0 或其他相应的数值，但各判断式中的系数不变。

案例分析

地西泮片的含量均匀度检查

方法：取本品（标示量 2.5mg）10 片，各置 100ml 量瓶中，加水 5ml，振摇，使药片崩解后，加 0.5% 硫酸的甲醇溶液约 60ml，充分振摇使地西泮溶解，用加 0.5% 硫酸的甲醇溶液稀释至刻度，摇匀，滤过，精密量取续滤液 10ml，置 25ml 量瓶中，用 0.5% 硫酸的甲醇溶液稀释至刻度，摇匀，照紫外－可见分光光度法，在 284nm 的波长处测定吸光度，按 $C_{16}H_{13}ClN_2O$ 的吸收系数（$E_{1cm}^{1\%}$）为 454 计算含量，应符合规定。

测得 10 片的吸光度：0.430、0.435、0.422、0.428、0.445、0.433、0.442、0.443、0.438、0.451。试计算本品的含量均匀度是否符合规定？

解析：本品的规格为 2.5mg，小于每片 25mg，为小剂量剂型，故需进行含量均匀度检查。

$$相对含量(x) = \frac{每片测得量}{标示量} \times 100$$

$$= \frac{\dfrac{A}{E_{1cm}^{1\%}} \times \dfrac{1}{100} \times V \times D}{标示量} \times 100 = \frac{\dfrac{A}{454} \times \dfrac{1}{100} \times 100 \times \dfrac{25}{10}}{2.5 \times 10^{-3}} \times 100$$

相对含量 X：94.7、95.8、93.0、94.3、98.0、95.4、97.4、97.6、96.5、99.3

相对含量均值 $\bar{X}$：96.2   标准差 S：4.44

标示量与均值之差：$A = |100 - \bar{X}| = |100 - 96.2| = 3.80$

$$A + 1.80S = 3.80 + 1.80 \times 4.44 = 11.8 < 15.0$$

结果判定：本品的含量均匀度符合规定。

（三）溶出度与释放度检查法

1. **溶出度检查法** 溶出度系指活性药物从片剂、胶囊剂或颗粒剂等制剂在规定条件下溶出的速率和程度。片剂等固体制剂口服后，在胃肠道要经过崩解、溶解、吸收等过程，才能产生药效。崩解只是这一过程的最初阶段，由于受辅料、工艺条件的影响，崩解以后药物溶出的速度仍然会有差别。尤其是在水中难溶药物的制剂，溶出速度明显影响药物在体内的吸收速度。因此，难溶性药物制剂一般都应检查溶出度。凡检查溶出度或释放度的制剂，不再进行崩解时限的检查。

《中国药典》2010年版收载有三种溶出度测定法，即第一法（篮法）、第二法（桨法）和第三法（小杯法）。

（1）第一法（篮法）

仪器装置：溶出度测定仪由转篮、溶出杯、篮轴与电机组成。转篮分篮体与篮轴两部分，均为不锈钢金属材料制成。溶出杯由硬质玻璃或其他惰性材料制成的透明或棕色的、底部为半球形的1000ml杯状容器。仪器一般配有6套测定装置，可一次测定供试品6片（粒、袋）。

方法：测定前，应对仪器装置进行必要的调试，使转篮底部距溶出杯的内底部25mm±2mm。分别量取经脱气处理的规定体积的溶出介质，置各溶出杯内，加温，待溶出介质温度恒定在37℃±0.5℃后，取供试品6片（粒、袋），分别投入6个干燥的转篮内，将转篮降入溶出杯中，按各品种项下规定的转速启动仪器，计时；至规定取样时间，在规定取样点吸取溶出液适量，立即用适当的微孔滤膜滤过，自取样至滤过应在30秒钟内完成。取澄清滤液，照各品种项下规定的方法测定，计算每片（粒、袋）的溶出量及溶出度。

$$溶出度\% = \frac{溶出量}{标示量} \times 100\%$$

结果判定：符合下述条件之一者，可判为符合规定。

① 6片（粒、袋）中，每片（粒、袋）的溶出量按标示量计算，均不低于规定限度（Q）。

② 6片（粒、袋）中，如有1～2片（粒、袋）低于Q，但不低于$Q-10\%$，且其平均溶出量不低于Q。

③ 6片（粒、袋）中，有1～2片（粒、袋）低于Q，其中仅有1片（粒、袋）低于$Q-10\%$，但不低于$Q-20\%$，且其平均溶出量不低于Q时，应另取6片（粒、袋）复试；初、复试的12片（粒、袋）中，有1～3片（粒、袋）低于Q，其中仅有1片（粒、袋）低于$Q-10\%$，但不低于$Q-20\%$，且其平均溶出量不低于Q。

以上结果判断中所示的10%、20%是指相对于标示量的百分率（%）。

案例分析

对乙酰氨基酚片的溶出度测定

方法：取标示量为 0.3g 的对乙酰氨基酚片 6 片，照溶出度测定法第一法测定，以稀盐酸 24ml 加水至 1000ml 为溶出介质，转速为每分钟 100 转，依法操作，经 30 分钟，取溶液 5ml，滤过，精密量取续滤液 1ml，加 0.4% 氢氧化钠溶液稀释至 50ml，摇匀，在 257nm 的波长处测得各片的吸光度分别为 0.351、0.348、0.345、0.354、0.316、0.361，按 $C_8H_9NO_2$ 的吸收系数（$E_{1cm}^{1\%}$）为 715 计算各片的溶出度和平均溶出度。《中国药典》2010 年版规定限度为标示量的 80%，判断本品溶出度是否符合规定。

解析：对乙酰氨基酚片的基本稀释过程如下：

$$供试品 1 片（标示量 0.3g）\xrightarrow{稀释至}1000ml（V）$$

$$取 1ml \xrightarrow{稀释至}50ml（测吸光度）$$

$$溶出度\% = \frac{溶出量}{标示量} \times 100\% = \frac{\dfrac{A}{E_{1cm}^{1\%}} \times \dfrac{1}{100} \times V \times D}{标示量} \times 100\%$$

$$= \frac{\dfrac{0.351}{715} \times \dfrac{1}{100} \times 1000 \times \dfrac{50}{1}}{0.3} \times 100\% = 81.8\%$$

根据上式计算出各片的溶出度分别为 81.8%、81.1%、80.4%、82.5%、73.6% 和 84.1%。平均溶出度为 80.6%，大于规定限度 Q（80%）；且仅有 1 片的溶出度（73.6%）低于 Q，但不低于（$Q-10\%$），故本品溶出度符合《中国药典》2010 年版规定。

（2）第二法（桨法）　桨法是用搅拌桨取代第一法的转篮，测定时将供试品 6 片（粒、袋）分别放入容器中，启动搅拌桨搅拌，至规定的时间取样，取样位置应在桨叶顶端至液面的中点处。其余装置和要求与转篮法相同。

（3）第三法（小杯法）　使用 250ml 的圆底溶出杯及相应搅拌桨，其余操作同第二法。本法溶剂的体积较小，适用于主药含量很小品种的溶出度测定。

2. 释放度检查法　释放度是指口服药物从缓释制剂、控释制剂、肠溶制剂及透皮贴剂等在规定条件下释放的速率和程度。《中国药典》2010 年版中，释放度检查法共有三种方法，第一法用于缓释制剂或控释制剂，第二法用于肠溶制剂，第三法用于透皮贴剂。测定用的仪器装置与溶出度测定法相同。下面仅介绍第一法。

测定法：照溶出度测定法项下进行，但至少采用三个时间取样，在规定取样时间点，吸取溶液适量，及时补充相同体积的温度为 37℃ ±0.5℃溶出介质，滤过，自取样至滤过应在 30 秒钟内完成，照各品种项下规定的方法测定，计算出每片（粒）的释放量。

结果判定：除另有规定外，符合下述条件之一者，可判为符合规定。

（1）6 片（粒）中，每片（粒）在每个时间点测得的释放量按标示量计算，均未超出规定范围。

（2）6 片（粒）中，在每个时间点测得的释放量，如有 1~2 片（粒）超出规定范围，但未超出规定范围的 10%，且在每个时间点测得的平均释放量未超出规定范围。

（3）6 片（粒）中，在每个时间点测得的释放量，如有 1~2 片（粒）超出规定范围，其中仅有 1 片（粒）超出规定范围的 10%，但未超出规定范围的 20%，且其平均释放量未超出规定范围，应另取 6 片（粒）进行复试；初、复试的 12 片（粒）中，在每个时间点测得的释放量，如有 1~3 片（粒）超出规定范围，其中仅有 1 片（粒）超出规定范围的 10%，但未超出规定范围的 20%，且其平均释放量未超出规定范围。

以上结果判断中所示超出规定范围的 10%、20% 是指相对于标示量的百分率（%）。

通常，取样的三个时间点中，第一点在开始的 0.5~2 小时内，此点的释放量（一般应为 30%）用于考查制剂是否有突释；第二取样点为累积释放量为 50% 的时间，该释放时间在一定程度上可表征制剂的释药特性；最后的取样时间点为累积释放量 75% 以上的时间，用于考察释药的完全程度。

案例分析

氨茶碱缓释片释放度的检查

方法：取本品 6 片（标示量 0.2g），照释放度测定法第一法，以稀盐酸溶液（24→1000）1000ml 为溶出介质，转速为每分钟 50 转，依法操作，在 2 小时、4 小时与 6 小时分别取溶液 10ml 滤过，照紫外-可见分光光度法测定。本品每片在 2 小时、4 小时和 6 小时的释放量应分别相应为 25%~45%、35%~55% 和 50% 以上，均应符合规定。

如果测得在 2 小时的释放量有 2 片超出规定范围，分别为标示量的 20% 和 48%，且本时间点的平均释放量为 35%，试问本品在本时间点的释放量是否符合规定？

解析：本品在本时间点的释放量符合规定。虽然有 2 片释放量超出了规定的释放量限度（25%~45%），但未超出该规定范围的 10%（即 15%~55%），20% 和 48% 在此 15%~55% 范围内。且本时间点的平均释放量为 35%，在规定范围 25%~45% 内。符合结果判定中（2）项之规定。

（四）片剂、胶囊剂的含量测定及附加剂干扰的排除

1. 片剂、胶囊剂的含量测定　片剂、胶囊剂在生产制备过程中，除了主药成分以外，需加入适量的不同附加剂压制或填充制得。含量测定一般分为直接测定法和消除干扰后测定法两大类。

（1）直接测定法　附加剂在片剂、胶囊剂中的存在，常会干扰主药的含量测定。但当主药的含量较大、采用的方法不受附加剂的影响，或影响可以忽略不计时，可采用直接测定法，按照各品种含量测定项下的方法进行测定，不需分离除去附加剂。如《中国药典》2010 年版安乃近片、乳酸钙片的含量测定。

（2）消除干扰后测定法　大多数片剂、胶囊剂的含量测定需对供试品进行前处理，采用过滤、提取、色谱分离等方法除去附加剂及其他成分的干扰，方可按照各品种含量测定项下的方法进行测定。

案例分析

阿司匹林肠溶片的含量测定

方法：取本品 10 片，研细，用中性乙醇 70ml 分数次研磨，并移入 100ml 量瓶中，充分振摇，再用水适量洗涤研钵数次，洗液合并于 100ml 量瓶中，再用水稀释至刻度，摇匀，滤过，精密量取滤液 10ml（相当于阿司匹林 0.3g），置锥形瓶中，加中性乙醇（对酚酞指示液显中性）20ml，振摇，使阿司匹林溶解，加酚酞指示液 3 滴，滴加氢氧化钠滴定液（0.1mol/L）至溶液显粉红色，再精密加氢氧化钠滴定液（0.1mol/L）40ml，置水浴上加热 15 分钟并时时振摇，迅速放冷至室温，用硫酸滴定液（0.05mol/L）滴定，并将滴定的结果用空白试验校正。每 1ml 氢氧化钠滴定液（0.1mol/L）相当于 18.02mg 的 $C_9H_8O_4$。

解析：阿司匹林肠溶片中的辅料主要为淀粉、微晶纤维素、滑石粉等，这些不溶性物质对精密吸取操作的准确性、滴定终点的观察等有影响，故需滤过消除其干扰。同时，阿司匹林肠溶片中还加入了少量酒石酸或枸橼酸作稳定剂，这些酸性物质的存在给直接酸碱滴定带来干扰，故阿司匹林肠溶片采用两步酸碱滴定法测定含量。第一步滴定是中和阿司匹林和与其共存的酸性物质，消除酸性物质的干扰。第二步滴定是利用阿司匹林的酯键在碱性条件下水解，根据水解消耗碱滴定液的量计算阿司匹林的含量。

2. 常见附加剂对含量测定的干扰及排除　片剂、胶囊剂中常用的辅料有淀粉、糊精、蔗糖、乳糖、硫酸钙、硬脂酸镁、滑石粉和羧甲基纤维素钠等，它们常干扰主药的含量测定，因此，需采用适当的方法将其排除。

 课堂互动

写出片剂中常见附加剂对含量测定的干扰及排除方法。

（1）糖类的干扰及排除　淀粉、糊精、蔗糖、乳糖等糖类辅料，可水解产生葡萄糖。葡萄糖有较强的还原性，可被氧化剂氧化为葡萄糖酸，所以用氧化还原法测定主药含量时，该类附加剂可产生干扰，使测得的含量偏高。如《中国药典》2010 年版中硫酸亚铁原料药的含量测定采用高锰酸钾法，而其片剂和缓释片则采用铈量法。这是由于高锰酸钾是强氧化剂，容易氧化片剂辅料中的还原糖；而硫酸铈的氧化电位稍低，不会氧化还原糖，但可以氧化硫酸亚铁，所以用铈量法测定硫酸亚铁片的含量，可以避免糖类的干扰。

（2）硬脂酸镁的干扰及排除　硬脂酸镁中的 Mg^{2+} 能与 EDTA – 2Na 发生配位反应，对配位滴定法有干扰；另一方面，硬脂酸镁又是弱碱，能消耗高氯酸，故也对非水滴定法有干扰。

在配位滴定中，当 pH 约为 10 时，Mg^{2+} 可与 EDTA – 2Na 形成稳定的配位化合物，可加入掩蔽剂排除其干扰。如在 pH6.0 ~ 7.5 条件下，加入掩蔽剂酒石酸，可与 Mg^{2+} 形成更稳定的配位化合物，排除硬脂酸镁对配位滴定法的干扰。

在非水溶液滴定中，若主药为有机碱的盐类，可利用硬脂酸镁难溶于有机溶剂的性质，将药物的水溶液加碱碱化，用有机溶剂（如三氯甲烷或乙醚等）提取主药再进行测定。也可采用草酸做掩蔽剂消除硬脂酸镁的干扰，硬脂酸镁与草酸反应，生成草酸镁沉淀和硬脂酸，硬脂酸在非水溶剂中酸性很弱，不干扰测定。

（3）滑石粉等的干扰及排除　滑石粉、硫酸钙、硬脂酸镁、淀粉等辅料均不易溶于水及有机溶剂，使溶液浑浊，干扰紫外 – 可见分光光度法、比色法及旋光法等含量测定方法。一般对水溶性的主药，可将片粉加水溶解后，滤过，除去干扰物；脂溶性的主药，可用有机溶剂提取主药后，再依法测定。

总之，消除辅料对含量测定的干扰主要考虑下列几个方面：①辅料的理化性质：应根据辅料的性质和特点，采取相应的措施消除其干扰；②辅料与主药含量的配比：主药量大，辅料量小时，干扰影响较小，甚至可以忽略不计；③测定方法的专属性：测定方法专属性强，干扰就小，如色谱法等。

二、液体制剂的检验技术

液体制剂是指药品分散在液体媒介中而制成的供内服、注射和外用的制剂。液体制剂包括溶液剂、注射剂、糖浆剂、口服液、搽剂、滴眼剂、滴鼻剂、滴耳剂等。其中注射剂因生物利用度高、无首过效应、无滞后时间等特点，约占医院常用制剂的 40% 以上。

（一）注射剂的检验技术

注射剂系指药物与适宜的溶剂或分散介质制成的供注入体内的溶液、乳状液或混悬液及供临用前配制或稀释成溶液或混悬液的粉末或浓溶液的无菌制剂。注射剂可分为注射液、注射用无菌粉末与注射用浓溶液。

1. 常规检查　《中国药典》2010 年版附录制剂通则的注射剂项下规定有装量、装量差异、可见异物、不溶性微粒、渗透压摩尔浓度、无菌、细菌内毒素或热原等常规检查项目。

（1）装量　为保证注射液每支的装量不少于标示量，以达到临床用药剂量的要求，需对注射液及注射用浓溶液的装量进行检查。

方法：标示装量为不大于 2ml 者取供试品 5 支；2ml 以上至 50ml 者取供试品 3 支；开启时注意避免损失，将内容物分别用相应体积的干燥注射器及注射针头抽尽，然后注入经标化的量入式量筒内（量筒的大小应使待测体积至少占其额定体积的 40%），在室温下检视。测定油溶液或混悬液的装量时，应先加温摇匀，再用干燥注射器及注射针头抽尽后，同前法操作，放冷，检视。

结果判定：每支的装量均不得少于其标示量。

标示装量为 50ml 以上的注射液及注射用浓溶液照《中国药典》2010 年版"最低装量检查法"检查，应符合规定。

（2）装量差异　注射用无菌粉末需检查装量差异，以保证药物装量的一致性。凡规定检查含量均匀度的注射用无菌粉末，一般不进行装量差异检查。

方法：取供试品 5 瓶（支），除去标签、铝盖，容器外壁用乙醇擦净，干燥，开启时注意避免玻璃屑等异物落入容器中，分别迅速精密称定，倾出内容物，容器用水或乙醇洗净，在适宜条件干燥后，再分别精密称定每一容器的重量，求出每瓶（支）的装量与平均装量。

结果判定：每瓶（支）装量与平均装量相比较，应符合规定。如有一瓶（支）不符合规定，应另取 10 瓶（支）复试，均应符合规定。

$$装量差异\% = \frac{\left[每瓶（支）装量 - 平均装量\right]}{平均装量} \times 100\%$$

表 6-5　注射用无菌粉末装量差异限度

平均装量	装量差异限度
0.05g 及 0.05g 以下	±15%
0.05g 以上至 0.15g	±10%
0.15g 以上至 0.50g	±7%
0.50g 以上	±5%

（3）可见异物　可见异物是指存在于注射剂、眼用液体制剂中，在规定条件下目视可以观测到的不溶性物质，其粒径或长度通常大于 50μm。可见异物的检查按照《中国药典》2010 年版附录"可见异物检查法"进行，有灯检法和光散射法两种检查方法，一般常用灯检法。灯检法不适用的品种，如用深色透明容器包装或液体色泽较深（一般深于标准比色液 7 号）的品种应选用光散射法。

①灯检法：灯检法应在暗室中进行。灯检法使用装有日光灯的伞棚式装置。该装置背部左侧为不反光的黑色背景，背部右侧和底部为不反光白色（供检查有色异物）。用无色透明容器包装的无色供试品溶液，检查时被观察样品所在处的光照度应为 1000～1500lx；用透明塑料容器包装或用棕色透明容器包装的供试品溶液或有色供试品溶液，检查时被观察样品所在处的光照度应为 2000～3000lx；混悬型供试品或乳状液，检查时被观察样品所

在处的光照度应增加至约4000lx。

方法：除另有规定外，取供试品20支（瓶），除去容器标签，擦净容器外壁，必要时将药液转移至洁净透明的适宜容器内；置供试品于遮光板边缘处，在明视距离（指供试品至人眼的清晰观测距离，通常为25cm），分别在黑色和白色背景下，手持供试品颈部轻轻旋转和翻转容器使药液中可能存在的可见异物悬浮（但应避免产生气泡），轻轻翻摇后即用目检视，重复3次，总时限为20秒。供试品装量每支（瓶）在10ml及10ml以下的，每次检查可手持2支（瓶）。

结果判定：《中国药典》2010年版规定各类型注射剂、眼用液体制剂在静置一定时间后，轻轻旋转时均不得检出烟雾状微粒柱，且不得检出金属屑、玻璃屑、长度或最大粒径超过2mm的纤维和块状物等明显可见异物。溶液型静脉用注射液、注射用浓溶液20支（瓶）供试品中，均不得检出明显可见异物，如检出微细可见异物（如点状物、2mm以下的短纤维和块状物等）的供试品仅有1支（瓶），应另取20支（瓶）同法复试，均不得检出。

② 光散射法：当一束单色激光照射溶液时，溶液中存在的不溶性物质使入射光发生散射，散射的能量与不溶性物质的大小有关。本方法通过对溶液中不溶性物质引起的光散射能量的测量，并与规定的阈值比较，以检查可见异物。

（4）不溶性微粒 不溶性微粒的检查是在可见异物检查符合规定后，检查静脉用注射剂（溶液型注射液、注射用无菌粉末、注射用浓溶液）及供静脉注射用无菌原料药中不溶性微粒的大小和数量。照《中国药典》2010年版附录"不溶性微粒检查法"中光阻法和显微计数法检查（一般先采用光阻法，当光阻法测定结果不符合规定或供试品不适于用光阻法测定时，应采用显微计数法进行测定，并以显微计数法的测定结果作为判定依据）。

结果判定：标示量为100ml或100ml以上的静脉注射液，除另有规定外，光阻法每1ml中含10μm及10μm以上的微粒不得超过25粒，含25μm及25μm以上的微粒不得超过3粒，而显微计数法分别为12粒、2粒。标示量为100ml以下的静脉注射液，除另有规定外，光阻法为每个供试品容器中含10μm及10μm以上的微粒不得过6000粒，含5μm及25μm以上的微粒不得超过600粒，而显微计数法分别为3000粒、300粒。

不同类型注射剂的常规检查项目不尽相同，具体检查项目见表6-6。

表6-6 不同类型注射剂的常规检查项目

检查项目	注射剂类型	检查项目	注射剂类型
装量	注射液及注射用浓溶液	细菌内毒素或热原	静脉型注射剂
装量差异	注射用无菌粉末		溶液型静脉用注射液、注射用无
可见异物	各类型注射剂	不溶性微粒	菌粉末及注射用浓溶液
无菌	各类型注射剂	渗透压摩尔浓度	静脉输液及椎管注射用注射液

2. 常见附加剂对含量测定的干扰及排除

（1）抗氧剂的干扰及排除 易被氧化的药物制成注射剂时，常加入亚硫酸钠、亚硫酸氢钠、焦亚硫酸钠、硫代硫酸钠等作为抗氧剂，以增加药物的稳定性。这些抗氧剂具有较强的还原性，会干扰氧化还原滴定法测定药物的含量。可用以下方法处理：

① 加掩蔽剂：常用的掩蔽剂有丙酮和甲醛，它们可与亚硫酸钠、亚硫酸氢钠、焦亚硫酸钠等抗氧剂反应，生成稳定的加成物，从而排除干扰。

$$\begin{array}{c} H_3C \\ \diagdown \\ C=O \ + \ NaHSO_3 \ \longrightarrow \\ \diagup \\ H_3C \end{array} \qquad \begin{array}{c} H_3C \quad OH \\ \diagdown \ \diagup \\ C \\ \diagup \ \diagdown \\ H_3C \quad SO_3Na \end{array}$$

$$\begin{array}{c} H \\ \diagdown \\ C=O \ + \ NaHSO_3 \ \longrightarrow \\ \diagup \\ H \end{array} \qquad \begin{array}{c} H \quad OH \\ \diagdown \ \diagup \\ C \\ \diagup \ \diagdown \\ H \quad SO_3Na \end{array}$$

例如，《中国药典》2010 年版中维生素 C 注射液用碘量法测定含量，滴定前加入丙酮 2ml 以消除抗氧剂亚硫酸氢钠的干扰。否则，亚硫酸氢钠会消耗碘滴定液使测定结果偏高。

② 加酸分解：上述抗氧剂在强酸作用下均能分解，产生二氧化硫气体，经加热可全部逸出。

$$Na_2S_2O_5 + H_2O \longrightarrow 2NaHSO_3$$

$$NaHSO_3 + HCl \longrightarrow NaCl + H_2O + SO_2\uparrow$$

盐酸普鲁卡因胺注射液中加有抗氧剂亚硫酸氢钠，《中国药典》2010 年版采用亚硝酸钠滴定法测定含量时，加入过量盐酸，并煮沸使亚硫酸氢钠分解逸出，从而消除了抗氧剂的干扰。

③ 利用主药和抗氧剂紫外吸收光谱的差异进行测定：例如，盐酸异丙嗪注射液中加有抗氧剂维生素 C，《中国药典》2005 年版采用紫外 – 可见分光光度法测定盐酸异丙嗪含量，选择在 299nm 波长处测定吸光度，维生素 C 在此波长处无吸收，故不干扰测定。

（2）等渗溶液的干扰及排除　注射液中常加入氯化钠配成等渗溶液。氯化钠中的氯离子和钠离子分别对银量法和离子交换法测定主药含量时产生干扰，应设法排除。

（3）溶剂水的干扰及排除　当用非水滴定法测定主药含量时，注射液的溶剂水会有干扰。如果主药对热稳定，测定前，可在水浴上加热蒸发或在 105℃ 下干燥，除去水分后，再按非水滴定法测定，如《中国药典》2010 年版乳酸钠注射液的含量测定；如果主药遇热易分解，可在适当的 pH 条件下，用有机溶剂提取后，再按原料药的方法进行测定。

 课堂互动

写出注射剂中常用抗氧剂及干扰排除的方法。

（4）溶剂油的干扰及排除　溶剂油主要为供注射用大豆油，其他还有麻油、茶油、核桃油等。脂溶性药物，一般需配成油溶液，溶剂油常常干扰主药的含量测定。消除干扰的方法有：

① 有机溶剂稀释法：主药含量高，取样量少的注射液，可用有机溶剂稀释后再测定，这样可以减小溶剂油干扰。

② 有机溶剂提取法：利用药物与溶剂油溶解性的差异，将主药从油溶液中提取出来，再按不同方法测定。例如《中国药典》2010 年版中黄体酮注射液的含量测定就是利用溶剂油难溶于甲醇的性质，用甲醇分次提取黄体酮，然后用高效液相色谱法测定含量。

（二）滴眼剂、滴鼻剂、滴耳剂的检验技术

滴眼剂、滴鼻剂、滴耳剂均为外用液体制剂，其生产控制过程相同，检验的大部分项目也相同，故将其一起介绍。

1. 常规检查　《中国药典》2010 年版附录制剂通则的滴眼剂、滴鼻剂、滴耳剂项下规定有可见异物、装量、粒度、沉降体积比、渗透压摩尔浓度、无菌或微生物限度等常规检查项目。

（1）可见异物　除另有规定外，滴眼剂照《中国药典》2010 年版附录"可见异物检查法"中滴眼剂项下的方法检查。对于溶液型滴眼剂，被检查的 20 支（瓶）供试品中，均不得检出明显可见异物。如检出微细可见异物，应另取 20 支（瓶）同法复试，初、复试的供试品中，检出微细可见异物的供试品不得超过 3 支（瓶）。对于混悬型、乳浊液型滴眼剂，被检查的 20 支（瓶）供试品中，均不得检出金属屑、玻璃屑、色块、纤维等明显可见异物。

（2）装量　滴眼剂、滴鼻剂、滴耳剂按照《中国药典》2010 年版附录"最低装量检查法"中容量法检查，应符合规定。

方法：除另有规定外，取供试品 5 个（50ml 以上者 3 个），开启时注意避免损失，将内容物转移至预经标化的干燥量入式量筒中（量具的大小应使待测体积至少占其额定体积的 40%），黏稠液体倾出后，除另有规定外，将容器倒置 15 分钟，尽量倾净。2ml 及以下者用预经标化的干燥量入式注射器抽尽。读出每个容器内容物的装量，并求其平均装量，均应符合规定。如有 1 个容器装量不符合规定，则另取 5 个（50ml 以上者 3 个）复试，应全部符合规定。

平均装量与每个容器装量（按标示装量计算的百分率），结果取三位有效数字进行结果判断。

表 6-7　口服及外用固体、半固体、液体、黏稠液体的最低装量限度

标示装量	平均装量	每个容器装量
20g（ml）以下	不少于标示装量	不少于标示装量的 93%
20g（ml）至 50g（ml）	不少于标示装量	不少于标示装量的 95%
50g（ml）至 500g（ml）	不少于标示装量	不少于标示装量的 97%

（3）沉降体积比　混悬型滴眼剂、滴鼻剂、滴耳剂照下述方法检查，沉降体积比应不低于 0.90。

检查法：除另有规定外，用具塞量筒量取供试品 50ml，密塞，用力振摇 1 分钟，记下混悬物的开始高度 H_0，静置 3 小时，记下混悬物的最终高度 H，按下式计算：

$$沉降体积比 = H/H_0$$

（4）渗透压摩尔浓度　滴眼剂应与泪液等渗。除另有规定外，水溶液型滴眼剂按各品种项下要求，照《中国药典》2010 年版附录"渗透压摩尔浓度测定法"检查，应符合规定。

2. 附加剂对含量测定的干扰及排除　滴眼剂、滴鼻剂、滴耳剂等除主药外，还含有渗透压调节剂、抑菌剂、抗氧剂以及增加药物溶解度和制剂稳定性的辅料，与注射剂相似，因此其附加剂的干扰与排除方法可参照注射剂的方法。

三、半固体制剂的检验技术

半固体制剂是指由适宜的基质制成的具有一定的黏稠度，易于涂布于皮肤、黏膜或创面的、不融化流失的一类制剂，如软膏剂、乳膏剂、糊剂、凝胶剂等。这类药物制剂的基质可分为油脂性基质和水溶性基质两大类。栓剂虽然是固体制剂，但其基质也分为油脂性和水溶性基质，故在此一并讨论。

（一）软膏剂、乳膏剂、凝胶剂的常规检验

《中国药典》2010 年版附录制剂通则软膏剂、乳膏剂、糊剂、凝胶剂项下规定有装量、粒度、无菌、微生物限度等检查项目。

1. 装量　按照《中国药典》2010 年版附录最低装量检查法中重量法检查，应符合规定。

检查法：除另有规定外，取供试品 5 个（50g 以上者 3 个），除去外盖和标签，容器外壁用适宜的方法清洁并干燥，分别精密称定重量，除去内容物，容器用适宜的溶剂洗净并干燥，再分别精密称定空容器的重量，求出每个容器内容物的装量与平均装量，均应符合有关规定（见表 6 - 7）。如有 1 个容器装量不符合规定，则另取 5 个（50g 以上者 3 个）复试，应全部符合规定。

2. 粒度　混悬型软膏剂或凝胶剂，除另有规定外，取适量的供试品，涂成薄层，薄层面积相当于盖玻片面积，共涂三片，照《中国药典》2010 年版附录"粒度和粒度分布测定法"第一法（显微镜法）检查，均不得检出大于 180μm 的粒子。

（二）栓剂的常规检查

栓剂系指药物与适宜基质制成供腔道给药的固体制剂。栓剂因施用腔道的不同，分为直肠栓、阴道栓和尿道栓等。《中国药典》2010 年版附录制剂通则栓剂项下规定有重量差异、融变时限和微生物限度等检查项目。凡规定检查含量均匀度的栓剂，一般不再进行重量差异检查。

1. **重量差异**　照下述方法检查，应符合规定。

检查法：取供试品 10 粒，精密称定总重量，求得平均粒重后，再分别精密称定各粒的重量。每粒重量与平均粒重相比较，超出重量差异限度的不得多于 1 粒，并不得超出限度 1 倍。《中国药典》2010 年版对栓剂重量差异的限度规定见表 6 - 8。

表 6 - 8　栓剂的重量差异限度规定

平均粒重	重量差异限度
1.0g 及 1.0g 以下	±10%
1.0g 以上至 3.0g	±7.5%
3.0g 以上	±5%

2. **融变时限**　栓剂塞入腔道后，在适宜的温度下应能融化、软化或溶散，并与分泌液混合逐渐释放出药物，才能产生局部或全身作用。《中国药典》2010 年版规定栓剂应检查融变时限。缓释栓剂进行释放度检查，不再进行融变时限检查。

仪器装置：由透明的套筒与金属架组成。金属架由两片不锈钢金属圆板(各具 39 个圆孔)及 3 个金属挂钩焊接而成。

方法：取供试品 3 粒，在室温放置 1 小时后，分别放在 3 个金属架的下层圆板上，装入各自的套筒内，并用挂钩固定。除另有规定外，将上述装置分别垂直浸入盛有不少于 4L 的 37.0℃±0.5℃水的容器中，其上端位置应在水面下 90mm 处。容器中装一转动器，每隔 10 分钟在溶液中翻转该装置一次。

结果判定：除另有规定外，脂肪性基质的栓剂 3 粒均应在 30 分钟内全部融化、软化或触压时无硬心；水溶性基质的栓剂 3 粒均应在 60 分钟内全部溶解。如有 1 粒不符合规定，应另取 3 粒复试，均应符合规定。

(三) 附加剂对含量测定的干扰及排除

软膏剂常用的油脂性基质有凡士林、石蜡、液状石蜡、硅油、硬脂酸、羊毛脂等，水溶性基质主要有聚乙二醇。栓剂常用基质为半合成脂肪酸甘油酯、可可豆脂、氢化植物油、甘油明胶、聚乙二醇类等油脂性或亲水性物质。这些基质往往包住主药，干扰主药的含量测定，应予以排除。排除干扰的方法有以下几种：

1. **加热液化基质后测定**　《中国药典》2010 年版中硼酸软膏的含量测定，加入甘露醇与新沸过的冷水，在水浴上加热使基质液化，搅拌使硼酸溶解，放冷至室温，然后用氢氧化钠滴定液滴定。

2. **滤除基质后测定**　供试品加入适宜的溶剂，水浴加热使基质液化、主药溶解，放冷后凡士林等基质可重新凝固，滤除，取滤液对主药测定。如《中国药典》2010 年版中阿司匹林栓的含量测定，加 1% 冰醋酸的甲醇溶液水浴加热溶解，置冰浴中冷却 1 小时后滤过，滤液用高效液相色谱法测定。

3. **溶解基质后测定**　加入可溶解基质的适宜溶剂，或同时水浴上加热，使基质溶解释放出药物，然后用合适的方法直接测定药物的含量。如《中国药典》2010 年版聚维酮碘凝胶的含量测定，由于其基质是水溶性的，故可直接加水将基质和主药溶解后，用硫代硫酸钠滴定液滴定。再如氧化锌软膏，加三氯甲烷，水浴微温使基质溶解，加0.5mol/L 硫酸溶液搅拌使氧化锌溶解，然后用配位滴定法测定。

4. 有机溶剂提取分离后测定　供试品中加入有机溶剂，水浴加热使脂溶性基质溶解，冷却后，用水、酸或碱性水溶液提取被测成分后测定。

5. 灼烧法　该法适用于金属类药物。基质经灼烧后，成为二氧化碳和水逸去，而主药可成金属氧化物，称重后换算成含量，或将残渣溶于酸中，再用配位滴定法测定含量。

实训与操作 1　纯化水的检验技术

一、工作任务

纯化水的杂质检查。

二、质量标准

《中国药典》2010 年版二部。

三、试药及仪器

1. 试药　纯化水，稀硫酸，硫酸，10% 氯化钾溶液，0.1% 二苯胺硫酸溶液，对氨基苯磺酰胺稀盐酸溶液，盐酸萘乙二胺溶液，碱性碘化汞钾试液，硫代乙酰胺试液，甲基红指示液，溴麝香草酚蓝指示液，醋酸盐缓冲液（pH3.5），高锰酸钾滴定液（0.02mol/L），氯化铵溶液，标准亚硝酸盐溶液，标准硝酸盐溶液，标准铅溶液，冰块。

2. 仪器　量筒（5ml、10ml、25ml、50ml、100ml），刻度吸管（0.2ml、0.5ml、1ml、2ml），纳氏比色管（25ml、50ml），蒸发皿，水浴锅，电炉，干燥器，烘箱，分析天平。

四、操作规范

1. 酸碱度　取本品 10ml，加甲基红指示液 2 滴，不得显红色；另取 10ml，加溴麝香草酚蓝指示液 5 滴，不得显蓝色。

2. 硝酸盐　取本品 5ml 置试管中，于冰浴中冷却，加 10% 氯化钾溶液 0.4ml 与0.1% 二苯胺硫酸溶液 0.1ml，摇匀，缓缓滴加硫酸 5ml，摇匀，将试管于 50℃ 水浴中放置 15 分钟，溶液产生的蓝色与标准硝酸盐溶液［取硝酸钾 0.163g，加水溶解并稀释至100ml，摇匀，精密量取 1ml，加水稀释成 100ml，再精密量取 10ml，加水稀释成100ml，摇匀，即得（每 1ml 相当于 1μg NO_3）］0.3ml，加无硝酸盐的水 4.7ml，用同一方法处理后的颜色比较，不得更深（0.000006%）。

3. 亚硝酸盐　取本品 10ml，置纳氏管中，加对氨基苯磺酰胺的稀盐酸溶液（1→100）1ml 及盐酸萘乙二胺溶液（0.1→100）1ml，产生粉红色，与标准亚硝酸盐溶液［取亚硝酸钠0.750g（按干燥品计算），加水溶解，稀释至100ml，摇匀，精密量取1ml，加水稀释成100ml，摇匀，再精密量取1ml，加水稀释成50ml，摇匀，即得（每1ml相当于1μgNO₂）]0.2ml，加无亚硝酸盐的水9.8ml，与同一方法处理后的颜色比较，不得更深（0.000002%）。

4. 氨　取本品50ml，加碱性碘化汞钾试液2ml，放置15分钟；如显色，与氯化铵溶液（取氯化铵31.5mg，加无氨水适量使溶解并稀释成1000ml）1.5ml，加无氨水48ml与碱性碘化汞钾试液2ml制成的对照液比较，不得更深（0.00003%）。

5. 易氧化物　取本品100ml，加稀硫酸10ml，煮沸后，加高锰酸钾滴定液（0.02mol/L）0.10ml，再煮沸10分钟，粉红色不得完全消失。

6. 不挥发物　取本品100ml，置105℃恒重的蒸发皿中，在水浴上蒸干，并在105℃干燥至恒重，遗留残渣不得过1mg。

7. 重金属　取本品100ml，加水19ml，蒸发至20ml，放冷，加醋酸盐缓冲液（pH3.5）2ml与水适量使成25ml，加硫代乙酰胺试液2ml，摇匀，放置2分钟，与标准铅溶液1.0ml加水19ml用同一方法处理后的颜色比较，不得更深（0.00001%）。

五、注意事项

1. 比色法所用的纳氏比色管应配对使用，两管的直径应大小相等，管上的刻度线应高低一致。

2. 供试管与对照管的操作应同时进行，试剂与试液的量取方法及加入顺序、反应温度及时间等应一致。

3. 检查硝酸盐时，为保证结果可靠，可用优级纯的硫酸。硫酸应逐滴加入并时时振摇，否则所显蓝色可能加深。

4. 无氨水的制备可取纯化水1000ml，加稀硫酸1ml及高锰酸钾试液1ml，蒸馏，即得。无硝酸盐与无亚硝酸盐的水可取用无氨水或去离子水。

5. 硫代乙酰胺试液不稳定，应新鲜配置。标准铅溶液应临用前精密量取标准铅贮备液新鲜稀释制备，以防止硝酸铅水解而造成误差。

六、结果与讨论

（一）结果

药品检验记录

检品名称	纯化水	规　格	
批　号		数　量	
请验单位		请验人	
检验日期		报告日期	
检验依据		检验目的	

续表

【检查】	
(1)酸碱度	
标准规定：	
现象：	结论：
(2)硝酸盐	
标准规定：	
现象：	结论：
(3)亚硝酸盐	
标准规定：	
现象：	结论：
(4)氨	
标准规定：	
现象：	结论：
(5)易氧化物	
标准规定：	
现象：	结论：
(6)不挥发物	
标准规定：	
测定结果：	结论：
(7)重金属	
标准规定：	
现象：结论：	

结论			
检验人		复核人	

(二)讨论

1. 药物的杂质检查操作应遵循什么原则，为什么?
2. 纯化水中杂质的主要引入途径有哪些?
3. 分析过程中量取纯化水、试液和标准溶液应分别选用什么样的量器?

实训与操作2 葡萄糖氯化钠注射液的检验技术

一、工作任务

1. 葡萄糖氯化钠注射液的鉴别。
2. 葡萄糖氯化钠注射液的杂质检查。
3. 葡萄糖氯化钠注射液的含量测定。

二、质量标准

《中国药典》2010 年版二部。

三、试药及仪器

1. 试药　葡萄糖氯化钠注射液，碱性酒石酸铜试液，稀硝酸，氨试液，硝酸银试液，二氧化锰，硫酸，碘化钾淀粉试纸，2% 糊精溶液，2.5% 硼砂溶液，荧光黄指示剂，硝酸银滴定液(0.1mol/L)。

2. 仪器　量瓶(50ml)，刻度吸管(2ml)，移液管(20ml)，酸式滴定管(50ml)，铂丝，酒精灯蒸发皿，旋光仪，pH 计，恒温水浴锅，紫外 – 可见分光光度计。

四、操作规范

(一) 鉴别

1. 与碱性酒石酸铜试液的反应　取本品，缓缓滴入微温的碱性酒石酸铜试液中，即生成氧化亚铜的红色沉淀。

2. 焰色反应　取铂丝，蘸取供试品，在无色火焰中燃烧，火焰即显鲜黄色。

3. 与硝酸银反应　取供试品溶液，加稀硝酸使成酸性后，滴加硝酸银试液，即生成白色凝乳状沉淀；分离，沉淀加氨试液即溶解，再加稀硝酸酸化后，沉淀复生成。

4. 与二氧化锰反应　取供试品适量，置蒸发皿中，水浴蒸发至干，取残渣置试管中，加等量的二氧化锰，混匀，加硫酸湿润，缓缓加热，即发生氯气，能使湿润的碘化钾淀粉试纸显蓝色。

(二) 检查

1. pH　应为 3.5 ~ 5.5。

2. 5 – 羟甲基糠醛　精密量取本品适量(约相当于葡萄糖 0.1g)，置 50ml 量瓶中，用水稀释至刻度，摇匀，照紫外 – 可见分光光度法在 284nm 的波长处测定，吸光度不得大于 0.25。

(三) 含量测定

1. 葡萄糖　测定时，先用少量本品冲洗测定管数次；然后取本品适量，缓缓注入长度为 1dm 的测定管中(注意不要产生气泡)，置于旋光计内检测读数，即得供试液的旋光度。以相同方式读数 3 次，取其平均值，再与 2.0852 相乘，即得供试量中含有 $C_6H_{12}O_6 \cdot H_2O$ 的重量(g)。

2. 氯化钠　精密量取本品 20ml，加水 30ml，加 2% 糊精溶液 5ml、2.5% 硼砂溶液 2ml 与荧光黄指示液 5 ~ 8 滴，用硝酸银滴定液(0.1mol/L)滴定。每 1ml 硝酸银滴定液(0.1mol/L)相当于 5.844mg 的 NaCl。

（四）计算

$$葡萄糖标示量\% = \frac{\alpha \times 2.0852 \times 每瓶容量}{100 \times 标示量} \times 100\%$$

$$氯化钠标示量\% = \frac{V \times T \times F \times 每瓶容量}{S \times 标示量} \times 100\%$$

五、注意事项

1. 斐林试剂(碱性酒石酸铜试液)是由一定量的硫酸铜溶液与一定量的酒石酸钾与氢氧化钠溶液等量混合而成，长期贮存会产生沉淀，故应临用前配制。

2. 鉴别氯化物时，在加入二氧化锰前应使样品干燥，但不得使用强火，避免葡萄糖在高温加热时炭化，干扰本反应。

3. 使用 pH 计测定供试品 pH 前，应将玻璃电极球膜用纯化水浸泡 24 小时以上进行活化。但 pH 复合电极一般保存于 3mol/L 的氯化钾饱和溶液中，使用前用纯化水清洗干净即可，不需活化。

4. pH 测定时，每次更换标准缓冲液或供试液前，应用纯化水充分洗涤电极，然后将水吸尽，也可用所换的标准缓冲液或供试液洗涤。配制标准缓冲液与溶解供试品的水，应是新沸过并放冷的纯化水，其 pH 值应为 5.5～7.0。

5. 旋光仪接通电源后需预热 10～20 分钟。供试品溶液加入测定管时，如有气泡，应使其浮于测定管凸颈处；旋紧测定管螺帽时，用力不要过大，以拧紧不漏液为宜。测定前用水校正零点，测定后再用水核对零点，若零点变动，应重测。

六、结果与讨论

（一）结果

药品检验记录

检品名称	葡萄糖氯化钠注射液	规　格	
批　号		数　量	
请验单位		请验人	
检验日期		报告日期	
检验依据		检验目的	

【鉴别】
(1) 与碱性酒石酸铜试液的反应
标准规定：
现象：　　　　　　　　　　　结论：
(2) 焰色反应
标准规定：
现象：　　　　　　　　　　　结论：

（3）与硝酸银反应

标准规定：

　现象：　　　　　　　　　　　　　　　结论：

（4）与二氧化锰反应

标准规定：

　现象：　　　　　　　　　　　　　　　结论：

【检查】

（1）pH 值

标准规定：

　测定结果：　　　　　　　　　　　　　结论：

（2）5 - 羟甲基糠醛

标准规定：

　测定结果：　　　　平均值：　　　　结论：

【含量测定】

（1）葡萄糖

数据记录：

标示量：

1 次　　　　　2 次　　　　　3 次

旋光度：

旋光度平均值：

标示量（%）计算：

（2）氯化钠

滴定液 F 值：　　　滴定度（T）：　　　　滴定管：　　色　　ml

标示量：　　　　g/瓶　　　　精密量取量（ml）：20ml

数据记录：

样品 1　　　　样品 2　　　　　样品 3

滴定液体积（ml）：

标示量（%）计算：

标示量（%）平均值：

标准规定	本品含葡萄糖（$C_6H_{12}O_6 \cdot H_2O$）与氯化钠（NaCl）均应为标示量的 95.0% ~ 105.0%。
结论	
检验人	复核人

（二）讨论

1. 简述 5 - 羟甲基糠醛检查的目的及方法。

2. 葡萄糖是否对氯化钠的含量测定产生干扰，为什么？

实训与操作 3 阿司匹林肠溶片的检验技术

一、工作任务

1. 阿司匹林肠溶片的鉴别。
2. 阿司匹林肠溶片的杂质检查。
3. 阿司匹林肠溶片的含量测定。

二、质量标准

《中国药典》2005 年版二部。

三、试药及仪器

1. 试药 阿司匹林肠溶片，三氯化铁试液，稀硫酸铁铵溶液，酚酞指示液，中性乙醇，氢氧化钠滴定液(0.1mol/L)，硫酸滴定液(0.05mol/L)。

2. 仪器 量筒(10ml、50ml、100ml)，烧杯(50ml、250ml)，玻璃漏斗，滤纸，量瓶(100ml)，刻度吸管(1ml、2ml、5ml、10ml)，纳氏比色管(50ml)，乳钵，锥形瓶(250ml)，碱式滴定管(50ml)，酸式滴定管(50ml)，恒温水浴锅。

四、操作规范

(一) 鉴别

三氯化铁反应：取本品的细粉适量(约相当于阿司匹林 0.1g)，加水 10ml，煮沸，放冷，加三氯化铁试液 1 滴，即显紫堇色。

(二) 检查

游离水杨酸：取本品 5 片，研细，用乙醇 30ml 分次研磨，并移入 100ml 量瓶中，充分振摇，用水稀释至刻度，摇匀，立即滤过，精密量取滤液 2ml，置 50ml 纳氏比色管中，用水稀释至 50ml，立即加新配制的稀硫酸铁铵溶液(取 1mol/L 盐酸溶液 1ml，加硫酸铁铵指示液 2ml 后，再加水适量使成 100ml)3ml，摇匀，30 秒钟内如显色，与对照液(精密量取 0.01% 水杨酸溶液 4.5ml，加乙醇 3ml，0.05% 酒石酸溶液 1ml，用水稀释至 50ml，再加上述新配制的稀硫酸铁铵溶液 3ml，摇匀)比较，不得更深(1.5%)。

(三) 含量测定

取本品 10 片，研细，用中性乙醇 70ml 分数次研磨，并移入 100ml 量瓶中，充分振摇，再用水适量洗涤乳钵数次，洗液合并于 100ml 量瓶中，再用水稀释至刻度，摇匀，滤过，精密量取滤液 10ml(相当于阿司匹林 0.3g)，置锥形瓶中，加中性乙醇

（对酚酞指示液显中性）20ml，振摇，使阿司匹林溶解，加酚酞指示液 3 滴，滴加氢氧化钠滴定液（0.1mol/L）至溶液显粉红色，再精密加氢氧化钠滴定液（0.1mol/L）40ml，置水浴上加热 15 分钟并时时振摇，迅速放冷至室温，用硫酸滴定液（0.05mol/L）滴定，并将滴定的结果用空白试验校正。每 1ml 氢氧化钠滴定液（0.1mol/L）相当于 18.02mgC$_9$H$_8$O$_4$。

（四）计算

$$阿司匹林标示量\% = \frac{(V_0 - V)_{H_2SO_4} \times T \times F \times \overline{W}}{S \times 标示量} \times 100\%$$

五、注意事项

1. 阿司匹林肠溶片可先用少量中性乙醇润湿，再研细，以防药粉四溅损失。片粉用乙醇转移至量瓶中后，应充分振摇以使阿司匹林溶解。由于片剂中赋形剂的存在，溶液仍显白色浑浊。

2. 游离水杨酸检查中 0.01% 水杨酸溶液的制备：精密称取水杨酸 0.1g，置 1000ml 量瓶中，加水溶解后，加冰醋酸 1ml，摇匀，再加水适量至刻度，摇匀即得。

3. 第一次中和时应迅速，并不可剧烈振摇，否则，引起酯键水解，影响测定结果。近终点时，应轻轻振摇中和至溶液呈粉红色并持续 15 秒钟不褪色为准。长时间振摇由于空气中二氧化碳的影响，红色又消失。

4. 水浴温度应保持在 98℃~100℃。水温偏低或加热时间短均可因水解反应不完全而使含量偏低。

5. 本次实验需要氢氧化钠滴定液（0.1mol/L）量较大，要确保实验用量，不能多次配制，否则氢氧化钠滴定液浓度的变动会影响含量测定结果的准确性。

6. 空白试验应加中性乙醇 27ml，水 20ml 左右，以使所用溶剂的量与供试品一致。

7. 含量测定中精密吸取阿司匹林续滤液 10ml，即相当于取了 1 片重量的阿司匹林肠溶片作为供试品（S），因此在含量计算公式中 S 与 $\overline{W}$ 互相抵消了，计算时不需代入这两个数据。

六、结果与讨论

（一）结果

药品检验记录

检品名称	阿司匹林肠溶片	规　格	
批　号		数　量	
请验单位		请验人	
检验日期		报告日期	
检验依据		检验目的	

续表

【鉴别】
三氯化铁反应
标准规定：
现象：　　　　　　　　　　　　　　　结论：

【检查】
游离水杨酸
标准规定：
现象：　　　　　　　　　　　　　　　结论：

【含量测定】
滴定液 F 值：　　　　滴定度(T)：　　　　滴定管：　色　　ml
取样量：10 片　　　　标示量：　　g/片　　　精密量取量(ml)：10ml
数据记录：

	样品1	样品2	样品3

供试品消耗滴定液体积(ml)：
空白试验消耗滴定液体积(ml)：
标示量(%)计算：

标示量(%)平均值：

标准规定	本品含阿司匹林($C_9H_8O_4$)应为标示量的 95.0% ~105.0%。		
结论			
检验人		复核人	

（二）讨论

1. 含量测定中为何要加入中性乙醇？中性乙醇是否真正中性？为什么要用这种中性乙醇？

2. 第一次滴加氢氧化钠滴定液(0.1mol/L)的目的是什么？是否需要记录消耗氢氧化钠滴定液(0.1mol/L)的体积？为什么？

3. 测定中取用 20ml 中性乙醇和 40ml 氢氧化钠滴定液(0.1mol/L)，分别选用什么量器？

4. 本次测定中做空白试验的目的是什么？空白试验应如何操作？

实训与操作4　甲硝唑片的检验技术

一、工作任务

1. 甲硝唑片的鉴别。

2. 甲硝唑片的溶出度测定。

3. 甲硝唑片的含量测定。

二、质量标准

《中国药典》2005 年版二部。

三、试药及仪器

1. **试药** 甲硝唑片，氢氧化钠试液，稀盐酸，硫酸溶液(3→100)，三硝基苯酚试液，盐酸溶液(9→1000)。

2. **仪器** 量筒(5ml、10ml)，溶出杯(1000ml)，微孔滤膜(滤孔不大于 0.8 μm)，微孔滤膜器，乳钵，刻度吸管(5ml)，量瓶(50ml、100ml、200ml)，温度计(分度值 0.1℃)，滤纸，擦镜纸，分析天平，溶出度测定仪，紫外－可见分光光度计。

四、操作规范

(一)鉴别

1. **显色反应** 取本品的细粉适量(约相当于甲硝唑 10mg)，加氢氧化钠试液 2ml 微温，即得紫红色溶液；滴加稀盐酸使成酸性后即变成黄色，再滴加过量的氢氧化钠试液则变成橙红色。

2. **沉淀反应** 取本品细粉适量(约相当于甲硝唑 0.2g)，加硫酸溶液(3→100) 4ml，振摇使甲硝唑溶解，滤过，滤液中加三硝基苯酚试液 10ml，放置后即生成黄色沉淀。

3. **紫外特征吸收** 取含量测定项下的溶液，照紫外－可见分光光度法测定，在 277nm 的波长处有最大吸收，在 241nm 的波长处有最小吸收。

(二)溶出度检查

测定前，应对溶出度测定仪进行必要的调试，使转篮底部距溶出杯的内底部 25mm ±2mm。分别量取经脱气处理的溶出介质盐酸溶液(9→1000) 900ml，置各溶出杯内，实际量取的体积与规定体积的偏差应不超过 ±1%。加温，待溶出介质温度恒定在 37℃ ± 0.5℃后，取供试品 6 片，分别投入 6 个干燥的转篮内，调节电动机转速为每分钟 100 转，待其平稳后，将转篮降入溶出杯中，自供试品接触溶出介质起，立即计时，经 30 分钟时(实际取样时间与规定时间的差异不超过 ±2%)，吸取溶出液适量，立即用适当的微孔滤膜滤过，自取样至滤过应在 30 秒钟内完成。精密量取澄清续滤液 3ml，置 50ml 量瓶中，用溶出介质稀释至刻度，摇匀，照紫外－可见分光光度法，在 277nm 的波长处测定吸光度，按 $C_6H_9N_3O_3$ 的吸收系数($E_{1cm}^{1\%}$)为 377 计算每片的溶出量和溶出度。限度(Q)为标示量的 70%，应符合规定。

（三）含量测定

取本品 10 片，精密称定，研细，精密称取适量（约相当于甲硝唑 50mg），置 100ml 量瓶中，加盐酸溶液（9→1000）约 80ml，微温使甲硝唑溶解，加盐酸溶液（9→1000）稀释至刻度，摇匀，滤过，精密量取续滤液 5ml，置 200ml 量瓶中，加盐酸溶液（9→1000）稀释至刻度，摇匀，照紫外 – 可见分光光度法，以相同盐酸溶液为空白，在 277nm 波长处测定吸光度，按 $C_6H_9N_3O_3$ 的吸收系数（$E_{1cm}^{1\%}$）为 377 计算，即得。

（四）计算

$$溶出度\% = \frac{\dfrac{A}{E_{1cm}^{1\%}} \times \dfrac{1}{100} \times V \times D}{标示量} \times 100\%$$

$$甲硝唑标示量\% = \frac{\dfrac{A}{E_{1cm}^{1\%}} \times \dfrac{1}{100} \times V \times D \times \overline{W}}{S \times 标示量} \times 100\%$$

五、注意事项

1. 吸取溶出液时应在转篮顶端至液面的中点，距溶出杯内壁 10mm 处；须多次取样时，所量取溶出介质的体积之和应在溶出介质的 1% 之内，如超过总体积的 1% 时，应及时补充相同体积的温度为 37℃ ±0.5℃的溶出介质，或在计算时加以校正。

2. 甲硝唑能溶于盐酸溶液中，而片剂中的赋形剂则不溶，通过过滤消除赋形剂对测定的干扰。

3. 定量分析过程中是采用吸收系数法测定含量，该法对紫外 – 可见分光光度计的性能要求较高。在测定前须对紫外 – 可见分光光度计进行校正与检定。仪器在使用过程中暂停测定时，应尽可能关闭光路闸门，以保护光电管，勿使受光过久而遭损坏。

4. 用紫外光测定时，应选用石英吸收池。吸收池应配对，空白溶液和供试品溶液所用吸收池应厚度相等，透光率一致。吸收池放入托架内时，应注意毛面上的箭头→，空白溶液与供试品溶液测定时箭头→的方向应一致。

5. 要注意保护吸收池透光面，拿取吸收池时，只能拿毛面，切不可拿透光面。洗涤时，切不可用毛刷擦洗，一般以水冲洗，内壁沾污时，也可用绸布蘸酒精液轻轻擦洗，必要时，可用重铬酸钾洗液浸泡，再用水洗净。吸收池外表面需拭擦时，只能用擦镜纸或白绸布擦。实验完成后吸收池应用水冲洗干净，擦净水迹，晾干。

6. 测定前，用被测液冲洗吸收池 2~3 次，以保证溶液的浓度不变。

六、结果与讨论

（一）结果

药品检验记录

检品名称	甲硝唑片		规　格	
批　号			数　量	
请验单位			请验人	
检验日期			报告日期	
检验依据			检验目的	

【鉴别】
(1) 显色反应
标准规定：
现象：　　　　　　　　　　　　　　结论：
(2) 沉淀反应
标准规定：
现象：　　　　　　　　　　　　　　结论：
(3) 紫外分光光度法
标准规定：
现象：　　　　　　　　　　　　　　结论：

【检查】溶出度测定
吸收系数$(E_{1cm}^{1\%})$：377；体积(V)：900ml；稀释倍数(D)：50/3；标示量：g
数值记录

	样品1	样品2	样品3	样品4	样品5	样品6
吸光度(A)：						
溶出度(%)计算：						
溶出度(%)平均值：						

标准规定	溶出度限度(Q)为标示量的70%。
结论	

【含量测定】
吸收系数$(E_{1cm}^{1\%})$：　　初始体积(V)：　　稀释倍数(D)：　　标示量：
取样量：10 片　　　　10 片总重：　　　标示量：　　g／片
数据记录：

	样品1	样品2	样品3
称量(g)：			
吸光度(A)：			
标示量(%)计算：			
标示量(%)平均值：			

标准规定	本品含甲硝唑$(C_6H_9N_3O_3)$应为标示量的93.0% ~ 107.0%。	
结论		
检验人		复核人

（二）讨论

（1）如何排除甲硝唑片中赋形剂的干扰？

（2）溶出度测定中，溶出介质为什么要进行脱气处理，可采用哪些脱气处理方法？

（3）溶出度测定中，判断其是否符合规定限度的判定方法是什么？

同 步 训 练

【A 型题】

1.《中国药典》2010 年版规定，纯化水不得用于(　　)

    A. 饮用　　　　　　　　　　B. 普通药物制剂的溶剂

    C. 中药饮片的提取溶剂　　　D. 非灭菌制剂用器具的精洗

    E. 注射剂的配制与稀释

2. 注射用水较纯化水增加的检查项目是(　　)

    A. 亚硝酸盐　　　　　B. 氨　　　　　　　C. 微生物限度

    D. 细菌内毒素　　　　E. 重金属

3. 平均片重在 0.3g 或 0.3g 以上的片剂，其重量差异限度是(　　)

    A. ±5.0%　　　　　　B. ±6.0%　　　　　C. ±7.0%

    D. ±7.5%　　　　　　E. ±8.0%

4. 属于片剂常规检查项目的是(　　)

    A. 重量差异、崩解时限　　B. 含量均匀度　　　C. 溶出度

    D. 释放度　　　　　　　　E. 无菌

5.《中国药典》2010 年版中片剂、胶囊剂崩解时限检查，除另有规定外，应取供试品(　　)

    A. 20 片(粒)　　　　　B. 15 片(粒)　　　　C. 10 片(粒)

    D. 6 片(粒)　　　　　 E. 1 片(粒)

6. 由于温度影响药物的溶出度，因此《中国药典》2010 年版规定测定片剂溶出度时，溶出介质的温度应恒定在(　　)

    A. 37℃ ±0.5℃　　　　B. 37℃ ±1.0℃　　　C. 37℃ ±2℃

    D. 37℃ ±3℃　　　　　E. 37℃ ±1.5℃

7.《中国药典》2010 年版规定，凡检查含量均匀度的制剂可不进行(　　)

    A. 崩解时限检查　　　　B. 溶出度检查　　　C. 重量差异检查

    D. 粒度检查　　　　　　E. 脆碎度检查

8. 片剂的含量均匀度检查中，可判定为供试品符合规定的指标是(　　)

    A. $A + 1.80S > 15.0$　　　　　B. $A + 1.80S \leqslant 15.0$

    C. $A + S > 15.0$　　　　　　 D. $A + S < 15.0$

E. $A + 1.45S > 15.0$

9. 对固体制剂进行含量均匀度的检查是为了(　　)

    A. 避免辅料的干扰   B. 避免制剂工艺的干扰

    C. 严格重量差异   D. 增加含量测定的可信度

    E. 控制小剂量或单剂量固体制剂中含药量的均一性

10. 下列药品制剂检查项目中不属于两次抽检法的是(　　)

    A. 重量差异   B. 装量   C. 崩解时限

    D. 溶出度   E. 含量均匀度

11. 可见异物是指存在于注射剂、眼用液体制剂中，在规定条件下目视可以观测到的不溶性物质，其粒径或长度通常大于(　　)

    A. 70μm   B. 60μm   C. 50μm

    D. 40μm   E. 30μm

12. 《中国药典》2010 年版规定，标示装量 50ml 以下的注射液每支的装量限度为(　　)

    A. 不少于标示装量的 93%   B. 均不得少于其标示装量

    C. 不少于标示装量的 97%   D. 不超出标示装量的 ±20%

    E. 不超出平均装量的 ±15%

13. 欲排除注射液中的亚硫酸钠、焦亚硫酸钠等抗氧剂的干扰，常用的掩蔽剂是(　　)

    A. 丙酮和甲醇   B. 甲醇和乙醇   C. 乙醇和冰醋酸

    D. 乙醚和三氯甲烷   E. 甲醛和丙酮

14. 高效液相色谱法测定以油为溶剂的注射液含量，为排除溶剂油的干扰常用提取主药的溶剂是(　　)

    A. 水   B. 醋酸乙酯   C. 甲醇

    D. 三氯甲烷   E. 乙醚

15. 下列含量测定方法，糖类赋形剂对其有干扰的是(　　)

    A. 配位滴定法   B. 酸碱滴定法   C. 非水溶液滴定法

    D. 氧化还原滴定法   E. 沉淀滴定法

【B 型题】

    A. 崩解时限   B. 融变时限   C. 可见异物

    D. 溶出度   E. 沉降体积比

16. 注射剂、滴眼剂常规检查是

17. 片剂、胶囊剂常规检查是

18. 栓剂常规检查是

19. 混悬型滴眼剂常规检查是

20. 难溶性药物片剂需检查是

    A. 丙酮   B. 滑石粉   C. 维生素 C

    D. 硬脂酸镁   E. 乳糖

21. 为消除注射液中抗氧剂亚硫酸氢钠的干扰，可加入的掩蔽剂是

22. 属于注射液中常用抗氧剂的是

23. 可用简单滤过法除去的片剂分析中的干扰组分是

24. 片剂含量测定时，对配位滴定法有干扰的是

25. 氧化还原滴定法测定片剂含量时可能有干扰的赋形剂是

【X 型题】

26. 《中国药典》2010 年版收载的溶出度测定法有（　　　　）

    A. 灯检法　　　　　　　　B. 篮法　　　　　　　　C. 桨法

    D. 光散射法　　　　　　　E. 小杯法

27. 对于小剂量、难溶性的片剂需要检查的项目有（　　　　）

    A. 重量差异　　　　　　　B. 崩解时限　　　　　　C. 溶出度

    D. 含量均匀度　　　　　　E. 释放度

28. 静脉用注射剂的常规检查项目有（　　　　）

    A. 可见异物

    B. 装量或装量差异

    C. 热源或细菌内毒素

    D. 无菌

    E. 不溶性微粒

29. 硬脂酸镁干扰非水滴定法，消除干扰的方法有（　　　　）

    A. 加草酸掩蔽　　　　　　B. 提取分离　　　　　　C. 调节 pH 值

    D. 用醋酐作溶剂　　　　　E. 滤过

30. 栓剂、软膏剂含量测定前应排除基质的干扰，常用的方法有（　　　　）

    A. 加热液化基质　　　　　B. 溶解基质　　　　　　C. 滤除基质

    D. 提取分离　　　　　　　E. 灼烧法

第七章　中药制剂检验简介

 知识要点

中药制剂检验是以中医药理论为指导，运用现代分析理论、技术和方法对中药制剂进行质量检验的技术活动。中药制剂因其组成的复杂性，中药制剂样品应当进行前处理，前处理的操作步骤为：样品的粉碎（或分散）→提取→纯化→供试品溶液。

中药制剂检验的基本程序：取样→鉴别→检查→含量测定→记录和报告。

中药制剂鉴别常用的方法有显微鉴别、化学鉴别、色谱鉴别和光谱鉴别等；中药制剂中杂质检查的项目主要有水分、总灰分和酸不溶性灰分、重金属、砷盐和残留农药等；中药制剂的含量测定方法主要有化学分析法、紫外 - 可见分光光度法、薄层扫描法和高效液相色谱法等。

第一节　概　　述

中药制剂是根据中医药理论和用药原则，以单味或多味中药材（或中药浸出物、提取物）为原料，经特定工艺制成的单方或复方制剂。中药制剂是中国医药伟大宝库的重要组成部分，历史悠久，疗效显著，品种繁多，应用广泛。中药制剂检验是以中医药理论为指导，运用现代分析理论、技术和方法对中药制剂进行质量检验的技术活动。

一、中药制剂检验的特点

为了保证中药制剂用药安全、合理、有效，必须对中药制剂进行质量检验。中药制剂因其组成的复杂性，与一般化学药物制剂检验相比，具有下列特点：

（一）有效成分的难确定性

根据中医理论重视整体观念的原则，中医临床用药一般是由几味药或几十味药组成的复方，由多种化学成分协调作用产生疗效，难以用某一种化学成分作为中医用药的疗效指标。即使能确定有效成分，其有效成分与无效成分的概念也是相对的，某一种化学成分在一种药材中为有效成分，在另一种药材中就有可能是无效成分。如单宁，在地榆中为有效成分，有止血的功效，而在麻黄中则是无效成分。因此，对于中药制剂的质量检验应当综合分析检验。

（二）化学成分的复杂性

中药制剂中化学成分十分复杂，有产生治疗作用的有效成分，也有目前认为并无生物活性的无效成分；有无机成分，也有有机成分。单味药材本身就是一个复杂的混合物，复方制剂所含的化学成分则更为复杂。所以，中药制剂检验的对象是复杂的混合物。另外，就目前而言，有些中药的有效成分尚不十分清楚，也给中药制剂检验带来了一定的困难。因此，中药制剂检验应按处方来确定测定药物、确定合适的测定方法和测定指标。

（三）中药组方的规律性

中药制剂是严格按照中医药理论和用药原则而组方的。各味药材在处方中所处的地位是不同的，有君、臣、佐、使之别。因而，在进行中药制剂检验时，应进行组方分析，分清各味药在处方中所处的地位，确定君药、臣药、贵重药及毒剧药，着重进行分析检验。当君药无明显特征或有效成分不确定而难以检验时，考虑进行臣药及其他药（如毒药、剧药成分）的分析检验，以保证临床用药的安全与有效。

（四）各成分含量的差异性

在中药制剂中，各种成分的含量高低各异。许多成分的含量较低，有的成分含量很低，甚至为十万分之几或百万分之几，这给分离、检测带来许多困难。因此，中药制剂检验多采用灵敏度较高的检验方法。

（五）剂型的多样性

中药制剂的剂型多种多样，如丸剂、片剂、膏剂、散剂、酊剂及口服液等，各种剂型制备方法不一，存在状态不同。因而，在检验方法上除考虑方法的专属性、灵敏度外，还应注意中药在制剂中的存在形式、辅料的影响及各成分间的干扰。剂型的多样性，就决定了检验方法的多样性。若中药制剂中含有中药材粉末，保留有植物组织特征，可采用显微鉴别法进行鉴别；进行化学成分分析时，应先将被测成分从植物细胞中提取出来，再进行分析检验。因此，中药制剂检验时，其样品一般需要提取、分离、纯化等特殊的前处理过程，以排除干扰组分的干扰。

二、中药制剂样品的前处理

中药制剂样品的前处理是根据待测成分的物理性质、化学性质及存在于何种剂型，进行提取、分离及净化的过程。前处理的操作步骤为：样品的粉碎（或分散）→提取→纯化→供试品溶液。

（一）样品的粉碎或分散

中药固体制剂一般体积较大，比表面积较小，不利于被测成分的提取和精制。粉碎或分散的目的主要是增大中药固体制剂的比表面积，增大制剂与提取溶剂的接触面积，有利于被测成分的提取。样品的粉碎或分散主要针对中药固体制剂。

（二）样品的提取

中药制剂样品粉碎或分散后，其比表面积增大，颗粒与溶剂之间的接触面增大，此时加入适宜的溶剂进行提取可得到提取液。常用的提取方法有：

案例分析

八味沉香散供试品溶液的制备

方法：取样品4g，加乙醚20ml，摇匀，密塞，放置24小时，滤过，滤液浓缩至约2ml，作为供试品溶液，用于木香薄层鉴别。

解析：以乙醚为溶剂，采用浸渍法从八味沉香散中提取木香的组分后进行薄层鉴别。

1. 浸渍法　是将一定量的溶剂加入中药制剂样品粉末中，在室温下放置一定的时间，组分随扩散从样品粉末中浸出的提取方法，适用于固体制剂中遇热不稳定组分的提取。

2. 回流法　是将中药制剂的样品粉末置烧瓶中，加一定量的有机溶剂，水浴加热使微沸，进行回流提取的方法，适用于固体制剂的提取。

3. 水蒸气蒸馏法　是根据道尔顿定律，相互不溶也不起化学作用的液体混合物的蒸气总压，等于该温度下各组分饱和蒸气压（即分压）之和。因此尽管各组分本身的沸点高于混合液的沸点，但当分压总和等于大气压时，液体混合物即开始沸腾并被蒸馏出来。本法适用于可随水蒸气蒸馏的挥发油、对热稳定的小分子生物碱组分的提取。

4. 微量升华法　是利用中药制剂中所含的某些化学成分在加热到一定温度时可升华，从制剂中分离出来，再用适宜的方法收集升华物后，利用其所具有的理化性质进行分析检验。若制剂中两味以上药物都含有升华物质，且升华的温度不同，可控制温度分段收集，分别进行分析检验。

5. 超声波提取法　将样品置适宜容器内，加入提取溶剂后，置超声波振荡器中进行提取。超声波有助溶的作用，可用于中药制剂样品中测定组分的提取。本法提取效率高，经实验证明，一般样品经30分钟后，即可完成提取。

（三）常用的纯化和富集方法

 课堂互动

中药制剂样品前处理时，常用的提取方法和纯化方法有哪些？

中药制剂样品提取液一般来说，体积较大、含量低、杂质多、干扰大，为提高分析效率，减小干扰，使分析结果更具有可靠性，常需对提取液进一步纯化和富集。主要方法有液－液萃取法、沉淀法、蒸馏法和柱色谱法等。

三、中药制剂检验的基本程序

中药制剂检验的基本程序与一般药品检验的基本程序相似，也包括有取样→鉴别→检查→含量测定→记录和报告。

（一）取样

1. 取样方法　取样是从整批样品中抽取一部分具有代表性的供试品。取样要有科学性、真实性和代表性。取样必须遵循随机、客观、均匀、合理的原则。一般应从每个包装的四角和中间五处取样。袋装可从袋中间垂直插入取样，桶装可在桶中央取样，深度可达 1/3～2/3 处。取得的样品应及时装入清洁、干燥、具塞磨口容器中或密封塑料袋内，同时注明品名、批号、数量、保质期、包装情况、取样日期及取样人，妥善保管，以供检验。

2. 取样量　中药制剂的取样量根据剂型不同，取样量不同。

（1）固体中药制剂　片剂的取样量为 200 片，未成片前已制成颗粒者取样量为 100g；丸剂取样量为 10 丸；胶囊剂取样量不少于 20 个胶囊，且内容物不少于 100g。

（2）液体中药制剂　液体中药制剂，如口服液、酊剂、酒剂、糖浆剂等，一般取样量为 200ml，取样时，特别是底部有沉淀的液体中药制剂，要注意振摇均匀后再取样。

（二）鉴别

中药制剂的鉴别是确认其所含中药的存在。中药制剂组成复杂，一般不要求对所含有的每种中药都进行鉴别，应该首选君药与臣药进行鉴别；贵重药及毒、剧药物也应加强质量监督。常用的鉴别方法有显微鉴别、化学鉴别、色谱鉴别和光谱鉴别等。

（三）检查

中药制剂中杂质检查项目主要有水分、总灰分和酸不溶性灰分、重金属、砷盐和残留农药等。

（四）含量测定

中药制剂所含成分非常复杂，大多数有效成分尚不明确，含量测定要在选定测定项目的前提下进行。选定含量测定项目的原则：

1. 首先选择君药及贵重药建立含量测定方法。若含有毒剧药，也应建立含量测定项目。

2. 若君药无法进行含量测定，可依次选择臣药和其他药测定含量。

3. 有效成分明确的，可测定有效成分的含量。

4. 成分类别清楚的，可测定该类总成分的含量，如总黄酮、总生物碱、总皂苷等。

5. 所测成分应归属于某一单味药。如处方中含有黄连和黄柏，最好不选小檗碱作为含量测定的项目。

6. 所测成分最好与中医用药的功能主治相近。如山楂在制剂中若以消食健胃功能为主，应测定其有机酸的含量，若以治疗心血管病为主，则应测定其黄酮类成分的含量。

7. 若无法进行含量测定的，可选适当溶剂，测定浸出物含量。如挥发油和脂溶性成分可测定醚浸出物含量，如含皂苷类成分可用正丁醇为溶剂测定浸出物含量。

（五）记录和报告

中药制剂的记录和报告与一般药品检验的记录和报告相似，必须真实、完整、清晰、具体、准确。

第二节　中药制剂的检验方法

一、中药制剂的鉴别方法

（一）显微鉴别

显微鉴别是利用显微镜对药材的切片、粉末、解离组织或表面制片及成方制剂中药味的组织、细胞或内容物等特征进行鉴别的方法。鉴别特征有薄壁细胞、木栓组织、分泌细胞和分泌腔、纤维以及淀粉粒、花粉粒、碳酸钙结晶等。含有原生药粉末的中药制剂可选用该法鉴别。显微鉴别具有快速、简便的特点，是中药制剂主要的鉴别方法。

（二）化学鉴别

化学鉴别是利用药材中的特定成分结构、官能团与一定的试剂发生化学反应进行鉴别的方法。鉴别的成分是已知的有效成分、特征成分及处方中某一味药所单独含有的成分。化学鉴别主要有显微化学反应、微量升华、显色反应和沉淀反应等。

1. 显微化学反应法　取药材切片或粉末，置载玻片上，滴加一定的试剂，加盖玻片，在显微镜下观察产生的结晶、沉淀物，以及特殊的颜色变化，进行鉴别的方法。

2. 微量升华法　利用中药制剂中某些具有升华性的化学成分，在一定温度下能升华而与其他成分分离，然后依据升华物的结晶形状、荧光、颜色进行鉴别的方法。

3. 显色反应和沉淀反应　利用特定的化学试剂与中药制剂中特定的化学成分（或组分）发生反应，产生颜色的变化或生成沉淀，进行鉴别的方法。如中药中有皂苷类成分，可用皂苷的显色反应鉴别；含有香豆素类成分，可用颜色反应或荧光反应鉴别。

（三）色谱鉴别

色谱法分离效能高、灵敏，特别适合中药制剂的鉴别。常用的方法有薄层色谱法、气相色谱法和高效液相色谱法。其中薄层色谱法不需要特殊的仪器设备，操作简便，是目前中药制剂检验过程中应用较多的鉴别方法。该法将中药制剂样品和对照品在同一条件下进行分离分析，观察样品在对照品相同斑点位置上是否有同一颜色（或荧光）的斑点，来确定样品中有无要检出的成分。

（四）光谱鉴别

中药制剂中某些成分具有选择性吸收可见光、紫外光或红外光的特性，而显示出特征吸收光谱，这一性质可用于鉴别某些中药制剂。常用的方法是有紫外–可见分光光度法和红外分光光度法等。

二、中药制剂的杂质检查方法

（一）水分检查

水分含量过高，可引起制剂结块、霉变或有效成分的分解，所以固体中药制剂多数要检查水分。因此，水分是丸剂、散剂、颗粒剂、胶囊剂等固体制剂的常规检查项目。水分测定常用的方法有烘干法、甲苯法和减压干燥法等。

1. 烘干法 取供试品 2 ~ 5g，平铺于干燥至恒重的扁形称量瓶中，厚度不超过5mm，精密称定，打开称量瓶的瓶盖，在100℃~105℃干燥5小时，将瓶盖盖好，移置干燥器中，冷却30分钟，精密称定，再在100℃~105℃干燥1小时，冷却，精密称定，连续两次精密称定的差异不超过5mg为止。根据减失的重量，计算供试品的含水量（%）。该法适用于不含或少含挥发性成分的中药制剂的水分测定，如海风藤、黄芩提取物的水分测定均采用该法。

2. 甲苯法 是利用水可与甲苯在 69.3℃共沸蒸馏，收集馏出液，待分层后，由刻度管测定水的含量。大多数中药制剂的水分测定均采用该法。

3. 减压干燥法 适用于测定含有挥发性成分的贵重药品的水分，如注射用双黄连（冻干）的水分测定就采用该法。

知识链接 总灰分测定

将供试品粉碎，使能通过2号筛，混合均匀后，取2~3g置已炽灼至恒重的坩埚中，精密称定后，缓缓炽热使完全炭化，注意避免燃烧，至完全炭化时逐渐升高温度至500℃~600℃，炽灼至完全灰化并至恒重，根据残渣的重量计算供试品中总灰分的含量。

（二）总灰分和酸不溶性灰分

总灰分是指药材或制剂经加热炽灼、灰化遗留的无机物。总灰分除包含药物本身所含无机盐（称为生理灰分）外，还包括泥土、砂石等药材外表黏附的无机杂质。在总灰分中加盐酸后加热，碳酸盐等生理灰分即溶解，但泥土、沙石等硅酸盐则不溶解，则为酸不溶性灰分。因而，测定灰分和酸不溶性灰分的目的主要是控制药材中泥土、砂土的量，同时还可以反映药材生理灰分的量。

（三）重金属

重金属铅、汞、铜、镉等对人体均有严重的毒害。中药材由于环境污染、使用农药等原因，容易引入重金属杂质，所以中药制剂中重金属的量需要控制。如《中国药典》2010 年版收载的黄连上清丸需对重金属检查（不得过百万分之二十五）。由于中药制剂组成复杂，大多含有药材粉末，因此均需进行有机破坏。破坏的方法有两种：干法破坏和湿法破坏。

（四）砷盐

中药制剂的原料药材由于受除草剂、杀虫剂和化学肥料的影响，容易引入砷盐，因此控制砷盐的量对于控制中药制剂的纯度非常重要。《中国药典》2010 年版收载的砷盐检查法有古蔡法和二乙基二硫代氨基甲酸银法。由于中药制剂组成复杂，在检查前必须对样品进行有机破坏。《中国药典》2010 年版多采用碱融法破坏。

（五）残留农药

药用植物在栽培过程中，为减少虫害，常需要喷洒农药，土壤中残存的农药也可引入中药材中。测定中药制剂中残留农药已引起广泛关注。多数农药的残留期短，但有机氯类如艾氏剂、氯丹、DDT 等以及少数有机磷农药能长期残留，所以需要加以控制。未知农药的样品可测定总有机氯量和总有机磷量。已知农药的样品采用气相色谱法检查有关农药。

三、中药制剂的含量测定方法

（一）化学分析法

化学分析法主要用于测定中药制剂中含量较高的一些成分及含矿物药制剂中的无机元素。如总生物碱、总酸类、总皂苷及矿物等的含量测定。化学分析法为经典的分析法，精确度较高，但不如光谱法等仪器分析方法灵敏、专属，当测定组分含量较高时方可应用，且多用于组成较简单的中药制剂。

（二）紫外－可见分光光度法

分光光度法灵敏、简便，在中药制剂分析中也有应用。由于中药制剂成分复杂，不同组分的紫外吸收光谱往往彼此重叠、干扰，因此在测定前必须经过提取、纯化等步骤，以排除干扰。同时，应取阴性对照品在相同条件下测定，应无吸收。目前，在中药制剂定量分析中应用紫外－可见分光光度法的具体方法主要有：

1. 对照品法　是用被测组分的对照品制成对照液，与供试品溶液在相同条件下分别测定吸光度，通过比较计算供试品含量。

2. 吸收系数法　利用被测组分对照品的 $E_{1cm}^{1\%}$ 计算样品含量。

3. 液－液萃取比色法　某些被测成分可与一些试剂反应，生成有色物而被有机溶剂提取，分取有机层后用比色法测定。

（三）薄层扫描法

薄层扫描法是用一定波长的光照射在薄层板上，对薄层色谱有吸收紫外光和可见光的斑点，或经激发后能发射出荧光的斑点进行扫描，将扫描得到的图谱及积分数据用于药品的鉴别、检查和含量测定的方法。薄层扫描法具有分离效能高、快速、简便等特点。如脑得生丸中人参皂苷的含量测定即采用该法。

（四）高效液相色谱法

高效液相色谱法具有分离效能高、分析速度快、灵敏度高、应用范围广的特点，是中药制剂含量测定首选的方法。如桂枝茯苓丸中桂枝的含量测定即采用该法。

同 步 训 练

【A 型题】

1. 中药制剂的样品前处理时，浸渍法适用于（　　）
   A. 固体制剂中遇热不稳定组分的提取
   B. 固体制剂的提取
   C. 可随水蒸气蒸馏的挥发油，对热稳定的小分子生物碱组分的提取
   D. 中药制剂中含有可升华组分的提取
   E. 对热稳定的小分子生物碱组分的提取

2. 中药制剂的样品前处理时，水蒸气蒸馏法适用于（　　）
   A. 固体制剂中遇热不稳定组分的提取
   B. 固体制剂的提取
   C. 可随水蒸气蒸馏的挥发油，对热稳定的小分子生物碱组分的提取
   D. 中药制剂中含有可升华的组分提取
   E. 对热稳定的小分子生物碱组分的提取

3. 挥发油的提取，适宜用的方法是（　　）
   A. 液－液萃取法　　　　B. 浸渍法　　　　C. 回流法
   D. 水蒸气蒸馏法　　　　E. 微量升华法

4. 中药制剂检验时，口服液、酊剂、酒剂、糖浆剂等液体中药制剂，一般取样量为（　　）

  A. 100ml   B. 200ml   C. 300ml

  D. 400ml   E. 500ml

5. 中药制剂在砷盐检查时，检查前必须对样品进行有机破坏，《中国药典》2010 年版收载的方法是（　　）

  A. 碱融法   B. 氧瓶燃烧法   C. 古蔡法

  D. 二乙基二硫代氨基甲酸银法   E. 硫代乙酰胺法

6. 对中药制剂进行残留农药检查时，当接触农药不明时，一般可测定（　　）

  A. 总有机磷量   B. 总有机氯量   C. 总有机溴量

  D. 总有机氯量和总有机磷量   E. 总有机溴量和总有机氯量

7. 对中药制剂进行含量测定时，首先选定的含量测定项目是（　　）

  A. 一类总成分的含量   B. 浸出物含量

  C. 君药及贵重药   D. 臣药及其他药

  E. 与中医用药的功能主治相近的成分

8. 显微鉴别法适用于鉴别（　　）

  A. 酒剂   B. 中药材提取物制成的固体制剂

  C. 注射剂   D. 酊剂

  E. 含有原生药粉末的中药制剂

9. 中药制剂检验首选的含量测定方法是（　　）

  A. 紫外 - 可见分光光度法   B. 气相色谱法

  C. 薄层扫描法   D. 高效液相色谱法

  E. 化学分析法

10. 中药制剂检验时，用化学分析法进行含量测定，适用于（　　）

  A. 固体中药制剂

  B. 液体中药制剂

  C. 中药材提取物制成的固体制剂

  D. 测定组分含量较高且组成较简单的中药制剂

  E. 中药材提取物制成的液体制剂

【B 型题】

  A. 200 片   B. 100g   C. 10 丸

  D. 20 个且内容物不少于 100g   E. 200ml

11. 糖浆剂的取样量是

12. 片剂的取样量是

13. 胶囊剂的取样量是

14. 片剂在未成片前已制成的颗粒取样量是

15. 丸剂的取样量是

【X 型题】

16. 中药制剂检验的程序主要包括(　　　)
    A. 取样　　　　　　　　　B. 鉴别　　　　　　　　　C. 检查
    D. 含量测定　　　　　　　E. 记录和报告

17. 中药制剂的样品前处理时，常用的纯化和富集的方法有(　　　)
    A. 液 – 液萃取法　　　　　B. 柱色谱法　　　　　　　C. 沉淀法
    D. 蒸馏法　　　　　　　　E. 超声波提取法

18. 中药制剂的杂质检查项目主要有(　　　)
    A. 水分　　　　　　　　　B. 总灰分和酸不溶灰分
    C. 重金属　　　　　　　　D. 砷盐
    E. 残留农药

19. 中药制剂鉴别的方法主要有(　　　)
    A. 原药材鉴别　　　　　　B. 显微鉴别　　　　　　　C. 化学鉴别
    D. 色谱鉴别　　　　　　　E. 光谱鉴别

20. 中药制剂的含量测定方法主要有(　　　)
    A. 化学分析法　　　　　　B. 紫外 – 可见分光光度法
    C. 红外分光光度法　　　　D. 薄层扫描法
    E. 高效液相色谱法

同步训练参考答案

第一章 绪 论

【A 型题】

1. D　2. E　3. E　4. A　5. E　6. B　7. C　8. C　9. E　10. A
11. D　12. B

【B 型题】

13. D　14. B　15. A　16. C　17. E　18. D　19. A　20. C　21. E　22. B
23. C　24. E　25. A　26. B　27. D

【X 型题】

28. ABCDE　29. AB　30. ADE　31. ABCDE　32. BCDE
33. ACDE　34. ABDE　35. ACDE

第二章 药品的鉴别技术

【A 型题】

1. A　2. E　3. C　4. B　5. C　6. B　7. B　8. C　9. D　10. B
11. A　12. B　13. C　14. B　15. D　16. E　17. C　18. E　19. E　20. B

【B 型题】

21. E　22. C　23. A　24. D　25. B　26. A　27. E　28. B　29. C　30. D

【X 型题】

31. ABCDE　32. DE　33. ABDE　34. BCD　35. AB

第三章 药品的检查技术

【A 型题】

1. A　2. D　3. D　4. E　5. C　6. B　7. C　8. B　9. D　10. C
11. D　12. A　13. E　14. A　15. E　16. E　17. C　18. E

【B 型题】

19. C 20. A 21. B 22. D 23. E 24. C 25. B 26. D 27. A 28. E

【X 型题】

29. AC 30. BCDE 31. BE 32. BCE 33. ACD 34. BD
35. ABCDE

第四章 药物定量分析技术

【A 型题】

1. C 2. A 3. B 4. A 5. D 6. C 7. D 8. B 9. B 10. E

【B 型题】

11. C 12. B 13. A 14. E 15. D 16. D 17. C 18. E 19. B 20. A

【X 型题】

21. CE 22. ADE 23. BCD 24. ABC 25. ACE

第五章 化学原料药物检验技术

【A 型题】

1. C 2. A 3. D 4. B 5. C 6. C 7. B 8. A 9. C 10. A
11. E 12. B 13. D 14. A 15. A 16. B 17. D 18. E 19. A 20. E
21. E 22. B 23. B 24. C 25. A 26. E 27. D 28. D 29. A 30. A
31. C 32. D 33. D 34. E 35. B 36. C 37. E 38. A 39. E 40. B
41. C 42. E 43. B 44. C 45. B 46. D 47. A 48. B 49. C 50. A
51. B 52. C 53. C 54. D 55. D 56. B 57. A 58. E 59. B

【B 型题】

60. C 61. D 62. A 63. B 64. E 65. B 66. A 67. E 68. D 69. C
70. C 71. A 72. D 73. E 74. B 75. B 76. E 77. D 78. A 79. C
88. B 81. E 82. D 83. A 84. C 85. D 86. C 87. B 88. E 89. A
90. B 91. C 92. A 93. E 94. D

【X型题】

95. CDE	96. BD	97. AD	98. AB	99. ABCDE	100. ABD
101. ABCD	102. ACDE	103. AB	104. ACD	105. ACE	106. BE
107. ADE	108. ADE	109. BCDE	110. BD	111. BCDE	112. ABC
113. BCE	114. ABCDE	115. ACD	116. BC	117. ADE	118. ADE
119. ABCD					

第六章　药品制剂检验技术

【A型题】

1. E	2. D	3. A	4. A	5. D	6. A	7. C	8. B	9. E	10. A
11. C	12. B	13. E	14. C	15. D					

【B型题】

16. C	17. A	18. B	19. E	20. D	21. A	22. C	23. B	24. D	25. E

【X型题】

26. BCE	27. CD	28. ABCDE	29. AB	30. ABCDE

第七章　中药制剂检验简介

【A型题】

1. A	2. C	3. D	4. B	5. A	6. D	7. C	8. E	9. D	10. D

【B型题】

11. E	12. A	13. D	14. B	15. C

【X型题】

16. ABCDE	17. ABCD	18. ABCDE	19. BCDE	20. ABDE

主要参考书目

1. 耿艳红 . 药品分析检验技术 . 北京：中国轻工业出版社，2012

2. 梁述忠 . 药品检验技术 . 北京：化学工业出版社，2011

3. 凌沛学 . 药品检验技术 . 北京：中国轻工业出版社，2011

4. 牛彦辉 . 药物分析 . 北京：军事医学科学出版社，2011

5. 宋粉云 . 药物分析笔记 . 北京：科学出版社，2010

6. 李岵洪 . 药品质量检验技术 . 北京：中国医药科技出版社，2009

7. 王金香 . 药物检测技术 . 北京：人民卫生出版社，2009

8. 顾　平 . 药品检验技术 . 北京：化学工业出版社，2009

9. 牛彦辉 . 药物分析 . 第 2 版 . 北京：人民卫生出版社，2008